优生优育临床诊疗技术及母婴保健丛书

U0298488

产科急重症诊疗手册

主　编　甘　泉　胡　晶　郭欢欢

副主编　李　洁　张文凯　刘俊廷
　　　　刘　静　李运祥

编　者　（以姓氏笔画为序）
　　　　甘　泉　湖北省妇幼保健院
　　　　刘　静　湖北省妇幼保健院
　　　　刘俊廷　湖北省妇幼保健院
　　　　李　洁　湖北省妇幼保健院
　　　　李运祥　湖北省妇幼保健院
　　　　张文凯　湖北省妇幼保健院
　　　　胡　晶　湖北省妇幼保健院
　　　　侯　洁　湖北省妇幼保健院
　　　　夏　星　湖北省妇幼保健院
　　　　郭欢欢　湖北省妇幼保健院
　　　　魏文会　湖北省妇幼保健院

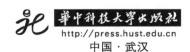

华中科技大学出版社
http://press.hust.edu.cn
中国·武汉

内容简介

本书是优生优育临床诊疗技术及母婴保健丛书之一。

本书共三章,内容包括产科常见急重症疾病、产科罕见急重症疾病、评分及危重孕产妇院内和院间转运,附录部分介绍了绿色产科阳光 ICU 的起源、发展和远景规划。

本书适用于产科及相关科室工作人员。

图书在版编目(CIP)数据

产科急重症诊疗手册/甘泉,胡晶,郭欢欢主编. —武汉:华中科技大学出版社,2024.5
(优生优育临床诊疗技术及母婴保健丛书)
ISBN 978-7-5772-0888-6

Ⅰ.①产… Ⅱ.①甘… ②胡… ③郭… Ⅲ.①产科病-急性病-诊疗-手册 ②产科病-险症-诊疗-手册
Ⅳ.①R714

中国国家版本馆 CIP 数据核字(2024)第 108115 号

产科急重症诊疗手册 甘　泉　胡　晶　郭欢欢　主编
Chanke Jizhongzheng Zhenliao Shouce

策划编辑:居　颖
责任编辑:张　琴
封面设计:廖亚萍
责任校对:朱　霞
责任监印:周治超
出版发行:华中科技大学出版社(中国·武汉)　　电话:(027)81321913
　　　　　武汉市东湖新技术开发区华工科技园　　邮编:430223
录　　排:华中科技大学惠友文印中心
印　　刷:武汉市洪林印务有限公司
开　　本:787mm×1092mm　1/16
印　　张:16.75
字　　数:432 千字
版　　次:2024 年 5 月第 1 版第 1 次印刷
定　　价:88.00 元

前言
Qianyan

关于 ICU(重症监护室)最初的设想由南丁格尔在 1863 年提出。国内的 ICU 起步较晚,1982 年北京协和医院建立了我国内地的第一张 ICU 病床,2 年后正式建立加强医疗科(危重病医学科)。20 世纪 80 年代起湖北省内各家医院陆续成立综合 ICU 和专科 ICU,湖北省妇幼保健院在 1983 年和 2005 年也先后成立了新生儿 ICU(NICU)和儿童 ICU(PICU),却没有针对产科的 ICU。

随着生育政策的陆续放开和辅助生殖技术水平的不断提高,越来越多的高龄孕妇加入分娩大军,部分产科医生由于知识的局限性,日常工作中深感能力的不足,他们不仅要面临手术难度的不断提高,还要应付日益多见的妊娠合并症和并发症。2017 年我从武汉大学中南医院来到分娩量位居国内前列的湖北省妇幼保健院,开始着手创建符合孕产妇特点的 ICU,也是湖北省内妇幼保健院中第一个成人 ICU。由于没有模板可以参考,创建初期我们阅读了大量国内外文献,结合之前在综合 ICU 的工作经验,针对急重症孕产妇救治总结出了一套行之有效的救治方案。截至 2022 年末,湖北省妇幼保健院连续成功救治孕产妇 4000 余名,安全保障了 14 万分娩量,同时吸引了来自国内六省百余名进修医护人员参观和学习。

为了方便广大医务人员学习和理解产科急重症疾病相关知识,我们从临床收治的 50 余种疾病中挑选出 10 种常见病和 10 种罕见病,既方便大家遇到临床问题时对照参考,也方便日常学习。同时,增加了产科医生不擅长的评分系统和转运评估方面的内容,并介绍了绿色产科阳光 ICU 的起源、发展和远景规划,以期寻觅行业知音,共同学习,为其他妇幼保健院创建产科 ICU 和开展相关临床工作提供一定的帮助。希望读者能通过本书掌握急重症孕产妇常见和罕见病的急诊处理和培养重症产科思维,为各地区不断完善急重症孕产妇救治与转运中心提供湖北经验。

本书的作者均来自湖北省妇幼保健院,在此,对所有参与编写本书的医生表示衷心的感谢! 也感谢一直坚持到现在的自己! 特以此书纪念我科建科七周年,同时迎接第七届医生节!

鉴于知识的推陈出新,在编写过程中难免存在疏漏和不当之处,敬请读者给予指正,以便不断完善。

目录

Mulu

第一章
产科常见急重症疾病

第一节　原发性产后出血与输血

一、原发性产后出血

【疾病概述】

产后出血是最常见的产科出血,是全世界产妇主要的分娩并发症之一,也是导致产妇死亡的首位原因。绝大多数产后出血所致的产妇死亡是可避免或可通过创造条件避免的,其救治关键在于及时识别和正确处理。

产后出血可分为原发性产后出血和晚期产后出血。原发性产后出血发生在产后 24 h 内,晚期产后出血是指产后 24 h 至 6 周内发现的生殖道大量出血。产后出血可导致的严重并发症包括急性呼吸窘迫综合征、休克、弥散性血管内凝血(disseminated intravascular coagulation,DIC)、急性肾衰竭(acute renal failure,ARF)、生育力丧失和希恩综合征。本章节重点介绍原发性产后出血的诊断及处理。

【临床思维】

1. 产后出血的定义　2023 年,中华医学会妇产科学分会产科学组参与制定的《产后出血预防与处理指南》(2023)中对产后出血的定义如下。

(1)产后出血:胎儿娩出后 24 h 内,阴道分娩者出血量≥500 mL、剖宫产术分娩者出血量≥1000 mL,或失血后伴有低血容量的症状或体征。

(2)严重产后出血:产后 24 h 内出血量≥1000 mL。

(3)难治性产后出血:经宫缩剂、持续性子宫按摩或按压等保守措施无法止血,需要外科手术、介入治疗甚至切除子宫的严重产后出血。

2020 年《昆士兰临床指南:原发性产后出血》中将胎儿娩出后 24 h 内出血量≥2500 mL 定义为非常严重的产后出血。

2. 产后出血的常见原因　临床上,我们常用"4T"法来帮助记忆及分析产后出血的四个最常见的原因(表 1-1-1)。有时多个出血原因合并存在。

表 1-1-1 产后出血的原因及高危因素

原因或病因	对应的产前高危因素
子宫收缩乏力(tone)	
全身因素	感染、合并慢性全身性疾病、精神紧张、中重度贫血等
药物因素	过多的麻醉剂、镇静剂或宫缩抑制剂(硫酸镁、硝苯地平)等
产程因素	急产、产程延长或滞产、试产失败等
产科并发症	子痫前期、糖尿病等
羊膜腔内感染	胎膜早破时间长、发热(体温＞38 ℃)等
子宫过度膨胀	羊水过多、多胎妊娠、巨大儿等
子宫肌壁损伤	产次多、剖宫产史、子宫肌瘤剔除术后等
子宫发育异常	双子宫、双角子宫、残角子宫等
产道损伤(trauma)	
子宫颈、阴道或会阴裂伤	急产、阴道助产、软产道弹性差、水肿或瘢痕形成等
子宫切口延伸或裂伤	胎位不正(非头位)、胎头位置过低、子宫切口选取不当
子宫破裂	子宫手术史、梗阻性难产
子宫内翻	产次多、低置胎盘、第三产程处理不当
胎盘因素(tissue)	
胎盘异常	多次人工流产或分娩史、子宫手术史、前置胎盘、胎盘植入
胎盘胎膜残留	多产、既往有胎盘粘连史
凝血功能障碍(thrombin)	
血液系统疾病	遗传性凝血功能疾病、血小板减少症
肝脏疾病	重症肝炎、妊娠期急性脂肪肝、其他原因导致的肝损害
产科 DIC	羊水栓塞、严重胎盘早剥、死胎滞留时间长、重度子痫前期、休克晚期

(1)子宫收缩乏力:产后出血最常见的原因。孕晚期胎盘血流量达 500～700 mL/min,胎盘娩出后,子宫通过肌肉收缩压迫螺旋动脉止血。宫缩乏力时,会出现大量阴道出血。

(2)产道损伤:产后出血的第二大原因。某些血肿常难以早期识别,如阔韧带血肿,当患者出现疼痛或休克时,应高度警惕产道裂伤。

(3)胎盘因素:羊膜、胎盘组织残留,或胎盘植入性疾病,影响子宫收缩,导致出血。

(4)凝血功能障碍:可为原发性或继发性。原发性凝血功能障碍罕见,大多数可通过补充凝血物质来改善。继发性凝血功能障碍,可能是由脓毒症、重度子痫前期、使用抗凝药物、羊水栓塞、妊娠期急性脂肪肝(AFLP)等原因导致的,需积极处理原发病,同时输注血液制品纠正凝血功能。

首先确认胎盘是否取出、是否完整,若有妊娠相关物残留,进行控制性脐带牵拉并尝试娩出,如出现胎盘粘连、植入,则评估是否需要转运至手术室。探查宫腔残留物的同时感受宫底是否结实,若子宫收缩乏力,给予处理。然后检查生殖道完整性,包括子宫颈、阴道、会阴,夹紧明显动脉出血处,修复裂伤,如有无法触及的部位,则需转行手术。

3. 规律产检,加强产前管理,减少产后出血 产后出血虽不可预测,但通过规律产检及做好孕期管理,可以尽早发现可能增加出血风险的并发症。

产前风险评估的工作如下。

(1)入院前3天内:血常规、血型和抗体、凝血功能等。

(2)记录产前风险因素:贫血、血液系统疾病、胎盘异常等。

(3)产科医生、孕妇两方共同讨论分娩风险和可能涉及的干预措施。具体如下。

①血液及血液制品的使用。

②介入和(或)外科干预。

③评估产前转诊指征。

④可能对未来生育能力的影响。

产前风险因素及减少产前风险的措施见表1-1-2。

表 1-1-2 产前风险因素及减少产前风险的措施

产前风险因素	减少产前风险的措施
贫血	(1)鉴别贫血原因。 (2)给予医学指导,优化孕期血红蛋白水平,改善贫血。 ①缺铁性贫血:口服补铁为一线治疗,如口服补铁吸收差或依从性差,或接近足月,可考虑静脉补充铁剂。 ②产前输血:使用巨细胞病毒(CMV)抗体阴性的血液。 (3)不建议常规使用促红细胞生成素
血液疾病	(1)血液科医生:协助稳定并优化产前凝血功能。 (2)产科医生:建议分娩方式。 (3)麻醉医生:提供分娩及产后镇痛的方案
胎盘异常	(1)确认胎盘位置:产前行超声或磁共振检查,尤其是有剖宫产史的孕妇。 (2)胎盘异常者,请产科医生复查,产前进行多学科讨论。 ①参加人员:产科、麻醉科、输血科、介入放射科、新生儿ICU、成人ICU等科室人员。 ②确认是否需要产前转诊。 ③制订分娩计划:分娩时机、地点、麻醉方式、可使用的血液和血液制品、术后ICU监护等。 (3)与孕妇沟通:分娩前共同讨论可能的治疗方案,比如子宫切除术、介入放射学、胎盘原位保留等

4. 及时评估出血的危险因素,做好处置预案 做好出血的危险因素评估,必要时组织多学科讨论,预先制订处置方案。

(1)产前输血准备:检测血型,进行抗体筛选、交叉配血,医院常备O型RH阴性红细胞2 U。

(2)静脉通道:至少建立1条16~18 G的静脉通道,务必确保静脉通道通畅。

(3)评估:会阴切开术的必要性,子宫破裂的迹象(前次剖宫产史,此次阴道分娩者)。

(4)应用宫缩剂:可以在第三产程预防性注射缩宫素,联合分娩后使用卡贝缩宫素等宫缩剂。

（5）自体血液回收技术：根据本地医院设备和技术而定。

（6）需要经验丰富的产科医生或多学科联合处理的情况：出现撕裂伤的风险高、胎先露异常、既往有产后出血史或其他危险因素、凝血功能异常。

（7）产前感染：可产前使用抗生素。

（8）应急演练：制定并经常演练紧急输血流程和大量输血流程。

5. 第三产程预防产后出血的措施　目前中国、美国各种产后出血相关指南均提到以下内容。

（1）常规推荐：胎儿娩出后预防性使用宫缩剂（通常是缩宫素）预防产后出血。

延迟钳夹脐带后、胎儿前肩娩出后或者胎盘娩出后给药，不会增加产后出血的风险。预防剖宫产产后出血还可考虑应用卡贝缩宫素（安全性与缩宫素相似）。如果缺乏缩宫素，可以选择麦角新碱或米索前列醇。缩宫素联合麦角新碱或米索前列醇，并不优于缩宫素单用。

（2）不推荐：常规进行预防性子宫按摩来预防产后出血。

（3）早期钳夹脐带或脐带牵拉：控制性牵拉脐带以协助胎盘娩出并非预防产后出血的必要手段，不能减少产后出血量和降低出血率。但胎儿娩出后 1～3 min 钳夹脐带对胎儿更有利。

6. 第四产程需要监护的项目　产后 2 h 内是产后出血的高危时段，应密切观察子宫收缩和出血情况，监护生命体征、恶露量、尿量、消化道症状和意识等，产妇应及时排空膀胱。具体参见表 1-1-3。

表 1-1-3　第四产程监护（初始 2 h[※]）

监 测 项 目	监 测 频 率
体温	每 30 min 测一次
血压	每 15 min 测一次
心率、呼吸、血氧饱和度	持续心电监护
初步评估疼痛	视觉模拟评分法（VAS）
意识	观察一次，或根据临床情况进行
尿量	监测每小时尿量
胃肠道症状	观察是否有呕吐等
恶露	每 15～30 min 观察一次，暴露会阴和阴唇，警惕第三产程后缓慢、持续、少量阴道出血

[※]观察 2 h 后制订下一步观察计划。

7. 产后出血的治疗原则

（1）尽早呼叫，严重产后出血时，启动多学科团队抢救。

（2）尽早针对病因止血，迅速寻找和确定出血的原因，进行针对性的止血治疗。

（3）尽早全面评估及动态监测：评估出血量，严密监测生命体征，同时给予保暖、吸氧，进行血常规、凝血功能、肝肾功能等实验室检查，必要时留置导尿管监测尿量。

（4）尽早进行容量复苏及成分输血：及时加温补液及输血，维持循环血量，恢复携氧能力及凝血功能。但要注意限制过多晶体溶液，避免稀释性凝血功能障碍、DIC 及多器官功能障碍综合征（MODS）。可使用升压药辅助维持血压。

8. 出血量及出血严重程度评估　正确测量和估计出血量，是及时诊断产后出血的关键。

突发大量的产后出血容易得到重视和早期诊断,而缓慢、持续的少量出血和血肿容易被忽视,错误的低估会导致延误或丧失抢救时机。

无论是阴道分娩或剖宫产分娩,分娩时出血量>500 mL,或产后出血超过预估量,就应立即寻找出血原因并治疗。

产科常用估计出血量的方法有目测法、面积法、称重法或容积法、血红蛋白计算法,但是任何一种方法都无法精确评估出血量,而且上述方法大多数情况下会低估失血量。

很多资料提到使用休克指数评估出血量(表 1-1-4)。休克指数(shock index,SI)=心率/收缩压(mmHg),产妇 SI 的正常范围为 0.7~0.9,SI>0.9 时输血率及死亡率将增高。血容量降低初期可表现为心率代偿性加快,收缩压可基本维持稳定,直到心率失代偿后收缩压开始下降。

表 1-1-4 休克指数与估计出血量

休 克 指 数	估计出血量/mL	占总血容量的百分比/(%)
<0.9	<500	<20
1.0	1000	20
1.5	1500	30
2.0	≥2500	≥50

然而,ICU 基本不用这个指标来评估出血量,因为休克指数有很多局限性。

(1)个别患者产后出血时并不出现心率及收缩压的改变。

(2)休克失代偿期,血压和心率均下降,此时休克指数不适用。

(3)在子痫前期(PE)患者中,因为收缩压增高,可能产生错误的休克指数。

(4)部分患者在产后 30 min 内行输血或补液治疗,因此临床上在对输液复苏后的患者需谨慎评估休克指数的价值,此时它并不能够反映真实的出血量。

出血速度也是反映病情轻重的重要指标。重症产后出血情况包括:出血速度>150 mL/min,或 3 h 内出血量超过总血容量 50%;24 h 内出血量超过全身总血容量。临床医生还可以联合患者的症状、体征、生理指标以及患者对初始复苏的反应等评估出血程度(表 1-1-5)。

表 1-1-5 产后出血的分级评估

出血程度参数	Ⅰ级(代偿)	Ⅱ级(轻度)	Ⅲ级(中度)	Ⅳ级(重度)
失血量/(%)	<15	15~30	31~40	>40
心率	正常	100~120	>120	>120
收缩压	正常	轻度下降	下降	显著下降、<90 mmHg
尿量	正常	基本正常	少尿	少尿甚至无尿
意识	正常	烦躁	烦躁或昏睡	昏睡或昏迷
症状和体征	心悸、头晕	乏力、出冷汗	躁动、面色苍白	休克、气促
呼吸	正常	正常	加快	显著加快
需要血液制品	观察	可能需要	需要	大量输血

出血量的绝对值对于不同体重的患者临床意义不同。孕妇因血容量增加,产后急性快速出血时不一定伴有血流动力学改变。通常健康孕妇在失血 1000 mL 以上会出现轻微休克症

状。孕产妇身材矮小,或合并妊娠期高血压疾病、贫血、脱水等情况时,血流动力学异常会出现更早。

9. 孕妇血容量随孕周的变化 由于孕期孕妇的血容量随孕周发生变化(表 1-1-6),因此相同的出血量对于不同孕周的孕妇,对循环的影响不同。孕中期之前,通常血容量会快速增加,孕 32 周之后则增加较慢。总的来说,血容量持续增加至约 45%,或平均血容量在 73~96 mL/kg。临近预产期的孕妇总血容量(L)简易计算方法为非孕期体重(kg)×7%×(1+40%),接近 100 mL/kg。临近预产期的双胎妊娠孕妇总血容量较单胎增加 20%。

表 1-1-6   血容量随孕周的变化

孕周	6 周	12 周	16 周	20 周	24 周	28 周	32 周
血容量增加的百分比	开始增加	7%	10%	20%	27%	37%	45%

10. 产后出血的初步处理措施 所有产妇分娩过程中均应密切监测出血量、症状及生命体征,争取早期识别产后出血,抓住黄金抢救时机。当失血量超过 500 mL 时就要积极进行初步评估及治疗。处理措施如下。

(1)评估与监测。

①评估出血量和出血速度,尽量不低估病情。

②一般处理:平卧位、面罩吸氧 15 L/min,保暖,安抚产妇情绪。

③通过"4T"思路查找出血原因,立即进行治疗。

④人员:呼叫有经验的产科医生到场,如果条件允许,可以多学科联合救治。

⑤监测:持续心电监测,每 15 min 测 1 次体温,留置导尿管,动态观察意识、呼吸、尿量。

⑥静脉通道:建立 2 条以上 16~18 G 静脉通道,配置静脉输液加温装置。

(2)初始液体复苏:维持有效血容量,等待血液制品到达。维持血流动力学稳定,保证心输出量,保证器官灌注。

①补液:如果循环允许,尽量补晶体溶液 1~2 L、胶体溶液<1.5 L(过多的晶体溶液和胶体溶液可能导致稀释性凝血功能障碍)。

②升压药:可早期应用多巴胺、去甲肾上腺素等。

③紧急输血:输注 2 个单位 O 型 RH 阴性红细胞。

④如凝血因子缺乏、纤维蛋白原含量低,可给予凝血因子复合物、纤维蛋白原浓缩物。

(3)紧急实验室检查。

①输血相关:检测血型,做交叉配血、不规则抗体筛查,血栓弹力图(TEG)检查。

②血常规、凝血功能、电解质、肝肾功能、血气分析(包括 Ca^{2+}、乳酸、全血碱剩余)。

(4)氨甲环酸:1 g,静脉注射(简称静注)10 min 以上,尽早给药(出血 3 h 内)。

11. 子宫收缩乏力的处理方式 子宫疲软且收缩差,提示子宫收缩乏力,是产后出血最常见的原因。

(1)子宫按摩或压迫法:可采用经腹按摩或经腹、经阴道联合按压,按摩时间以子宫恢复正常收缩并能保持收缩状态为止,应配合应用宫缩剂。同时应排空膀胱,清除宫腔内的血块。

(2)应用宫缩剂。

(3)当宫缩剂不能充分控制产后出血时,及时应用其他干预措施,如子宫填塞(纱布、球囊)、子宫动脉介入栓塞术、手术止血(如 B-Lynch 缝合术)、子宫动脉结扎,甚至必要时行子宫切除术。根据临床情况选择合适的治疗措施,一般来说,应首选创伤小的方法,如果无效,再选择有创治疗,逐步加大人员支持和治疗的力度,资源匮乏地区必要时尽早考虑子宫切除术。

12. 各种宫缩剂的使用方法 常用的宫缩剂为缩宫素,但3‰~25‰的产后出血病例需要使用第二种宫缩剂。最常联合使用的宫缩剂包括卡贝缩宫素、甲基麦角新碱、米索前列醇、15-甲基前列腺素 F2α(卡前列素氨丁三醇)、卡前列甲酯栓。

(1)缩宫素:为治疗产后出血的一线药物,推荐稀释后持续静脉滴注(1.2~2.4 U/h),也可以10 U 肌内注射或子宫肌层或子宫颈注射,或静脉滴注(简称静滴)10 U,单次给药持续时间1 min 以上。

缩宫素应用相对安全,但大剂量应用时可引起高血压、水中毒和心血管系统副作用;快速静注未稀释的缩宫素可导致低血压或心律失常,因此禁忌使用。因缩宫素有受体饱和现象,无限制加大用量反而效果不佳,并可出现副作用,故24 h 总量应控制在60 U 内。

(2)卡贝缩宫素:安全性与缩宫素相似,半衰期(40~50 min)较缩宫素长,起效快(2 min),给药简便,100 μg 单剂静脉推注(简称静推)(1 min 内)或肌内注射,可减少治疗性宫缩剂的应用。常见的副作用有恶心、呕吐、腹痛、瘙痒、面红、热感、低血压、头痛和震颤,妊娠期和儿童禁用。严重心血管疾病者有使用禁忌。

(3)甲基麦角新碱:直接作用于子宫平滑肌,促宫缩作用强而持久,200 μg 肌内注射,2~3 min 起效,可持续约3 h。不推荐静脉推注。可能出现恶心、呕吐、头痛、头晕、严重高血压等副作用,高血压患者禁用。可与缩宫素联用,预防产后出血的效果优于单独使用缩宫素。必要时可间隔2~4 h 重复使用,最多不超过5次。

(4)米索前列醇:前列腺素 E 的衍生物,可引起全子宫有力收缩,仅在没有缩宫素和其他宫缩剂的医疗资源匮乏地区作为预防产后出血的药物。应用方法:米索前列醇400~600 μg 顿服或舌下给药或塞肛,仅能单次给药。米索前列醇副作用较大,较常见恶心、呕吐、腹泻、寒战和体温升高。哮喘、青光眼等患者禁忌。

(5)卡前列素氨丁三醇:为15-甲基前列腺素 F2α,能引起全子宫协调且强有力的收缩。深部肌内注射或子宫肌内注射250 μg,每15~90 min 重复使用1次,总量不超过2000 μg,3 min 起效,30 min 达作用高峰,可维持2 h;常见的副作用为暂时性的呕吐、腹泻等。

(6)卡前列甲酯栓:可直肠或阴道给药,偶有一过性胃肠道反应或面部潮红,但会很快消失。常用方法为1 mg 阴道给药。

目前还没有证据说明哪种宫缩剂有效性更突出。只要没有禁忌证,医务工作者可以依据自己的决策选择宫缩剂,可多种药物联合使用。宫缩乏力且有持续出血时,可加快用药速度。缩宫素是治疗宫缩乏力性产后出血的一线用药,若缩宫素效果不佳,应尽早使用其他宫缩剂。

13. 当宫缩剂和双手子宫按摩无效时的首选止血措施 当宫缩剂和双手子宫按摩不能维持子宫收缩和满意地控制出血时,排除宫腔妊娠组织残留和子宫破裂后,使用宫腔填塞(包括宫腔球囊和纱条填塞两种方法)可以有效减少子宫收缩乏力导致的出血。阴道分娩后选择宫腔球囊填塞,剖宫产术中可选用宫腔球囊或纱条填塞。

研究发现,有持续性的子宫下段收缩乏力时,使用宫腔球囊填塞治疗后,75%~86%的宫腔球囊填塞后产妇不需要进一步的治疗或手术。所以在宫缩剂治疗失败后,可以首先考虑使用宫腔球囊填塞。

在一些难治性病例中,宫腔球囊填塞和子宫压迫缝合可以一起使用。如果没有球囊填塞设备,可进行宫腔纱布填塞。即使子宫压迫缝合或宫腔填塞,或两者联合均未充分控制出血,它们仍可用作子宫动脉栓塞术或子宫切除术前的临时处置。

宫腔填塞后应密切观察出血量、子宫底高度、生命体征变化等,动态监测血红蛋白水平、凝血功能状况,以避免宫腔积血,球囊或纱条填塞 24～48 h 后取出,注意预防感染。

14. 子宫动脉栓塞术(uterine artery embolization,UAE)的适应证和对产妇的影响 子宫动脉栓塞术治疗产后出血,是在 X 线透视下使用造影剂找到出血的血管,通过可吸收的明胶海绵、线圈或微粒实施栓塞。一组小样本研究表明,子宫动脉栓塞术治疗产后出血的平均成功率为 89%(58%～98%)。一项大样本研究(114 例子宫动脉栓塞术)报道手术成功率＞80%,其中 15% 后续需要进行全子宫切除术。子宫动脉栓塞术治疗产后出血的最大优势是,如果止血成功,产妇可以保住子宫,并可能保留生育能力。

(1)适应证:保守治疗(使用宫缩剂,行子宫按摩、子宫压迫和人工清除凝血块)无效者,有持续缓慢出血,但血流动力学相对稳定。

(2)禁忌证:生命体征不稳定、不宜搬动的患者;合并有其他脏器出血的 DIC;严重的心、肝、肾和凝血功能障碍;对造影剂过敏者。

(3)对产妇的影响。

①并发症:子宫动脉栓塞术可能发生严重损害的风险低于 5%,包括子宫坏死、深静脉血栓(deep vein thrombosis,DVT)或周围神经病变。

②再孕能力:接受子宫动脉栓塞术后,有多达 43% 的女性患有不孕症。

③再孕后的并发症:有研究报告显示,有子宫动脉栓塞术史的女性,再次妊娠期间发生并发症(如早产、胎儿生长受限)的比例和一般的产妇相似。

15. 介入治疗在产后出血中的其他应用 凶险性前置胎盘(pernicious placenta previa,PPP)常伴发胎盘植入,是引发产后出血以及子宫切除的主要危险因素,可通过介入治疗来提前干预,主要有分娩前子宫动脉栓塞术、子宫动脉导管预置、腹主动脉球囊阻断术及髂总(髂内)动脉球囊阻断术。目前腹主动脉球囊阻断术和髂内动脉球囊阻断术应用最为广泛,我院常用前者。

16. 可用于控制产后出血的外科技术 当应用创伤性较小的方法如宫缩剂治疗,伴或不伴宫腔填塞,或子宫动脉栓塞术后未能很好控制产后出血时,需开腹探查。如产妇经阴道分娩,通常使用中线处垂直腹部的切口来暴露手术野,减少手术出血。在剖宫产分娩的情况下,可以使用现有的手术切口。

(1)血管结扎:对子宫收缩乏力的产妇进行血管结扎的目的是减少流向子宫的血液,包括子宫动脉结扎和髂内动脉结扎。适用于难治性产后出血,尤其是剖宫产术中宫缩乏力或胎盘因素导致的出血,经宫缩剂和子宫按摩无效,或子宫切口撕裂而局部止血困难者。

首选方法是子宫血管结扎术,操作简单快速,常可减少子宫血流。髂内动脉结扎术手术操作困难,需要熟练盆底手术的妇产科医生操作。

(2)子宫压迫缝合术:作为经药物治疗无效的宫缩乏力的二线治疗方案,有效率为 60%～75%,与宫腔球囊压迫的效果相似。

最常见的子宫压迫缝合术是 B-Lynch 缝合术,适用于宫缩乏力、胎盘因素和凝血功能异常所致产后出血,子宫按摩和宫缩剂无效并有可能切除子宫的产妇。可先试用两手加压观察出血量是否减少以估计 B-Lynch 缝合术成功止血的可能性。应用可吸收线缝合。术后并发症较为罕见,但有感染和组织坏死的可能。术前应明确手术适应证。

（3）子宫切除术：适用于各种保守治疗失败时，子宫为主要出血器官者。在紧急产后子宫切除术中，应该使用最快且最安全的手术方案。一般行子宫次全切除术。前置胎盘或部分胎盘植入子宫颈时行子宫全切除术。但子宫切除不仅会导致永久不育，而且还可能出现膀胱损伤、输尿管损伤等潜在的手术并发症，需谨慎操作。对子宫切除术后盆腔广泛渗血者，可用大纱条填塞压迫止血并积极纠正凝血功能障碍。

17. 软产道撕裂的处理　软产道撕裂是产科损伤最常见的并发症之一，这种撕裂主要是静脉出血，可能是产后出血的主要来源，应尽快识别并修复。发现血肿后应尽早处理，切开血肿以清除积血，缝扎止血或用碘伏纱条填塞血肿压迫止血（24～48 h 后取出）。缝合时，要充分暴露操作视野，保证良好照明，确定损伤部位，在超过撕裂伤顶端 0.5 cm 处开始缝合，恢复解剖结构，注意有无合并多处损伤。可应用椎管内麻醉。

以下情况需要及时修复，必要时请麻醉科协助并转移到设备齐全的手术室进行处理。

（1）阴道下端、外阴、阴蒂周围和会阴撕裂，出血较多。

（2）宫颈裂伤、伴有动脉出血的裂伤、高位阴道裂伤。

（3）如果怀疑子宫动脉损伤，应考虑介入放射治疗，或手术探查以结扎血管。

18. 子宫破裂的处理　子宫破裂可以发生在既往的剖宫产切口处，或其他涉及子宫壁的手术后，也可以为自发的，特别是异常分娩时。

子宫破裂时需要立即开腹手术，同时进行抗休克治疗，维持血流动力学稳定。

手术方案取决于子宫破裂的部位和程度、患者的临床状态，以及对将来生育能力的要求。应尽力修复子宫及邻近结构的损伤，避免切除子宫。危及患者生命的情况下，可切除子宫。

19. 产道血肿的识别　产道血肿也可能导致严重的失血，但很多时候症状隐匿，常难以发现，出现以下情况需要提高警惕。

（1）阴唇、直肠、骨盆的压迫感或疼痛。

（2）休克：可能是产道血肿的唯一表现，但可能直到分娩后数小时才被识别。产妇生命体征恶化而无明显阴道出血时，要考虑阴唇、阴道、阔韧带或腹膜后发生血肿，尤其是在急速无保护的分娩或器械助产的情况下。

20. 产道血肿的处理

（1）保守治疗：大部分的产道血肿可以保守治疗。

（2）动脉栓塞术：当血肿发生时，通常不止一个出血源，动脉栓塞术是治疗血肿的一种选择，在血肿切开之前需要评估它的可行性。

（3）阴道和会阴裂伤血肿：可切开血肿以清除积血，缝合止血或用纱条填塞血肿压迫止血（24～48 h 后取出）。

（4）子宫颈裂伤：撕裂长度≤1 cm 且无活动性出血者，不需特殊处理。撕裂长度＞1 cm 伴活动性出血者，应立即缝合。

（5）生命体征持续恶化，或血肿快速增大时，需要切开引流。血肿切开只用于最严重的、需要通过缝合或包扎来止血的病例。立即启动多学科联合救治（包括产科、麻醉科、介入放射科、输血科、成人 ICU 等），进行液体复苏、成分输血、影像学诊断、介入栓塞术、手术干预等治疗。

21. 子宫内翻的处理方法　子宫内翻时子宫体下降到子宫颈，甚至完全脱出子宫颈，可能会导致严重出血、休克和感染。子宫内翻的总体发生率很低，阴道分娩发生率为 1/3700～1/20000，剖宫产术中发生率为 1/1860，是产科少见的并发症。双合诊检查时，在宫颈或宫颈下方发现硬块,同时腹部检查时子宫消失,提示子宫内翻。如果在胎盘剥离前发生子宫内翻,为了减少额外出血,通常在子宫复位后再剥离胎盘。

子宫内翻不伴严重休克或出血,子宫颈环尚未缩紧者,可立即将内翻的子宫体经手法复位还纳,复位困难者可在麻醉后还纳。手法复位:将手掌或握紧的拳头贴在露出子宫颈的子宫底部上,就像手握球,整个手指尖向上环形施加压力。如经阴道还纳失败,可改为经腹子宫还纳术。还纳后经静脉滴注缩宫素,直至宫缩良好后将手撤出。

纠正子宫内翻时,应同时采取支持性措施和治疗出血。如果产妇血压不稳定,可在抗休克的同时在麻醉下进行还纳术。宫腔球囊填塞也许可以防止子宫内翻复发及其导致的出血,子宫压迫缝合对于预防急性复发的子宫内翻也可能有效。

22. 胎盘因素导致出血的处理方式

(1)对胎盘、胎膜残留者应用手或器械清理,动作要轻柔,避免子宫穿孔。

(2)胎盘滞留伴出血:对胎盘未娩出伴活动性出血者可立即排空膀胱,行人工剥离胎盘术,并加用强效宫缩剂。

(3)胎盘植入性疾病:保守手术方法包括盆腔血管结扎、子宫局部楔形切除、子宫压迫缝合、介入治疗等。胎盘原位保留发生晚期产后出血、感染等的风险较高,应充分知情同意后慎重选择。如果保留子宫的出血风险极大,或术中保守手术方法不能有效止血时,应及时、果断地行子宫切除术。在有条件的医院可行髂内动脉球囊阻断术和腹主动脉球囊阻断术。但应重视血栓栓塞性疾病等并发症的预防和处理。

胎盘娩出后应肉眼对胎盘完整性进行详细检查。即使胎盘完好无损,在宫腔内也可能有残留的妊娠产物(如副胎盘)。宫腔内手工检查或超声常用于判断胎盘残留。胎盘残留的超声影像表现不一致,如果超声显示正常的子宫内膜线,胎盘残留的可能很小,宫腔内一旦发现回声团块,应高度怀疑。

23. 阴道分娩和产后出血时可疑胎盘植入的处理　　胎盘植入,指部分或整个胎盘侵入子宫肌层,在第三产程不能从子宫壁分离,可能导致持续出血,危及生命。在阴道分娩后发现胎盘、胎膜残留时,首先尝试手动清理残留组织,要求动作轻柔,避免子宫穿孔。如人工剥离失败,可尝试钳刮清除残留组织。鉴于产后子宫容易穿孔,最好在超声引导下清除残留组织。清宫后监测体温、腹部体征,警惕穿孔后的腹腔脏器损伤、感染等。

如果胎盘不容易剥离,应高度怀疑胎盘植入,此时不应再尝试在产房中人工剥离胎盘,必要时将患者转移到手术室进一步评估。应告知患者可能需要切除子宫和输血。

手术室中,如果给予充分的局部镇痛,可对宫腔进行检查,评估胎盘植入的范围(如面积和深度),以确定治疗计划(如刮宫、楔形切除、药物保守治疗或子宫切除术)。

如果胎盘植入面积不大,且产妇有强烈的保留子宫和生育能力的愿望,则可尝试保留子宫,但要告知产妇该方法的重大风险。

胎盘植入伴活动性出血不能控制时,剖宫产术后可行盆腔血管结扎、子宫局部楔形切除、介入治疗等;在经阴道分娩过程中应在输液和(或)输血的前提下进行介入治疗或其他保守性手术治疗。如果保守治疗不能有效止血,则考虑及时切除子宫,同时要按照大量出血流程启动多学科联合救治。

24. 胎盘粘连或植入的高危因素

(1)既往有胎盘粘连史:再次妊娠发生胎盘粘连的概率约为20%。

(2)既往剖宫产有胎盘植入史:再次妊娠合并前置胎盘的孕妇发生胎盘植入的风险更高。

1～5 次剖宫产后发生胎盘植入的风险分别为 3%、11%、40%、61% 和 67%。

（3）既往剖宫产史合并前置胎盘：应高度怀疑胎盘植入的可能性。

25. 产前诊断胎盘植入后的处置预案

（1）胎盘植入性疾病超声标准评分：产前行超声或磁共振检查明确胎盘植入的详细情况，评估出血风险和子宫切除的可能性。

（2）组织多学科会诊：组建一个包括产科、外科、麻醉科、输血科、成人 ICU、新生儿重症监护病房等科室经验丰富人员的多学科团队。

（3）讨论及制订预案：和孕妇及家属共同商讨，确定好手术日期、手术室和设备、分娩计划。讨论是否术前行预防性髂内动脉球囊阻断术、RH 阴性血孕妇的输血准备、自体血回输等多学科治疗措施。若保守治疗措施如局部缝扎或楔形切除、血管结扎、压迫缝合、子宫动脉栓塞等无法有效止血，应早期做出切除子宫的决策，避免发生失血性休克、凝血功能障碍、多器官功能衰竭等危及生命的状况。如果当地医疗资源有限，可考虑转诊到上级医院进行救治。

26. 可出现凝血功能障碍的产科疾病 除了产后大量失血导致的急性凝血功能障碍之外，还应考虑胎盘早剥、羊水栓塞、妊娠期急性脂肪肝、HELLP 综合征等病。

（1）胎盘早剥：通常症状为阴道出血、宫缩过频和疼痛。胎心监护中典型的收缩模式为高频率低幅度收缩。胎盘早剥可引起血液渗入子宫肌层，导致子宫收缩乏力。常见的并发症有弥散性血管内凝血、低纤维蛋白原血症，占大量输血病例的 17%。

（2）羊水栓塞：一种罕见的、不可预测的、不可预防的、极其凶险的产科急症。常表现为低血压、呼吸功能障碍、弥散性血管内凝血、意识障碍等。由于严重的凝血功能障碍，大多数羊水栓塞都伴产后出血。应积极地补充血容量并启动大量输血方案来纠正凝血功能障碍，治疗大出血。

27. 治疗未能控制的产后出血

（1）启动多学科联合抢救：初步处理后，若产后出血未得到控制，立即启动产科、麻醉科、介入科、输血科、成人 ICU 等多学科联合抢救。

（2）监测及评估。

①监测出血的严重程度：早期失血时，血红蛋白、血小板计数（PLT）和凝血功能通常无明显改变。

需要每 30～60 min 监测的实验室指标：凝血酶原时间（PT）、活化部分凝血活酶时间（APTT）、纤维蛋白原水平、国际标准化比值（INR）、PLT、血红蛋白浓度、钙离子浓度、动脉血气。有条件的医院也可使用血栓弹力图（TEG）、床旁血小板功能检测等辅助评估。这些测试可用于评估输血的必要性，但这些指标均需要结合患者的临床表现来分析处理。

需要行床旁超声评估宫腔、腹腔游离液体等，动态评估与监测出血的严重程度。

②转运：评估院内转运或院间转运指征，将患者转运至合适的救治场所，比如从产科转到手术室或介入室，从资源有限的医院转诊到上级危重孕产妇救治中心，以尽量缩短救治时间。

（3）启动大量输血治疗方案：积极处理凝血功能障碍，尽快采取有效的止血措施，快速控制出血。可用血栓弹力图来指导输血。

产科输血治疗目标：血红蛋白 ≥70 g/L，PLT ≥50×10⁹/L，INR ≤1.5，APTT/PT <1.5 倍正常值，纤维蛋白原 >2 g/L。

监测患者钙离子水平，建议使用钙剂来纠正低钙血症。

（4）持续复苏。

①允许低血压：活动性出血阶段，可将目标收缩压确定为 80～90 mmHg（平均动脉血压 50～60 mmHg），并使用限制性容量复苏策略以达到目标血压，直到大出血得到控制。

②液体复苏：建议使用等渗晶体溶液，如平衡电解质溶液，避免使用生理盐水。如果使用生理盐水，最大用量为 1～1.5 L；限制使用人工胶体溶液，尤其是凝血功能不良的患者严格限制人工胶体溶液的使用。

③升压药：对于危及生命的低血压，尽早给予升压药以维持目标血压。

④评估心功能及组织灌注：行床旁心脏彩超，如存在心肌功能不全，可给予正性肌力药；观察意识、皮肤（温度、颜色）、尿量、毛细血管充盈时间等。

（5）氧疗：初始治疗期间通常使用面罩给氧，15 L/min，保障氧输送，避免发生低氧血症，必要时给予气管插管，保证充分的通气和氧合，并保证呼吸道通畅。

气管插管的指征：①意识改变，格拉斯哥昏迷评分（GCS）≤8；②失血性休克；③通气不足；④氧合指数＜100。但是，对于严重低血容量患者以及羊水栓塞患者使用气道正压可能会加重低血压，进一步危及生命。

（6）体温管理：低体温的影响包括血小板功能改变、凝血因子功能受损（体温每下降 1 ℃，凝血功能下降 10%）、酶抑制和纤维蛋白溶解，体温低于 34 ℃ 会影响血液凝固。核心体温＜35 ℃，与患者的酸中毒、低血压和凝血功能障碍有关。低体温的结局：导致更高的死亡率，患者需要更多的血液制品。

①处理方法：保暖（加盖被子、使用暖风机）、加温输液（血）等措施。

②目标：体温＞35 ℃，使低体温患者达到并维持正常体温。建议以"常温"为目标，维持核心温度在 36～37 ℃，以便为凝血创造最佳的先决条件。

（7）纠正代谢紊乱：可重复行动脉血气分析，监测血乳酸和（或）全血碱剩余（BE），估计休克的程度。治疗目标：pH＞7.2，乳酸＜4 mmol/L，BE－6～＋6。

（8）抗纤维蛋白溶解剂：静脉注射氨甲环酸，不需要等待凝血功能结果再给药。

推荐：一旦诊断产后出血（不论病因），应立即使用氨甲环酸。

产后出血 3 h 内，将氨甲环酸针 1 g 加入 0.9%氯化钠注射液 100 mL 中，静脉滴注，滴注 10 min 以上，注意输注速度过快时偶有恶心、胸闷、心悸、血压下降。如果 30 min 后出血仍未控制或 24 h 后再次出血，可重复使用 1 次。

不推荐：氨甲环酸作为预防性药物来减少产科出血。

氨甲环酸显著降低了产科出血导致的死亡率，且接受过氨甲环酸治疗的孕产妇患血栓的风险并无差异，但对于全子宫切除率没有明显的改善。

28. 产后出血患者预防深静脉血栓 产后出血是产后深静脉血栓形成的危险因素之一。

（1）物理预防：分娩后当天，指导踝泵运动，尽可能采用被动运动、按摩、穿弹力袜等物理方法预防血栓。建议对出血控制后 24 h 内仍有出血风险的患者，至其可以活动前给予间歇充气加压装置（IPC）预防血栓。如果可以，嘱患者尽早下床活动，避免脱水。

（2）药物抗凝：对于产后再次出血风险较低者，根据产妇深静脉血栓栓塞风险因素评估情况，酌情使用低分子肝素药物抗凝治疗。

（3）下腔静脉滤器：不常规使用下腔静脉滤器预防血栓。

29. 产后贫血的管理 产后出血患者如果血红蛋白＜70 g/L，没有活动性出血或者再出血风险低，血流动力学稳定，可以个体化给予输血、静脉或口服补铁治疗。

决定输红细胞时,应考虑持续失血的程度、继发失血的风险以及患者症状。输红细胞可补充丢失的红细胞,每次输血从 2 U 红细胞开始,输完后重新评估。

在不需要输血但又有补充铁剂指征的情况下,短期静脉注射铁剂时血红蛋白增加较快,但治疗 6 周的患者,静脉注射铁剂(蔗糖铁)和口服铁剂时血红蛋白增加水平无明显差异。

30. 湖北省妇幼保健院产后出血患者的管理 我院产科将孕产妇产前风险评估(分为孕期产检评估和入院评估)流程标准化,并设立产科重症门诊。为确保能够在必要时对产后出血的早期进行迅速干预,制订了产后出血的分阶段处理策略,反复演练产后出血应急预案,力求降低产妇严重并发症率和死亡率。具体从以下五个方面进行管理。

(1)针对所有产妇,有对产后出血的识别和预防措施;

(2)时刻做好抢救产后出血的准备,建立多学科应急团队,并在产房、介入室备好 ICU 抢救物品和设备。

(3)与输血科制定紧急输血流程。

(4)系统化的质量改进流程,不断更新改进,提高响应能力。

(5)每季度进行多学科团队模拟训练及演练产后出血的模拟场景,并进行总结,保证团队每个成员能够熟练掌握治疗流程和抢救设备的使用,改善患者结局。

二、产科出血的输血治疗

产后出血的早期复苏不足和组织低灌注可导致乳酸性酸中毒,进一步会出现 MODS,所以对临床病例进行回顾性分析时常见"输血延迟,输血量不够"。与输血相关的产科死亡案例中,绝大多数通过早发现、早诊断、早治疗是可以避免的。

输血治疗的启动常基于临床评估,包括基础血红蛋白水平、估计的已失血量和预估的持续失血量。持续性出血的失血量≥1500 mL 或出现异常生命体征(心动过速和低血压)时,应准备立即输血,不要等待化验结果。大量血液流失消耗凝血因子,进而导致消耗性凝血功能障碍,也就是常说的 DIC。正确及时输注血液制品是产后出血的极为重要的治疗手段,也是一种挽救生命的措施。

危重孕产妇输血的主要目的:补充有效血容量,维持血流动力学的稳定;增加血红蛋白,提高血液携氧能力;供给血小板和各种凝血因子,正常的凝血功能有助于止血。

目前主张输成分血,即依据患者病情,输入有关的血液成分。输成分血具有疗效好、副作用小、节约血液资源以及便于保存和运输等优点。输成分血时将全血分离成各种成分血(如红细胞、血浆、冷沉淀、血小板、凝血因子等)后保存并根据适应证输注。

输血的不良反应包括发热、溶血、过敏、传播感染性因子(包括肝炎病毒、HIV、梅毒、疟原虫、细菌等),输血相关急性肺损伤(TRALI)、输血相关循环超负荷、低体温、酸碱平衡失调等并发症,以及红细胞同种免疫的免疫学后遗症。在临床使用血液制品时,需充分权衡必要性,考虑到近期及远期可能出现的风险,即便是急诊输血,也需要对输血适应证、输血成分、输血量及输血速度进行科学管理,保障输血安全。

(一)输血前准备

(1)告知患者及家属输血的风险及益处,签定输血治疗同意书。

(2)了解病史及评估病情:包括有无活动性出血或急、慢性贫血情况,有无输血史,有输血史者有无输血不良反应,有无服用影响凝血功能的药物,如阿司匹林、华法林、氯吡格雷等,有无先天性或获得性血液系统疾病。

（3）了解实验室检查结果，包括血常规、凝血功能检查、肝功能、血型鉴定（包括 ABO 血型和 Rh 血型）和交叉配血试验、乙肝和丙肝相关检查、梅毒抗体以及 HIV 抗体等。

（4）产前了解患者贫血的原因，孕期尽量纠正贫血。

（5）血液病患者术前进行病因治疗和（或）全身支持治疗，包括输成分血、补铁、加强营养等。

（6）如患者选择自体输血且条件许可，可采集自体血。

（7）停止或调整抗凝药物，择期手术患者可推迟手术直至抗凝药物的效力消失。

（8）凡输注全血、浓缩红细胞、红细胞悬液、洗涤红细胞、冰冻红细胞、浓缩白细胞、手工分离浓缩血小板等患者，应进行交叉配血试验。机器单采浓缩血小板应 ABO 血型同型输注，Rh 阴性和其他稀有血型患者术前应备好预估的需要血量。

（9）剖宫产术前、有出血高危因素、不规则抗体阳性或稀有血型的产妇应提前备血。

（10）填写临床输血申请单。

（二）输血评估及监测

（1）失血量评估：密切观察失血量（如吸引器和纱条计量）。

（2）凝血功能监测：包括实验室诊断项目如 PLT、PT、APTT、INR、纤维蛋白原等，必要时应进行床旁及时凝血监测如血栓弹性图。

（3）监测血压、心率、脉搏、血氧饱和度、尿量、血红蛋白量或血细胞比容、血气分析和酸碱平衡、电解质、混合静脉血氧饱和度，评估组织灌注、氧合及出血的动态变化。

（4）急性出血时，患者应在血细胞比容、血红蛋白水平、凝血功能、血清乳酸水平、酸碱平衡的监测下输成分血。

（5）出血患者应维持前负荷，但应避免容量超负荷。

（6）有凝血功能障碍的活动性出血患者，要注意保暖。

（三）输成分血

1. 红细胞 输注红细胞可提高血红蛋白水平，增加血液携氧能力。

（1）常用红细胞制品包括浓缩红细胞、悬浮红细胞、洗涤红细胞、去白细胞悬浮红细胞等。

在我国，400 mL 全血制备 2 U 悬浮红细胞，其中，血红蛋白约 45 g，血细胞比容 0.50～0.65。2 U 悬浮红细胞可使体重 60 kg 成人的血红蛋白升高约 10 g/L。

①浓缩红细胞：a. 各种急性失血的输血；b. 各种慢性贫血；c. 高钾血症和肝、肾、心功能障碍者输血；d. 小儿、老年人输血。

②去白细胞悬浮红细胞：去除几乎所有白细胞，降低血小板输注无效、非溶血性发热反应和白细胞带来的病毒感染风险。

③悬浮红细胞：全血离心后除去血浆，加入适量红细胞添加剂后制成。

④洗涤红细胞：全血离心后去除 98% 以上的血浆和白细胞，减少过敏、非溶血性发热反应等输血不良反应。适用人群：a. 对血浆蛋白有过敏反应的贫血患者；b. 自身免疫性溶血性贫血患者；c. 高钾血症及肝肾功能障碍需要输血者。

（2）目前尚没有产科输注红细胞的确切标准，输血的决策有赖于临床表现和失血量共同决定。

产科急性失血的红细胞输注指征如下。

①出血已控制,且排除后续出血风险时,输血临界值设为血红蛋白<70 g/L。

②出血已控制,仍有后续出血风险时,输血临界值设为血红蛋白<80 g/L。

③出血未控制、不排除后续出血风险时,需要维持更高的血红蛋白水平。

④术前贫血、术前心肺功能不全者,需要维持更高水平的血红蛋白。

(3)输注类型:产科输血优先选择去白细胞悬浮红细胞,减少输血不良反应。

(4)输注时间:取血后尽快输注,最初 15 min 的输注速度为 60~120 mL/h,随后以患者能承受的最快速度输注。

需要注意的是,急性出血患者血红蛋白可能正常。在这种情况下,对患者的临床评价非常重要。在极端紧急的情况下,发生危及生命的出血,来不及交叉配血时,应给予 O 型 Rh 阴性红细胞。切不可延误输血时机,应争取更多时间寻找同型血液。

2. 血浆 输注血浆可用于补充凝血因子,维持 PT 和 APTT 小于正常值的 1.5 倍,扩充血容量。要求 ABO 血型相同或相容。手术、外伤、烧伤、肠梗阻等患者大出血或血浆大量丢失时使用。

常见血浆成分为新鲜冰冻血浆(fresh frozen plasma,FFP)、普通冰冻血浆,输注前 37 ℃摆动水浴融化。产科输血建议选择新鲜冰冻血浆。

(1)新鲜冰冻血浆:采血后 6~8 h 内速冻成块,−20 ℃以下保存,含有全部凝血因子和纤维蛋白原。每 100 mL 含血浆蛋白 6~8 g,纤维蛋白原 0.2~0.4 g,凝血因子 70~100 U,能使成人凝血因子增加 2%~3%,通常成人输注剂量为 10~20 mL/kg。

(2)普通冰冻血浆:新鲜冰冻血浆保存 1 年后或全血采集 18 h 后分离的血浆,缺不稳定的凝血因子(V、Ⅷ),可以补充稳定的凝血因子(如 Ⅱ、Ⅶ、Ⅸ、Ⅹ)。

通常我院在患者大出血期间,取 200 mL 新鲜冰冻血浆与 2 U 的红细胞(200 mL)配伍输注。随后新鲜冰冻血浆的输注量应取决于出血的控制情况及患者的凝血功能。新鲜冰冻血浆至少需要 30 min 的解冻时间,故应早期判断是否输注,在这段时间,应当继续进行适当的扩容或者输入适量的红细胞。

3. 冷沉淀 冷沉淀主要含纤维蛋白原、血管性血友病因子(von Willebrand factor,vWF)、纤维结合蛋白、凝血因子Ⅷ及凝血因子ⅩⅢ,用于补充纤维蛋白原和部分凝血因子。要求:与受血者 ABO 血型相同或相容。

每单位冷沉淀由 200 mL 血浆制成,含有凝血因子Ⅷ 80~100 U、纤维蛋白原约 250 mg、血浆 20 mL。通常成人每 5~10 kg 体重输注 2 U 冷沉淀。按照实际体重和预期增加的纤维蛋白原计算需要量。

输注指征:急性出血持续且纤维蛋白原<2 g/L;血栓弹力图显示 K 值延长、α角缩小并伴有明显出血。

产妇大出血时临床仍然无法确定输注冷沉淀与红细胞的最佳比例。胎盘早剥或羊水栓塞时,会出现极低纤维蛋白原水平,早期使用冷沉淀应作为抢救措施的一部分。

4. 血小板 输注血小板用于血小板数量或功能不足导致的出血。常用的有手工分离浓缩血小板和机器单采浓缩血小板,输注的血小板最好与受血者 ABO 血型相同。一次足量输注。

(1)手工分离浓缩血小板:200 mL 全血可制备 1 U 手工分离浓缩血小板。每袋手工分离浓缩血小板 20~25 mL,其中 PLT≥$2.0×10^{10}$/L。

(2)机器单采浓缩血小板:采用细胞分离机从单个供血者循环血液中采集。每袋 150~250 mL,其中,PLT≥$2.5×10^{11}$/L。

一般出血量超过 50％血容量时选择先输注机器单采浓缩血小板 1 个治疗量。再根据出血情况及血小板水平决定后续输注剂量。

输血小板指征：①PLT＜$10×10^9/L$；②剖宫产前 PLT＜$30×10^9/L$；③产后出血未控制，PLT＜$75×10^9/L$，或血栓弹力图表明血小板功能受损。我院在急性产后出血量超过 50％血容量时，申请输注 1 个治疗量单采血小板。

鉴于血小板很难保存且供应量少，应与血库提前做好沟通。

5. 自体输血　自体输血分为 3 种：回收式自体输血、储存式自体输血、稀释式自体输血（暂未在产科应用）。

（1）回收式自体输血：随着高质量滤器技术的使用，羊水污染的顾虑已消除。剖宫产术中使用红细胞回收安全有效，但受专业人员和设备的限制。但大部分产后失血是不可预测的，因此红细胞回收很少使用。对于预期有大出血（可能超过自身血容量 20％），如前置胎盘、胎盘粘连或胎盘植入手术，可用此方法来减少异体输血的可能性或降低异体输血量。

（2）储存式自体输血：适用于为稀有血型、存在不规则抗体的患者供血。

6. 凝血酶原复合物（prothrombin complex concentrates，PCC）　由人血浆提取的维生素 K 依赖性凝血因子浓缩物。PCC 可用于维生素 K 拮抗剂（如华法林）诱导的获得性凝血因子缺乏的紧急治疗（一线治疗）。因含有不同组成成分的凝血因子，凝血酶原复合物分为不同的类型。

7. 浓缩纤维蛋白原　被批准用于治疗先天性纤维蛋白原缺失患者的急性出血。大出血伴低纤维蛋白原血症患者，可以输注纤维蛋白原 2～4 g。

目前使用 PCC 和纤维蛋白原治疗产后出血和弥散性血管内凝血的数据还很有限，因此没有广泛推荐，但在成分血资源匮乏的地区，可常规少量备用，以便在抢救时使用。

8. 重组Ⅶa 因子（rFⅦa）　一种维生素 K 依赖性丝氨酸蛋白酶，在凝血中起着关键作用。我国产后出血指南建议，在药物和手术治疗都无法有效止血且出血量较大并存在凝血功能障碍的情况下，有条件的医院可考虑使用 rFⅦa 辅助治疗，但由于临床研究证据不足故不作为常规推荐应用，应用剂量为 90 μg/kg，可在 15～30 min 内重复给药。但 rFⅦa 的使用不应该延迟或替代另外的治疗措施，如栓塞、手术或马上转移到上级医院。且为了保证 rFⅦa 对凝血的疗效，在使用 rFⅦa 的同时要纠正血小板减少症、酸中毒和低纤维蛋白原血症。

9. 大量输血方案（massive transfusion protocol，MTP）　虽然大量输血对早期产后出血的益处证据质量不高，但在拥有充足血源的条件下，大量输血应该成为治疗产后出血方案的重要部分。我国产科大量输血在处理严重产后出血中的作用越来越受到重视，应用也越来越多，但目前并无统一的产科大量输血方案。各医院根据情况制定自己的大量输血方案，比如设置第 1 轮输血：6 U 悬浮红细胞＋600 mL 新鲜冰冻血浆＋6 U 冷沉淀＋10％葡萄糖酸钙注射液 10 mL；第 2 轮输血：6 U 悬浮红细胞＋600 mL 新鲜冰冻血浆＋6 U 冷沉淀＋机器单采浓缩血小板 1 个治疗量。若出血仍未控制，重复首轮用法。

（四）逆转抗血栓药物

产后出血的产妇，如使用抗凝或抗血小板聚集药物，需要进行拮抗相关药物作用的治疗。若患者口服维生素 K 依赖性抗凝药物，可使用凝血酶原复合物和静脉注射 5 mg 维生素 K_1。若患者接受抗血小板药治疗后出现血小板功能障碍，持续出血，建议输注血小板治疗。

（五）常见输血不良反应

输血不良反应是指受血者在输血过程中，或输血后一段时间内，出现的一组新的无法用原有疾病解释的症状和体征。输血不良反应可分为急性输血不良反应(免疫性、非免疫性)和迟发性输血不良反应(免疫性、非免疫性)。一旦出现输血不良反应,立即停止输血。结合患者情况及时给予抗过敏、补液、退热、抗休克、呼吸支持等治疗。

1. 急性输血不良反应(<24 h):免疫性

(1)急性溶血性输血反应:由于输注血液及受血者的免疫学不相容,导致输入的红细胞在受血者体内加速清除或溶解。患者可出现寒战、发热、血红蛋白尿、低血压、伴有少尿的肾衰竭、出血、背部疼痛。一旦识别,立即停止输血,同时补液、应用利尿剂,低血压患者应用升压药。

(2)非溶血性发热反应:患者在输血过程中或输血结束后 1 h 内体温升高 1 ℃以上,常伴畏寒或寒战。对症给予退热,后期输注去白细胞悬浮红细胞。

(3)过敏性输血反应:针对献血者血浆蛋白的抗体反应,临床表现为皮肤瘙痒、荨麻疹、红斑、血管神经性水肿,甚至喉头水肿、呼吸困难、腹痛。

(4)输血相关急性肺损伤:输血中或输血 6 h 后新出现的急性肺损伤。

2. 急性输血不良反应(<24 h):非免疫性

(1)输血相关循环超负荷:大量出血时液体复苏造成容量负荷过多,出现呼吸困难、端坐呼吸、咳嗽、心动过速、高血压、头痛的症状。处理:患者取半坐卧位或立位、给氧、静脉使用利尿剂减轻容量负荷。

(2)低钙血症:可能是由于大量输入含柠檬酸盐的红细胞所致,低钙血症会加重凝血功能障碍。患者可出现感觉异常、手足抽搐、心律失常。处理:停止输血或减慢输注速度,根据检测结果补钙。

(3)低体温:快速输注冷藏血,可导致心律失常。处理:采用血液加温器输血。

(4)酸碱平衡失调:血液保存时间延长,生成乳酸增加,大量输血时可导致机体酸中毒。患者可出现心率增快、腹痛等。可使用碳酸氢钠治疗。

(5)输血相关的感染:如病毒性肝炎、人类免疫缺陷病毒、疟疾和莱姆病等。

临床病例

患者,女,35 岁。

【主诉】

孕 30^{+5} 周,前置胎盘,阴道出血 1 天。

【现病史】

患者平素月经规则,末次月经 2017 年 10 月 16 日,预产期 2018 年 7 月 23 日。孕期未定期产检,产检 5 次,无头昏、乏力、心慌、胸闷、下腹胀痛、皮肤瘙痒等不适。

2018 年 5 月 6 日因"产前出血"于我院产科住院行保胎治疗,使用地塞米松促胎肺成熟。

2018 年 5 月 16 日 9:00 再次无诱因阴道少量出血,色暗红,无下腹胀痛,B 超提示胎盘下缘距宫颈内口 1.5 cm,以"前置胎盘"入院。

【既往史】

平素健康状况:良好,基础血压 110/70 mmHg。否认外伤史、药物过敏史、输血史等。月经史:初潮 12 岁,月经规则,月经周期 30 天,持续时间 7 天,经量正常,颜色正常,无痛经,末次月经:2017 年 10 月 16 日。

孕产史见表 1-1-7。

表 1-1-7　孕产史

胎　数	胎/婴儿性别	妊娠终止时间	妊娠终止方式(足月产、早产、流产等)
孕 1 产 0	不详	2006 年	自然流产,未清宫
孕 2 产 1	男	2007 年	因"巨大儿"于当地医院剖宫产一活男婴,重 4200 g,现体健
孕 3 产 1	不详	2013 年	人流清宫
孕 4 产 1	不详(此孕)		

【入院体格检查】

查体:T 36.0 ℃,P 103 次/分,R 20 次/分,BP 119/80 mmHg,双肺呼吸音清,未闻及干湿啰音,HR 103 次/分,律齐,无病理性杂音,腹隆,无压痛及反跳痛,双下肢无水肿。

专科产检:宫高 30 cm,腹围 101 cm,胎方位 LOA(左枕前),胎心率 137 次/分,宫缩无,先露头,先露浮,胎膜存,宫口未开,骨盆外测量:髂前上棘间径 24 cm,髂嵴间径 26 cm,骶耻外径 19 cm,坐骨结节间径 9 cm。

【辅助检查】

2018 年 2 月 25 日,无创基因检测提示低风险。

2018 年 5 月 6 日,心电图提示窦性心律、窦性心律不齐。

2018 年 5 月 8 日,磁共振成像(MRI)提示宫内妊娠,子宫下段右侧壁局部胎盘粘连可能。

2018 年 5 月 16 日,本院 B 超提示单活胎,头位,双顶径(BPD)7.7 cm、羊水最大暗区垂直深度(AFV)3.1 cm、羊水指数(AFI)10.0 cm、脐动脉 S/D(收缩压/舒张压)2.90、胎儿估重 1585 g,胎盘位于后壁,胎盘下缘距宫颈内口 1.5 cm,孕妇宫颈管长 2.3 cm,内外口未见明显扩张。胎盘实质内可见多个无回声区,其中一个大小为 1.7 cm×1.1 cm。

【初步诊断】

①产前出血;②边缘型前置胎盘;③孕 4 产 1,孕 30^{+5} 周,头位,待产;④妊娠合并子宫瘢痕(前次剖宫产);⑤羊水过少?

【诊疗经过】

1. 产前　予以硫酸镁抑制宫缩及胎儿脑保护治疗,阴道出血减少;每日进行胎心监护,行预防性抗感染治疗。

入院第 1 天

(1)血型:O 型 RH 阳性,不规则抗体阴性。乙肝、丙肝、梅毒、艾滋均为阴性。

(2)血液分析:白细胞 11.10×10^9/L,血红蛋白 122 g/L,PLT 251×10^9/L。

(3)凝血功能:凝血酶时间(TT)12.9 s,PT 10.0 s、APTT 24.1 s,纤维蛋白原(FIB)4.33 g/L,D-二聚体 1.16 μg/mL。

(4)生化检查:肝肾功能、电解质正常。

(5)血脂:LDL-C 4.31 mmol/L,TG 4.42 mmol/L,TC 7.20 mmol/L。考虑高脂血症(孕期脂质代谢异常所致)。

(6)尿液分析:隐血(+++);亚硝酸盐(+)。(考虑阴道出血污染)

入院第 3 天　OGTT:5.45/10.82/6.80 mmol/L。补充诊断:妊娠期糖尿病。

入院第 6 天　本院复查胎盘宫颈 B 超:孕妇宫颈管长 2.0 cm,内口呈漏斗状,深度约

1.55 cm,宽约1.87 cm,胎盘下缘越过宫颈内口。羊水最大深度2.5 cm,羊水指数6.6 cm。

2. 分娩(产前出血＋产后出血)

入院第7天 凌晨5:00无明显诱因出现阴道出血,色鲜红,同月经量。患者要求急诊行子宫下段剖宫产术。2018年5月23日6时21分,以LOT(左枕横)位助娩一活男婴,出生后Apgar评分为1 min 9分、5 min 10分,体重1475 g,身长40 cm,新生儿至NICU救治。

(1)手术100 min:术中常规进腹腔、见子宫前壁下段血管迂曲怒张,考虑胎盘大面积膀胱植入,胎儿娩出后子宫下段呈桶状,出血汹涌,立即用止血带捆绑子宫下段,出血逐渐减少,宫体内注射催产素20 U、卡前列素氨丁三醇注射液(欣母沛)250 μg,静脉滴注催产素20 U、葡萄糖酸钙1 g、地塞米松5 mg。

胎盘位于子宫后壁下段,完全覆盖宫颈内口,越过宫颈达前壁,近子宫前壁下段切口处。人工剥离胎盘,在剥离面多处间断缝扎止血后,松开止血带,出血较前明显减少,再次缝扎止血后,连续缝合子宫切口。探查子宫见切口无渗血,双侧附件外观无明显异常。

术中血压波动于73～100/39～53 mmHg,出血约3500 mL,补液2000 mL,尿量200 mL,色清。术中输同型红细胞6 U、血浆200 mL、冷沉淀3.75 U,给予氨甲环酸1 g。

(2)剖宫产术后30 min:患者皮肤苍白,四肢湿冷,HR 103次/分,BP 82/40 mmHg,血氧饱和度99%,导尿管通畅,尿量约150 mL。子宫切口缝合好,子宫收缩好,局部少许渗血,评估产时出血约3500 mL,再次申请同型红细胞、冷沉淀、血浆输注。

(3)剖宫产术后50 min:入医学影像科,行双侧子宫动脉＋双侧髂内动脉介入栓塞术。

患者神志清醒,贫血貌,BP 93/52 mmHg,HR 131次/分,血氧饱和度100%,导尿管通畅,尿色清,尿量约200 mL。

(4)剖宫产术后80 min:介入止血治疗结束,阴道掏出凝血块约200 mL,阴道仍有活动性出血,用4把无齿卵圆钳钳夹宫颈,出血减少。转成人ICU继续观察,给予输血。

(5)介入止血术后30 min:入成人ICU,床旁血气示pH 7.43,PCO₂ 32 mmHg,PO₂ 110 mmHg,Na⁺ 137 mmol/L,K⁺ 3.7 mmol/L,Lac 3.0 mmol/L,HCO₃⁻ 21.2 mmol/L,BE－2.7 mmol/L,总血红蛋白(THbc)7.5 g/dL。继续给予加温输血治疗,给予吸氧,注意保暖,监测生命体征。

(6)介入止血术后2 h:阴道一直有活动性出血,且出血逐渐增多,色鲜红,介入术后出血共约500 mL,产妇神志清醒,精神差,面色苍白,四肢湿冷,查体:P 110次/分,R 20次/分,BP 95/60 mmHg,宫底平脐,收缩可,阴道仍有少许活动性出血,色鲜红。导尿管引流通畅,色清,尿量正常。术后出血共约4000 mL,共输注同型红细胞10 U、冷沉淀9.5 U、血浆800 mL。

(7)介入止血术后3 h:向患者家属交代病情后,家属同意立即行开腹子宫次全切除术。手术时间2 h,手术较顺利,留置右侧腹腔引流管,术中补液2000 mL,血压波动于73～120/40～65 mmHg,术中维持患者生命体征平稳,术中出血约300 mL,尿量150 mL,色清。术中继续输成分血。术后测BP 105/78 mmHg,HR 105次/分。

(8)子宫切除术后:转成人ICU继续治疗。

①产后出血停止,术后第1天给予输血治疗,纠正贫血,术后第2天拔除腹腔引流管。

②术后第1天发热,最高38.6 ℃,考虑生殖道操作多,给予抗感染(头孢哌酮舒巴坦钠针＋奥硝唑针)治疗,留取生殖道分泌物、尿、血培养,监测感染指标。

③在循环稳定的前提下限制补液,维持血容量及电解质平衡。

④其他:口服铁剂纠正贫血,指导患者做踝泵运动,予气压治疗等物理性预防下肢深静脉

血栓形成,给予针灸、中药灌肠及促胃肠动力药物改善胃肠道功能,减轻胃肠道功能障碍,逐步改善进食。

实验室检查及输血见表 1-1-8。

表 1-1-8　实验室检查及输血

项　　目	剖宫产前	剖宫产结束	介入止血术结束	子宫切除后	子宫切除术后 4 h	子宫切除术后 12 h	子宫切除术后 24 h
白细胞($\times 10^9$/L)	9.60	21.12	14.56	11.87	9.76	12.01	12.66
血红蛋白/(g/L)	115	92	72	62	72	68	73
PLT($\times 10^9$/L)	175	105	75	51	52	55	66
PT/s	10.7	14.9	12.9	—	12.6	10.9	11.1
APTT/s	23.6	31.5	27.2	—	29.1	24.6	25.8
FIB/(g/L)	4.5	2.21	2.66	—	2.98	4.15	4.43
D-二聚体/(μg/mL)	1.35	—	28.58	—	7.51	—	—
ALT/AST/(U/L)	11/15.6	—	7.8/14	10/16	—	—	—
白蛋白/(g/L)	38.1	—	26.5	22.6	—	—	—
肌酐/(μmol/L)	31.7	—	39	36.8	—	—	—
降钙素原/(ng/mL)	—	—	0.164	0.391	—	1.408	—
输血	红细胞 20.5 U,血浆 1400 mL,冷沉淀 19.5 U						

3. 产后　术后第 6 天,出院。

患者神志清楚,无发热,进食后无恶心、呕吐,大小便通畅,乳汁通畅,生命体征稳定,伤口恢复可,复查白细胞 8.18×10^9/L、血红蛋白 88 g/L、PLT 245×10^9/L。

【经验小结】

(1) 患者诊断为凶险性前置胎盘,剖宫产术后发生严重的产后出血,整个治疗过程中,止血措施逐步升级。此类患者,如果在医疗资源贫乏地区,可能需要更早做出切除子宫的决定。如果有转运条件,建议术前诊断为凶险性前置胎盘的患者至就近的危重孕产妇救治中心分娩。

(2) 患者失血量共计约 5000 mL,给予了氨甲环酸、葡萄糖酸钙、红细胞、血浆、冷沉淀等大量血液制品,积极纠正贫血及凝血功能障碍,但未补充血小板。虽血小板始终没有低于 50×10^9/L,但在大量活动性出血时,可以放宽血小板输注指征,协助止血治疗。

(3) 患者手术操作多、时间长、大量失血,可能出现术后感染、切口愈合不良,术后给予积极抗感染治疗。患者未出现严重感染,当然这与各种操作规范密不可分。

(4) 患者虽有失血性休克,但因及时输血及液体复苏,未出现严重的多器官功能衰竭,且循环稳定后,严格进行容量管理,未出现容量负荷过重导致的肺水肿或心功能不全。各地医院可根据自身情况,制定严重产后出血的大量输血流程,保证患者及时输注血液制品。

(5) 出血也是静脉血栓性疾病的高危因素,虽然患者经过积极的物理性预防治疗未发生深静脉血栓,但仍需要关注希恩综合征的症状和患者失去子宫后的心理状态。

(胡　晶)

第二节 妊娠期高血压疾病

【疾病概述】

妊娠期高血压疾病严重威胁母儿健康和安全,是产科常见的并发症,也是孕产妇死亡的重要原因之一,尤其子痫前期-子痫是导致孕产妇及围生儿病死率升高的主要原因之一。目前,妊娠相关高血压疾病可分为 4 类:妊娠期高血压(gestational hypertension)、子痫前期-子痫(pre-eclampsia eclampsia)、妊娠合并慢性高血压(chronic hypertension)、慢性高血压伴发子痫前期(chronic hypertension with superimposed pre-eclampsia)。妊娠期高血压的发病率为3%~8%,对高危孕妇有效管理和早期预防,可有效减低子痫前期的发病风险,改善妊娠结局。

妊娠期高血压疾病的病理生理改变:①慢性子宫胎盘缺血;②免疫不耐受;③脂蛋白毒性;④遗传印记;⑤滋养细胞凋亡和坏死增多及孕妇过度耐受滋养细胞炎症反应等。

目前,妊娠期高血压疾病存在的普遍临床问题是,因未能及早识别和及早发现,一般发现时已经成为重症,或孕妇已经有严重的靶器官并发症,需要转诊到三级医疗救治中心,并需要多学科联合救治。各级医疗助产机构的妊娠期高血压疾病死亡病例中约有一半是可以避免的。早期排查和筛选风险因素、做好早预防和预警、早诊断、早干预、早处理,是诊治妊娠期高血压疾病的重要临床措施。

【临床思维】

1. 妊娠期高血压疾病的分类与诊断标准

(1) 妊娠期高血压:妊娠 20 周后首次出现高血压,收缩压≥140 mmHg 和(或)舒张压≥90 mmHg(间隔 4 h 复测 1 次血压,至少 2 次血压升高);尿蛋白检测阴性。

(2) 子痫前期-子痫:妊娠 20 周后孕妇出现收缩压≥140 mmHg 和(或)舒张压≥90 mmHg,伴有下列任意 1 项:尿蛋白定量≥0.3 g/24 h,或尿蛋白/肌酐比值≥0.3,或随机尿蛋白≥(+);无蛋白尿但伴有任何 1 种器官或系统受累,如心、肺、肝、肾等重要器官,或血液系统、消化系统、神经系统的异常改变,胎盘-胎儿受到累及等。子痫前期也可发生在产后。在子痫前期发生不能用其他原因解释的强直性抽搐称为子痫,可以发生在产前、产时或产后。

(3) 妊娠合并慢性高血压:孕妇存在各种原因所致的继发性或原发性高血压。各种慢性高血压的病因、病程和病情表现不一,如孕妇既往存在高血压或在妊娠 20 周前发现收缩压≥140 mmHg 和(或)舒张压≥90 mmHg,妊娠期无明显加重或表现为急性严重高血压;或妊娠20 周后首次发现高血压且持续到产后 12 周以后。

(4) 慢性高血压伴发子痫前期:慢性高血压孕妇妊娠 20 周前无蛋白尿,妊娠 20 周后出现尿蛋白定量≥0.3 g/24 h 或随机尿蛋白(+)及以上,取清洁中段尿并排除尿少、尿比重增高时的混淆;或妊娠 20 周前有蛋白尿,妊娠 20 周后尿蛋白量明显增加;或出现血压进一步升高等重度子痫前期的任何 1 项表现。慢性高血压伴发重度子痫前期患者的靶器官受累时,临床上均应按重度子痫前期处理。

2. 重度子痫前期的定义 子痫前期孕妇出现下述任一表现即为重度子痫前期。

(1) 血压持续升高不可控制:收缩压≥160 mmHg 和(或)舒张压≥110 mmHg。

(2) 持续性头痛、视觉障碍或其他中枢神经系统异常表现。

（3）持续性上腹部疼痛及肝包膜下血肿或肝破裂表现。

（4）转氨酶水平异常：丙氨酸转氨酶（ALT）或天冬氨酸转氨酶（AST）水平升高。

（5）肾功能受损：尿蛋白定量＞2.0 g/24 h；少尿（24 h尿量＜400 mL，或尿量＜17 mL/h），或血肌酐水平＞106 μmol/L。

（6）低蛋白血症伴腹腔积液或心包积液。

（7）血液系统异常：PLT持续性下降并低于 $100×10^9/L$；微血管内溶血，表现为贫血、血清乳酸脱氢酶（LDH）水平升高或黄疸。

（8）心力衰竭（简称心衰）。

（9）肺水肿。

（10）胎儿生长受限或羊水过少、胎死宫内、胎盘早剥等。

3. 妊娠期高血压的高危人群

（1）初产妇。

（2）孕妇年龄小于18岁或大于35岁。

（3）多胎妊娠。

（4）有妊娠高血压病史及家族史。

（5）患有慢性高血压。

（6）患有慢性肾炎、糖尿病等疾病。

（7）营养不良及低社会经济状况。

（8）患系统性红斑狼疮等自身免疫病。

4. 妊娠期高血压对母儿的危害　　妊娠期高血压如未被发现，或未及早进行干预，则进展为子痫前期，将会对孕妇的各个器官及胎儿造成危害（表1-2-1）。

（1）眼睛：小动脉痉挛、视网膜出血、视乳头水肿、一过性盲点。

（2）呼吸系统：肺水肿、急性呼吸窘迫综合征（ARDS）。

（3）肝脏：肝脏小动脉痉挛、肝细胞坏死、肝功能损害、肝包膜下血肿、肝脏破裂。

（4）胰腺：缺血性胰腺炎。

（5）肾脏：急性肾衰竭。

表 1-2-1　妊娠期高血压对母儿的危害

对母亲的危害	对胎儿的危害
抽搐发作	宫内发育迟缓
胎盘早剥	胎儿窘迫
DIC	早产
肝、肾衰竭	死亡
肺水肿	
脑出血	
血栓栓塞	
远期的心脑血管疾病	
死亡	

（6）子宫胎盘循环:胎儿生长受限、胎盘早剥、胎儿受损、胎儿死亡。

（7）造血系统:凝血功能紊乱、HELLP 综合征。

（8）中枢神经系统:脑水肿、子痫发作、脑血管意外、颅内出血。

5. 妊娠期高血压诊疗流程 见图 1-2-1。

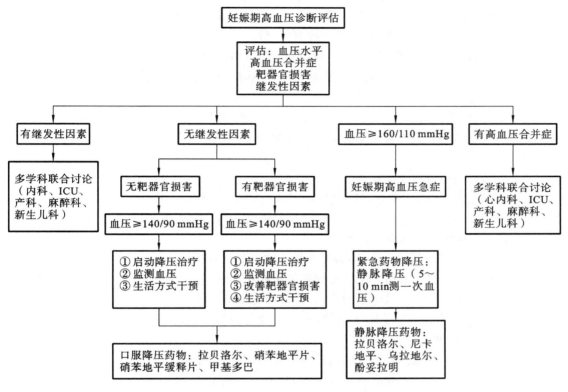

图 1-2-1 妊娠期高血压诊疗流程图

6. 妊娠期高血压的治疗原则 见表 1-2-2。

表 1-2-2 妊娠期高血压的治疗原则

疾 病 分 类	治 疗 原 则
妊娠期高血压	休息、镇静、监测、酌情降压
子痫前期-子痫	有指征地降压、利尿和纠正低蛋白血症,预防抽搐,镇静,监测,治疗严重并发症,适时终止妊娠;快速控制抽搐,预防抽搐复发和并发症,病情稳定后终止妊娠
妊娠合并慢性高血压	降压为主,预防子痫前期
慢性高血压并发子痫前期	兼顾两者的治疗,伴发重度子痫前期征象者按重度子痫前期治疗

7. 子痫前期的治疗原则

（1）子痫前期的治疗:根据病情分类和轻重缓急,进行个体化治疗。

（2）子痫前期的治疗目标：防止子痫、重要脏器的损伤；降低母儿患病率和死亡率；改善围产结局，争取分娩健康的新生儿。

（3）子痫前期的治疗原则：解痉、镇静、预防抽搐，有指征地降压和利尿，密切监测母儿情况，适时终止妊娠。

8. 子痫前期降压治疗中的要点 降压时机及目标、硫酸镁的应用、分娩时机的选择。

（1）高血压的降压治疗（需要防止血压过高导致心脑血管意外和胎盘早剥）。

①用药途径：快速控制（静注）或缓慢控制（口服）。

对于急性病例，或者严重高血压伴有器官损害，或者合并急性心衰，或者无法口服用药者（如子痫、手术麻醉等）应予以静脉用药控制血压，待病情稳定后根据病情改为口服用药。

②降压适应证。

绝对适应证：血压≥160/110 mmHg（急性发作，持续 15 min 不缓解为高血压急症，需在 60 min 内紧急启动降压方案）。血压≥140/90 mmHg 时建议降压，尤其是有靶器官受累者。

③降压治疗的一线及二线药物。

a. 一线降压药物：拉贝洛尔、肼苯哒嗪、硝苯地平片、硝苯地平缓释片。

b. 二线降压药物：尼卡地平、艾司洛尔、乌拉地尔、酚妥拉明、硝普钠、硝酸甘油。

（2）高血压急症的紧急降压指导。

①60 min 内给予一线降压药物，以减少脑出血和脑梗死的风险。

②静脉使用拉贝洛尔和肼苯哒嗪是处理妊娠期和产后突发严重高血压的一线静脉药物。

③口服硝苯地平也是一线降压治疗，在静脉给药困难的情况下尤为合适。

④上述药物联用无效时请 ICU 会诊，选择二线药物如尼卡地平、艾司洛尔、乌拉地尔、酚妥拉明、硝普钠和硝酸甘油。

⑤硫酸镁是预防妊娠期和产后抽搐的首选药物，但不是降压药物。

⑥严重高血压时不能突然降至正常范围，收缩压应控制在 140～150 mmHg，舒张压控制在 90～100 mmHg。

（3）目标血压。

①妊娠期血压不宜过低（一般不低于 130/80 mmHg）以保证子宫胎盘血流灌注。

②避免脏器功能损伤：130～139/80～89 mmHg。

③紧急降压：幅度不能太大，以平均动脉压的 10%～25% 为宜，24～48 h 达稳定（美国妇产科医师学会建议紧急降压的目标是 140～150/90～100 mmHg）。

④产后血压≥150/100 mmHg 4～6 h，复测不缓解者应使用降压药。

⑤产后血压持续在 160/110 mmHg 及以上者应在 1 h 内使用降压药治疗。

（4）临床常用口服降压药物见表 1-2-3。

表 1-2-3 临床常用口服降压药物剂量及作用

药　物	剂　量	备　注
拉贝洛尔	50～150 mg，3～4 次/日	不影响肾及胎盘血流灌注，对抗血小板聚集，促进胎儿肺成熟，不引起血压过低或反射性心动过速。 紧急降压：200 mg，可 30 min 重复

续表

药 物	剂 量	备 注
硝苯地平	硝苯地平片 5～10 mg,3～4 次/日; 硝苯地平缓释片 20～30 mg, 1～3次/日	最大剂量:60 mg/d。 副作用:心率增快、反射性低血压(不要舌下含服)。 可用于急性重度高血压的治疗。 紧急降压:首次口服 10 mg,20 min 后复测血压,若血压无明显下降,可口服 20 mg
尼莫地平	20～60 mg,2～3 次/日	扩张脑血管
尼卡地平	20～40 mg,3 次/日	—
甲基多巴	250～500 mg,2～3 次/日	—

(5)临床常用静脉降压药物见表 1-2-4。

表 1-2-4 临床常用静脉降压药物剂量及作用

药 物	剂 量	备 注
拉贝洛尔	20～40～80 mg 静注 50～100 mg＋5％GS 250～500 mL 静滴,根据血压调整滴速,血压稳定后改口服	最大剂量 220 mg/d。 副作用:新生儿心动过缓。 禁忌:哮喘、心脏病、充血性心衰
尼莫地平	20～40 mg＋5％GS 250 mL,静滴	扩张脑血管,最大剂量为 360 mg/d
尼卡地平	1 mg/h 为起始剂量,根据血压变化每 10 min 调整用量	—
酚妥拉明	10～20 mg＋5％ GS 100～200 mL,以 10 μg/min 的滴速开始滴注,调整用量	—
硝酸甘油	起始滴速为 5～10 μg/min,静脉泵入,每 5～10 min 增加滴速至维持剂量(20～50 μg/min)	同时扩张静脉和动脉,降低心脏前后负荷,主要用于合并急性心衰和急性冠脉综合征时的高血压急症的降压治疗
硝普钠	50 mg＋5％GS 500 mL,按 0.5～0.8 μg/(kg·min)缓慢静滴	强效血管扩张剂,仅适用于其他降压药物治疗无效的高血压危象孕妇,产前应用时间不宜超过 4 h

注:GS,葡萄糖注射液。

(6)拉贝洛尔的标准给药方案见图 1-2-2。

(7)持续重度高血压的药物治疗。一线降压药物如下。①静脉药物:拉贝洛尔、肼苯哒嗪。②口服药物:硝苯地平、拉贝洛尔。

如果一线降压药物治疗效果欠佳,启动二线治疗方案:①请专科会诊;②静脉泵入尼卡地平、艾司洛尔等。③必要时予以硝普钠:仅用于极度危急时,尽量缩短用药时间。副作用:母儿氰化物中毒、增加孕妇脑水肿风险。④注意不同的患者对不同的药物有不同的反应,在使用降压药物时应严密监测血压变化,根据血压随时调整药物剂量。

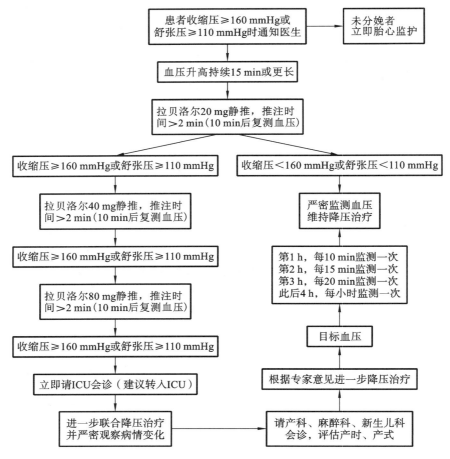

图 1-2-2　拉贝洛尔的标准给药方案

注:用于治疗产时或产后严重高血压时目标收缩压<150 mmHg 或舒张压<100 mmHg。

（8）妊娠期禁用的降压药物（表 1-2-5）。

表 1-2-5　妊娠期禁用的降压药物

药 物 类 型	药 物 名 称	妊娠期用药禁忌
血管紧张素转化酶抑制剂（ACEI）	卡托普利、依那普利、西拉普利、喹那普利等	可能影响胎儿发育,甚至引起胎儿死亡,孕妇禁用
血管紧张素 II 受体阻滞剂（ARB）	氯沙坦、缬沙坦、厄贝沙坦、替米沙坦等	可引起正在发育的胎儿损伤、死亡,孕妇禁用
钙离子通道阻滞剂	贝尼地平	动物实验表明存在胎儿毒性,妊娠晚期用药可导致妊娠期及分娩时间延长,孕妇禁用
其他	复方利血平氨苯蝶啶片	孕妇禁用

（9）降压治疗过程中相关注意事项。

①麻醉:全麻诱导和气管内插管,均可使血压升高,需先把血压降到安全水平。

②对高血压患者,应严格进行液体管理,避免加重患者的心脏负荷。

③予以降压治疗后病情相对稳定时,应继续密切监测血压变化,予以维持治疗,避免血压波动过大。

④转运:如患者需转送,应注意先予以降压和解痉治疗,稳定后再转运,且转运途中需全程监测血压变化,根据血压调整药物剂量及方案。

9. 解痉治疗:硫酸镁的应用

(1)作用:硫酸镁是治疗子痫和预防抽搐复发的一线药物,也是对于重度子痫前期者预防子痫发作的用药,也是早期早产儿的神经保护剂。

(2)适应证:重度子痫前期/子痫(包括产时及产后预防性使用);其他妊娠期高血压患者应结合临床酌情使用。

(3)注意事项:需监测副作用,24 h总量不超过30 g;每天评估病情变化,决定是否用药;不宜长期使用,病情稳定者需及时停药;连续用药不超过7天,必要时间歇使用。如存在硫酸镁应用禁忌证或者硫酸镁治疗效果不佳,可选择苯巴比妥和苯二氮䓬类药物(如地西泮)。

(4)硫酸镁的用法:静脉用药时需要每天评估病情变化,决定是否继续用药。引产和产时可以持续使用硫酸镁,尤其对于重度子痫前期患者;若剖宫产术中应用,要注意监测孕产妇的心功能;产后继续使用24～48 h,注意再评估病情;硫酸镁用于重度子痫前期预防子痫发作以及重度子痫前期的期待治疗时,5～7天内停用硫酸镁。

①抽搐时静脉用法用量。a.负荷剂量:4～6 g,溶于10%葡萄糖注射液20 mL,静推15～20 min,或溶于5%葡萄糖注射液100 mL,快速静滴。b.维持剂量:1～2 g/h,静滴。c.可于夜间睡眠前停用静脉给药,改用肌内注射(25%硫酸镁20 mL＋2%利多卡因2 mL,臀部深部肌内注射)。d.最大剂量:24 h总量为25～30 g。

②重度子痫前期和子痫发作后静脉用法用量。a.负荷剂量:2.5～5.0 g。b.维持剂量:1～2 g/h,静滴。c.每天静滴6～12 h。d.最大剂量:24 h总量≤25 g。

③子痫复发时静脉用法用量。a.负荷剂量:2～4 g,静推2～3 min。b.维持剂量:1～2 g/h,静滴。病情稳定者可停药,必要时重复用药。

(5)硫酸镁用药注意事项。

①保证膝腱反射存在、呼吸≥16次/分。

②监测尿量:保证尿量≥25 mL/h或≥600 mL/d,尿少、肾功能不全、体重较轻时减量或停用。

③硫酸镁中毒的解救:10%葡萄糖酸钙10 mL(1 g),静注5～10 min;必要时给予呼吸支持。

④注意检测硫酸镁浓度:正常有效治疗浓度为1.8～3.0 mmol/L,中毒浓度＞3.5 mmol/L,防止出现中毒症状即神经肌肉阻滞(表1-2-6)。

表1-2-6 硫酸镁的毒性反应及浓度

项 目	浓度/(mmol/L)
正常	0.75～1
治疗浓度	1.8～3
膝腱反射消失	2.5～3.5
嗜睡	3.5～5
呼吸抑制	5～6
麻痹	6～7
心搏骤停	7～8

注:如孕妇同时合并肾功能障碍、心功能受损或心肌病、重症肌无力等需慎用硫酸镁;体重较轻者需酌情减量。

10. 糖皮质激素的应用　糖皮质激素的应用可降低围产期发病率和病死率,孕周<34周或预计1周内分娩时应用并不增加感染率。方法(2选1):倍他米松12 mg im qd×2次;地塞米松6 mg im q12 h×4次。考虑补救治疗的情况:孕周<34周,激素已停药至少14天。

11. 妊娠期高血压疾病其他相关治疗

(1) 扩容。

①原则:限制补液量,避免肺水肿。

②适应证:严重体液丢失(如呕吐、腹泻、出血)致血液浓缩者可酌情补液。

(2) 利尿:不主张常规使用。全身水肿、肺水肿、脑水肿、急性左心衰竭、肾功能不全者可予以利尿剂治疗,如呋塞米、甘露醇、甘油果糖(肾功能损害者选用)。

(3) 纠正低蛋白血症:不常规用。如存在低蛋白血症并水肿明显,配合利尿剂使用。

(4) 镇痛、镇静:可缓解紧张、焦虑情绪,改善睡眠,预防并控制子痫。通常予以个体化治疗(如枸橼酸芬太尼、地西泮、右美托咪定等)。

12. 重度子痫前期的期待治疗

(1) 24周前,并发症多,预后差,不建议期待治疗。

(2) 24周后,尤其是28～34周,有监护和抢救条件的三级医院需仔细选择合适的病例,如病情尚稳定,可以不立即终止妊娠。每日进行母儿监护,一旦出现母儿病情恶化,立即终止妊娠,或达到34周后终止妊娠。

13. 终止妊娠的时机及方式

(1) 终止妊娠的时机。

①轻度子痫前期:37周后。

②慢性高血压:38周后。

③重度子痫前期(个体化方案)。

a. <28周:建议终止(26～28周:根据医院条件及患者意愿)。

b. 26～34周:病情不稳定或积极治疗后仍加重。

c. 34周后:出现母儿严重并发症,如HELLP、子痫、心衰、肺水肿、胎盘早剥、胎儿窘迫等(根据病情决定有无促胎肺成熟机会)。

(2) 终止妊娠的方式:原则上可阴道试产(无产科指征者)。

①顺产:密切监测母儿情况(症状、血压、胎心);使用硫酸镁预防子痫;预防产后出血,禁用麦角类药物。

②剖宫产:病情重,不能短期分娩者,可放宽剖宫产指征;伴有严重并发症者,需迅速终止。

14. 子痫前期的分级管理

(1) 转诊:了解不同级别医院的分级管理(危重孕产妇的救治体系、绿色通道、设备物品及人员配备)。重度子痫前期-子痫患者应转诊至三级医疗机构(多学科联合救治)。转诊途中的安全保障:医务人员护送、初步处理(通过降压、解痉等初步稳定病情)。不宜转诊的情况包括未联系妥当、生命体征不平稳、估计短期内产程变化等;此时应积极组织会诊。

(2) 产后短期随访。

①监测症状和血压,部分患者会出现产后子痫等。

②6周产褥期复查:检查血压及各项指标是否正常,不正常者,12周复查血压,慢性高血压者转诊内科。

(3) 生活健康指导:充分告知生活健康相关知识,加强筛查和健康管理;定期体检(尿、血脂、肌酐、血糖、心电图等);正确指导低脂低盐饮食,做到科学营养饮食,同时加强产后运动及情绪管理。控制食盐摄入(<6 g/d),戒烟,控制体重。

(4)子痫前期的预警信息和早期识别。

①子痫前期的预警信息:病理性水肿,体重过度增加;高血压前期(131~139/81~89 mmHg);血压波动,相对血压升高;胎儿生长受限趋势;PLT 下降趋势;不明原因的低蛋白血症。

处理:仔细排查各种原因并予以矫正,密切监测血压变化,增加产前检查的次数,关注孕妇的自觉症状,必要时住院观察。

②早期识别:临床表现呈现多样性和复杂性,首发症状各不相同,临床表现存在渐进性或迅速(2~3 天内)发展性。

15. 子痫前期的预防 子痫前期重在预防,建议每天保证蛋白质的摄入量,提高产前检查的质量;低钙摄入人群应每日补钙 1 g;高危人群可以应用小剂量阿司匹林。

16. 子痫前期患者的容量管理 子痫前期孕妇需要限制补液量以避免肺水肿。除非有严重的液体丢失(如呕吐、腹泻、分娩失血),使血液明显浓缩、血容量相对不足或呈高凝状态,否则通常不推荐扩容治疗。扩容疗法可增加血管外液体量,导致一些严重的并发症,如心衰、肺水肿等。子痫前期孕妇出现少尿时,如果无血肌酐水平升高,不建议常规补液。

17. 妊娠期阿司匹林的适应证 推荐使用低剂量阿司匹林预防子痫前期(表 1-2-7)。

表 1-2-7 妊娠期高危因素与阿司匹林的应用

风险等级	危险因素	推荐
高	子痫前期病史,尤其是伴有妊娠不良结局的; 多胎妊娠; 慢性高血压; 1 型或 2 型糖尿病; 肾脏疾病; 自身免疫病(如系统性红斑狼疮、抗磷脂综合征);	如果患者具有这些高危因素中的一个或多个,推荐低剂量阿司匹林
中	初产; 肥胖(BMI>30 kg/m²); 先兆子痫家族史(母亲或姐妹); 年龄≥35 岁; 个人因素(如低出生体重和(或)小于胎龄儿分娩史;前次妊娠不良结局;妊娠间隔超过 10 年)	如果患者具有这些中等危险因素中的一个以上,推荐低剂量阿司匹林
低	前次无并发症的足月分娩史	不推荐低剂量阿司匹林

18. 妊娠期使用低剂量阿司匹林的时机及用法

(1)建议子痫前期高危女性,从妊娠 12 周至 28 周(最好在 16 周前)开始使用低剂量阿司匹林。

(2)每日预防性使用低剂量阿司匹林(81 mg/d),持续使用至分娩。

(3)我国相关指南建议的阿司匹林的使用剂量是 50~150 mg,美国相关指南推荐的剂量为 81 mg,英国相关指南推荐 75~150 mg。目前,湖北省妇幼保健院针对有高危因素的孕妇,在妊娠 12～16 周时给予 100 mg 阿司匹林,每晚睡前口服一次,以预防子痫前期。

（4）在妊娠期间使用阿司匹林是安全的,已有多项研究证实妊娠期间使用低剂量阿司匹林不会明显增加胎盘早剥、产后出血、脊髓血肿、先天性异常、新生儿持续性肺动脉高压、动脉导管早闭、新生儿出血并发症或颅内出血的发病风险。宫内阿司匹林暴露后,随访至 18 岁,也没有发现明显的新生儿或儿童不良预后。

19. 妊娠期使用低剂量阿司匹林的禁忌证

（1）阿司匹林过敏史(如荨麻疹)或其他水杨酸盐过敏史。

（2）非甾体抗炎药(NSAID)过敏。

（3）阿司匹林诱导的急性支气管哮喘。

（4）相对禁忌证:消化道出血史、消化性溃疡活动期、其他原因所致消化道或泌尿生殖道出血史、严重肝功能障碍。

（5）产科出血或有产科出血危险因素时,是否继续使用低剂量阿司匹林应视具体情况决定。

20. 危重孕产妇的早期识别　见表 1-2-8。

表 1-2-8　世界卫生组织危重孕产妇的判定标准

项　　目	内　　容
临床标准	发绀,中度或重度昏迷,心搏骤停,呼吸频率＞40 次/分或＜6 次/分,脑卒中,休克,全身性抽搐持续状态,少尿或无尿,子痫前期患者发生黄疸,凝血功能障碍
实验室检查	持续 60 min 血氧饱和度＜90%,pH＜7.1,PaO_2/FiO_2＜200 mmHg,乳酸盐＞5 mmol/L(45 mg/dL),肌酐≥300 μmol/L 或≥3.5 mg/dL,血小板减少,胆红素≥100 μmol/L或≥6.0 mg/dL
疾病管理标准	持续使用血管活性药,与麻醉无关的气管插管及机械通气,感染或大出血后的子宫切除,针对急性肾衰竭的血液透析,输红细胞悬液(5 U 及以上)或全血(1000 mL 及以上),心肺复苏(CPR)

21. 妊娠期高血压疾病患者全孕期、围产期规范化管理

（1）由于妊娠期高血压疾病是可防可控的,故需重视早期筛查、早期预防。对于妊娠期高血压的管理不能把重点只放在治疗上,即明确高血压诊断后解痉、降压、终止妊娠,应从产检初期开始对孕妇进行早期筛查。

（2）重点筛查内容。

①产检时收缩压＞130 mmHg 和(或)舒张压＞80 mmHg,可诊断高血压前期。或者较初次血压测量时升高 15～30 mmHg,都应警惕妊娠期高血压。

②临床预警信息:水肿加重、孕期体重异常增加、产检尿蛋白异常、超声提示胎儿生长受限、羊水异常、血小板水平下降等。

（3）对筛查有高危因素的孕妇预防性给予低剂量阿司匹林口服,可预防或推迟子痫前期(PE)的发生。我国妊娠期高血压疾病的发病率为 5%～12%,其中子痫前期发病率为 2%～6%。孕 16 周前服用低剂量阿司匹林,可以使子痫前期的发病率降低 50%～70%。

（张文凯）

第三节　妊娠和糖尿病

一、妊娠期糖尿病

【疾病概述】

妊娠期糖尿病(gestational diabetes mellitus, GDM)是妊娠期最常见的并发症之一。随着2型糖尿病高危因素(如肥胖和高龄)的增加,全球育龄期女性 GDM 的发病率越来越高。全球 20 岁以上孕妇高血糖患病率 15.8%,每年超过 2000 万的孕妇罹患此症。我国各地区患病率有差异,平均为 17.5%。糖尿病孕妇中有 6%～9% 是妊娠合并糖尿病,其中约 90% 是GDM。在 GDM 孕妇产后随访过程中,研究者发现,分娩后 6 个月内,5%～6.5% 的 GDM 孕妇发展为 2 型糖尿病,在未规范治疗的孕妇中,其发生率增长至 10.7%。GDM 产妇再次妊娠时复发率高,为 33%～69%。此外,GDM 产妇在以后的生活中患糖尿病的风险也会增加(主要是 2 型糖尿病)。据估计,有 70% 的 GDM 妇女将在怀孕后 22～28 年内发展为糖尿病。

【临床思维】

1. 妊娠期糖代谢的特点　妊娠早中期,随着孕周增加,胎儿对营养物质需求量增加,孕妇血浆葡萄糖水平随妊娠进展而降低;在妊娠期由于肾血浆流量及肾小球滤过率(GFR)增高,部分孕妇自尿中排糖量增加,雌激素和孕激素分泌增加,母体对葡萄糖的利用增多,故孕妇空腹血糖(fasting blood glucose, FBG)较非孕妇约降低 10%,孕妇长时间空腹易发生低血糖及酮症。

妊娠可使无糖尿病的孕妇发生 GDM,也可使原患有糖尿病的孕妇血糖进一步升高。妊娠早期 FBG 水平较低,应用胰岛素治疗的孕妇如果未及时调整胰岛素用量,部分孕妇可能会发生低血糖。分娩过程中体力消耗较大,进食量少,若不及时减少胰岛素用量,易发生低血糖。产后胎盘排出体外,胎盘分泌的抗胰岛素物质迅速消失,胰岛素用量应立即减少。由于妊娠期糖代谢的复杂变化,应用胰岛素治疗的孕妇,若未及时调整胰岛素用量,部分孕妇可能会出现血糖水平过低或过高,严重者甚至出现低血糖昏迷或糖尿病酮症酸中毒。

2. 妊娠期高血糖对妊娠安全的危害　高血糖可使妊娠中胚胎发育异常甚至死亡,流产发生率增加 15%～30%;使妊娠期高血压疾病发病率升高 2～4 倍,这可能与严重胰岛素抵抗及高胰岛素血症有关。有文献报道,GDM 孕妇 FBG<6.4 mmol/L 时,发生先兆子痫的概率约为 9.8%,但如 FBG≥6.4 mmol/L,则发生先兆子痫的概率提高到 18%;GDM 孕妇剖宫产的概率比非 GDM 孕妇高,25% 接受药物治疗的 GDM 孕妇和 17% 控制饮食的 GDM 孕妇需要剖宫产分娩,而非 GDM 孕妇约为 9.5%;GDM 孕妇易发生感染,如外阴阴道假丝酵母菌病、肾盂肾炎、无症状菌尿症、产褥感染及乳腺炎等;GDM 孕妇羊水过多发生率是非 GDM 孕妇的10 倍以上,可能与胎儿高血糖、高渗性利尿致胎尿排出增多有关;GDM 孕妇巨大儿、难产、产道损伤、手术产概率增高,易发生产后出血;GDM 孕妇可发生糖尿病酮症酸中毒。

3. 妊娠期高血糖对胎儿的影响

(1)巨大儿:发生率可高达 25%～42%,其原因是高胰岛素血症,促进蛋白质、脂肪合成和抑制脂解作用,导致躯体过度发育。

（2）胎儿生长受限（fetal growth restriction，FGR）：发生率为 21%，妊娠早期高血糖可抑制胚胎发育，另外，糖尿病合并微血管病变者，胎盘血管常出现异常，影响胎儿发育。

（3）易发生流产和早产：合并羊水过多，并发妊娠期高血压疾病、胎儿窘迫等时，早产发生率为 10%～25%。

（4）胎儿畸形：严重畸形的发生率为正常妊娠的 7～10 倍，与妊娠早期高血糖水平密切相关，是围产儿死亡的重要原因，其中心血管畸形及神经系统畸形最为常见。

4. 妊娠期高血糖对新生儿的影响　新生儿易发生呼吸窘迫综合征（neonatal respiratory distress syndrome，NRDS），机制是高血糖刺激胎儿胰岛素分泌增加，形成高胰岛素血症，使肺表面活性物质产生及分泌减少，导致胎儿肺成熟延迟；新生儿脱离母体后，由于高胰岛素血症仍存在，若不及时补充糖，易发生低血糖，严重时危及生命。由多个国家参与的高血糖与妊娠不良结局（hyperglycemia and adverse pregnancy outcome，HAPO）研究的结果表明，母儿不良结局的发生风险随血糖水平升高而增加，多数合并症（剖宫产、巨大儿、新生儿低血糖症、新生儿高胰岛素血症）的发生率与血糖水平呈线性关系。其他研究表明，妊娠期母体患糖尿病使胎儿在儿童期和成年后患肥胖症和糖尿病的风险增加。

5. 糖尿病和妊娠期糖尿病的诊断标准　FBG 或口服葡萄糖耐量试验（oral glucose tolerance test，OGTT）可用于流行病学调查或人群筛查，同时也是糖尿病诊断指标。需注意外周末梢血糖值不能作为糖尿病诊断标准（表 1-3-1）。

表 1-3-1　糖尿病诊断标准

诊断标准（典型糖尿病症状加上以下任一标准）	指　　标
随机血糖	≥11.1 mmol/L
FBG	≥7.0 mmol/L
OGTT 2 h 血糖	≥11.1 mmol/L
糖化血红蛋白	≥6.5%

注：无糖尿病典型症状者，需改日复查确认。

GDM 的诊断标准不同于普通糖尿病，在妊娠期行 OGTT，如 5.1 mmol/L≤FBG＜7.0 mmol/L，或 OGTT 1 h 血糖≥10.0 mmol/L，或 8.5 mmol/L≤OGTT 2 h 血糖＜11.1 mmol/L，任 1 个点血糖达到上述标准即能诊断 GDM。

妊娠早期 FBG 在 5.1～5.6 mmol/L 范围内，不作为 GDM 的诊断依据，建议此类孕妇在妊娠 24～28 周直接行 OGTT。由于 FBG 随妊娠期进展逐渐下降，妊娠早期单纯 FBG＞5.1 mmol/L 的孕妇不能诊断 GDM，但需要予以关注，加强随访，并强化健康生活方式宣教。

6. 妊娠期高血糖的临床分类

（1）妊娠前糖尿病（PGDM）：妊娠前确诊的 1 型糖尿病、2 型糖尿病或特殊类型糖尿病，约占妊娠期高血糖的 7.9%。如果患者妊娠前未确诊，但妊娠期发现血糖达到以下任何一项标准应诊断为 PGDM：①FBG≥7.0 mmol/L；②伴有典型的高血糖或高血糖危象症状，同时任意血糖≥11.1 mmol/L；③糖化血红蛋白（HbA1c）≥6.5%。

（2）糖尿病前期：包括空腹血糖受损和糖耐量受损，约占妊娠期高血糖的 8.5%。

（3）妊娠期糖尿病（GDM）：妊娠期间发生的糖代谢异常，占妊娠期高血糖的 83.6%，分为 A1 型和 A2 型。其中经过营养管理和运动指导可将血糖控制理想者为 A1 型 GDM，需加用降糖药才能将血糖控制理想者为 A2 型 GDM。

7. 合理安排妊娠期 OGTT 的注意事项

（1）至少试验前 3 天饮食不受限制,每天进食碳水化合物不低于 150 g,并且有正常体力活动。

（2）试验开始前禁食 8 h 以上,但可饮水,以减轻口渴。试验前 8 h 内应禁烟、酒及咖啡,试验期间不允许强体力劳动及饮水,部分孕妇利用等待时间到处走动完成其他妊娠相关检查会影响检查结果,建议等待下一次抽血期间保持坐位休息。

（3）试验应在早 7～9 时进行(因正常人下午糖耐量略低于上午),试验前患者休息 15～30 min,取空腹血标本后,饮葡萄糖 75 g(溶于 250～300 mL 水中),并从喝第一口开始计时,5 min 内喝完。此法适用于 FBG<7.8 mmol/L 者,如 FBG>7.8 mmol/L,为防止进食葡萄糖后血糖急剧升高引起的危害,可采用馒头餐试验,将葡萄糖 75 g 换为 100 g 面粉做成的馒头,其中含碳水化合物 75 g。

（4）注意事项。

①领取的葡萄糖粉含 1 分子水,称重应为 82.5 g。

②凡急性感染、发热、烧伤、外伤、腹痛、腹泻、恶心、呕吐等应急状况患者必须在急性期过后有正常体力活动时再做 OGTT,否则会造成假阳性结果(糖耐量减低)。

③试验前需停服降糖药二甲双胍(如欲观察胰岛功能)、糖皮质激素等 3～4 天,停用避孕药 1 周。

④年龄、饮食、健康状况、胃肠道功能、睡眠及个人情绪等都会影响糖耐量结果。高龄孕妇尤其是 40 岁以上的孕妇,由于靶组织受体改变,机体胰岛素敏感性及葡萄糖耐量会渐进性减退。

⑤试验中若患者出现面色苍白、恶心、呕吐、晕厥、虚脱,应立即停止试验。

8. 妊娠期高血糖重点筛查对象

（1）非高危人群筛查:所有未曾评估血糖的孕妇,妊娠 24～28 周行 OGTT 评估糖代谢状态。

（2）高危人群筛查:妊娠期高血糖危险因素包括 GDM 史、巨大儿分娩史、肥胖、多囊卵巢综合征、黑棘皮病、一级亲属糖尿病家族史、妊娠早期空腹尿糖阳性、年龄大于 45 岁、无明显原因的多次自然流产史、胎儿畸形及死胎史、新生儿呼吸窘迫综合征分娩史等。对于存在危险因素的人群,无需等到 24 周以上,可提前进行筛查。对于妊娠期高危人群,第 1 次产检即检查血糖,如达到非孕人群糖尿病诊断标准,可诊断妊娠期显性糖尿病(ODM)。具有 GDM 高危因素者,如第 1 次产检时血糖正常,应定期检测血糖,必要时及早行 OGTT。如果血糖持续正常,也必须于妊娠 24～28 周行 OGTT,必要时妊娠晚期再次评估。

9. 计划妊娠的糖尿病患者的孕期评估

（1）计划妊娠之前回顾:①糖尿病病程;②急性并发症;③慢性并发症;④糖尿病治疗情况;⑤其他伴随疾病和治疗情况;⑥月经史、生育史、节育史;⑦家庭和工作单位的支持情况。

（2）评估代谢与妊娠之间的相互影响:评估血糖、HbA1c、血压、血脂、肝肾功能、体重等指标。

（3）评价糖尿病慢性并发症。

①视网膜病变:妊娠可加重糖尿病视网膜病变,未经治疗的增殖期视网膜病变患者不建议妊娠。

②糖尿病肾病:妊娠可加重已有的肾损害,妊娠可对部分患者的肾功能造成永久性损害,

肾功能不全对胎儿的发育有不良影响，血清肌酐＞265 μmol/L 或肌酐清除率（CCR）＜50 mL/(min·1.73 m^2)时不建议妊娠。

③糖尿病大血管病变：有妊娠意愿的糖尿病妇女应该接受心血管病变的筛查，在内分泌科和心血管专科医生评估下决定是否妊娠。

（4）妊娠前药物的调整：对二甲双胍无法控制的高血糖及时加用或改用胰岛素控制血糖，停用二甲双胍以外的其他类别口服降糖药；停用血管紧张素转化酶抑制剂（ACEI）、血管紧张素Ⅱ受体阻滞剂（ARB）、β受体阻滞剂和利尿剂类降压药，改为拉贝洛尔或二氢吡啶类钙通道阻滞剂控制血压；停用他汀类及贝特类调脂药物。

10. 糖尿病患者达到备孕标准的判定条件

（1）血糖控制目标：在不出现低血糖的前提下，空腹和餐后血糖尽可能接近正常，建议HbA1c＜6.5%时妊娠。应用胰岛素治疗者 HbA1c＜7.0%，餐前血糖 3.9～6.5 mmol/L，餐后血糖＜8.5 mmol/L。

（2）血压控制目标：血压＜130/80 mmHg。

（3）体重超标者减轻体重。

（4）心功能建议达到能够耐受平板运动试验的水平。

（5）具备一定糖尿病相关知识，并戒烟。

11. 妊娠期血糖控制目标及妊娠期低血糖的标准

（1）所有类型的妊娠期高血糖患者血糖目标：FBG＜5.3 mmol/L，餐后 1 h 血糖＜7.8 mmol/L，餐后 2 h 血糖＜6.7 mmol/L。连续动态血糖监测（continuous glucose monitoring，CGM)为部分患者血糖监测的有益补充，葡萄糖目标范围内时间（time in range，TIR）成为血糖控制的重要目标。妊娠期 1 型糖尿病患者力求 TIR＞70%，而 2 型糖尿病及 GDM 患者力求 TIR＞90%，同时要尽可能减少葡萄糖低于目标范围时间（time below range，TBR）及葡萄糖高于目标范围时间（time above range，TAR）。

（2）妊娠期血糖控制应避免低血糖：1 型糖尿病患者低血糖风险最高，其次为 2 型糖尿病和 ODM，GDM 低血糖风险最低。如妊娠期血糖＜3.3 mmol/L，需调整治疗方案，减少或停止胰岛素，立即进食或口服葡萄糖溶液，必要时静脉滴注葡萄糖注射液，密切监测血糖水平。在治疗中以下情况时需注意防止低血糖反应。

①未按时进食或进食过少：患者应定时、定量进餐。如果进餐量减少，则相应减少降糖药剂量。有可能误餐时应提前做好准备。

②呕吐、腹泻：呕吐、腹泻可使机体能量摄入减少，从而诱发低血糖。如果患者有呕吐、腹泻等表现，需及时治疗并调整降糖药的剂量，同时加强血糖监测。在妊娠早期，妊娠反应明显，反复呕吐时需要适当减少胰岛素用量。

③酒精摄入，尤其是空腹饮酒：酒精能直接导致低血糖，应避免酗酒和空腹饮酒。孕妇妊娠期要避免饮酒。

④运动增加：根据患者病情和身体素质选择适合自己的运动方式，运动前应增加额外的碳水化合物摄入，预防低血糖发生。

⑤自主神经功能障碍：糖尿病患者常伴有自主神经功能障碍，自主神经功能障碍影响机体对低血糖的调节能力，增加发生严重低血糖的风险。同时，低血糖也可能诱发或加重患者自主神经功能障碍，导致恶性循环。

⑥肝、肾功能不全：合并肝、肾功能不全的糖尿病患者易于发生低血糖，与肝、肾功能不全

引起纳差及糖异生能力降低等因素有关。

⑦胰岛素可诱发低血糖,故治疗上应从小剂量开始,逐渐增加剂量,做好血糖监测。

患者如出现低血糖,应积极寻找原因,及时调整治疗方案和药物剂量。

12. 糖尿病患者妊娠期的血糖监测 目前血糖监测主要分为二部分,家庭监测血糖和医院监测血糖。推荐 GDM 患者自备家庭式血糖监测仪,定期进行末梢血糖监测,并且去医院产检复诊时,和医院所测定血糖数值进行比对。

采用生活方式干预控制糖尿病的患者,可根据需要有目的地通过血糖监测了解饮食控制和运动对血糖的影响,从而调整饮食和运动方案。使用胰岛素治疗者可根据胰岛素治疗方案进行相应的血糖监测。使用基础胰岛素的患者应监测 FBG,根据 FBG 调整睡前胰岛素的剂量;使用预混胰岛素者应监测空腹和晚餐前血糖,根据 FBG 调整晚餐前胰岛素剂量,根据晚餐前血糖调整早餐前胰岛素剂量,FBG 达标后,注意监测餐后血糖以优化治疗方案。

对于血糖控制欠佳的 PGDM,尤其是 1 型糖尿病患者推荐使用 CGM 系统(有助于强化血糖管理,防止血糖波动)。CGM(连续血糖监测)是指通过葡萄糖传感器连续监测皮下组织间液的葡萄糖浓度变化的技术,可以提供全面的血糖信息,有助于了解血糖变化的特点。CGM 系统包括回顾性 CGM 系统、实时 CGM 系统以及扫描式 CGM 系统等,适用情况:①1 型糖尿病患者;②需要胰岛素强化治疗的 2 型糖尿病患者;③无法解释的严重低血糖或反复低血糖,无症状性低血糖、夜间低血糖;④无法解释的高血糖,特别是空腹高血糖;⑤血糖波动大;⑥出于对低血糖的恐惧,刻意保持高血糖状态的患者。TIR(葡萄糖目标范围内时间)又称葡萄糖达标时间百分比,是指 24 h 内葡萄糖在目标范围内(通常为 3.9～8.5 mmol/L)的时间(min)或其所占的百分比,可由 CGM 数据或 SMBG(自我血糖监测)数据(至少每日 7 次血糖监测)计算。多项观察性研究显示,TIR 与妊娠结局显著相关,TIR 有望成为评价血糖控制效果的有效指标。2019 年发布的《葡萄糖目标范围内时间国际共识》推荐 1 型糖尿病及 2 型糖尿病患者的 TIR 控制目标为 TIR>70%,但应高度个体化,同时关注低血糖以及血糖波动。

对于血糖控制稳定或不需要胰岛素治疗的 GDM 患者,每周至少测定 1 次全天 4 点(空腹和三餐后 2 h)血糖。其他患者酌情增加测定次数。因妊娠中晚期红细胞转换速度加快,以及受妊娠期贫血影响,HbA1c 常常被低估,对妊娠期高血糖的评估价值有限。

13. 妊娠期合理的体重增长目标 妊娠前肥胖及妊娠期体重增加过多均是 GDM 的高危因素。需从妊娠早期即制订妊娠期增重计划(表 1-3-2),结合基础体重指数(body mass index,BMI),了解妊娠期允许增加的体重。妊娠期规律产检,监测体重变化,保证合理的体重增长,在妊娠早期体重增加不超过 2.0 kg。

表 1-3-2 根据妊娠前 BMI 制订的妊娠期体重增长计划

妊娠前 BMI/(kg/m²)	妊娠期体重增加总量/kg	妊娠中晚期体重增加平均值/(千克/周)
低体重(<18.5)	11.0～16.0	0.46(0.37～0.56)
正常体重(18.5～24.0)	8.0～14.0	0.37(0.26～0.48)
超重(24.1～28.0)	7.0～11.0	0.30(0.22～0.37)
肥胖(>28.0)	≤9.0	≤0.3

14. 妊娠期高血糖孕妇必须进行尿酮体监测的理由 所有 GDM 患者在妊娠期均要定期检查尿液,观察有无酮体。在血糖控制良好的情况下,如出现酮体即为饥饿性酮症,提示孕妇碳水化合物进食不足,脂肪动员分解增多,机体代谢呈负平衡,不利于胚胎正常发育。孕妇进

餐时间不合理,比如两餐时间间隔过长也可产生酮体;运动量增大但饮食量相应增多时也可以产生酮体,均需在医生指导下纠正。如血糖明显升高时出现尿酮体,要警惕糖尿病酮症酸中毒的发生,尤其是 1 型糖尿病患者,需立即进行血气分析、血酮体检查,并给予胰岛素静脉滴注治疗。

15. 妊娠期高血糖孕妇的胎儿监测　应在超声辅助下,对胎儿大小及羊水量进行评估。建议妊娠(28～30)+6 周时,超声测量胎儿的腹围(abdominal circumference,AC)来评估母体高血糖对胎儿产生的影响。对于血糖不稳定、行药物治疗或合并危险因素如肥胖、高血压、大于胎龄儿或小于胎龄儿、死胎史等的 GDM 孕妇,建议每 2～4 周进行 1 次超声监测。若妊娠(29～33)+6 周时胎儿 AC≥同胎龄第 75 百分位数,胎儿高胰岛素血症及大于胎龄儿的风险将显著增加,故建议强化降糖方案。对于减肥术后的孕妇,产科超声的评估作用不尽如人意,胎儿体重估计的准确性降低,但其仍是临床上监测和诊断大于胎龄儿和小于胎龄儿的有效手段。

16. 妊娠期糖尿病饮食指导　严格的血糖管理可显著改善妊娠结局,但同时也需警惕妊娠早期过于严格控制血糖可引起低血糖。建议营养师参与医学营养治疗,妊娠期间的饮食要既能保证孕妇和胎儿的营养需要,又能维持血糖在正常范围,而且不发生饥饿性酮症。妊娠期高血糖孕妇全天所需总热量在妊娠早期不低于 1600 kcal/d,中晚期以 1800～2200 kcal/d 为宜。妊娠前肥胖者应适当减少能量摄入,但妊娠早期仍不低于 1600 kcal/d,在妊娠中晚期可适当增加。过分限制能量摄入(<1500 kcal/d)会产生酮体,对孕妇和胎儿对不利。

糖尿病饮食要遵循以下基本原则。

(1)均衡营养,合理控制碳水化合物、蛋白质和脂肪的比例。

碳水化合物供能占总热量的 50%～60%,每天摄入不低于 175 g;蛋白质供能占总热量的 15%～20%,每天摄入量不低于 70 g;脂肪供能占总热量的 25%～30%;限制反式脂肪酸的摄入,饱和脂肪酸不超过总能量的 7%。

(2)少量多餐,强调睡前加餐,利于控制血糖和防夜间低血糖。

每日总能量的合理分布:早餐占总能量的 15%,上午加餐占 10%,午餐占 30%,下午加餐占 10%,晚餐占 25%,睡前加餐占 10%。因为加餐可以使全天摄入的碳水化合物均匀分配,有利于血糖控制在正常范围,也可以防止酮体产生。否则正餐摄入过多,易引起血糖升高。加餐的目的是使血糖由不稳定状态过渡到稳定状态,减少胰腺负担。部分孕妇尤其是双胎妊娠孕妇睡前需要加餐,这可有效预防夜间低血糖的发生。夜间低血糖会刺激体内升高血糖的激素的强烈作用,易发生清晨高血糖(苏木杰现象),早餐后血糖也不容易控制。

(3)高纤维饮食,有利于控制血糖,减少或改善便秘。

高纤维食物包括麦麸、玉米、糙米、大豆、燕麦、荞麦、茭白、芹菜、苦瓜、部分水果等。这类食物比重小、体积大,进食后充填胃腔,需要较长时间来消化,可延长胃排空的时间,容易使人产生饱腹感,在减少热量摄取的同时,纤维素还在肠内吸引脂肪,使之排出体外,有助于减少脂肪积聚,可达到减肥、控制血糖的目的。另外,这类食物纤维体积大,可促进肠蠕动,其中的水分不易被吸收,从而有通便、改善便秘的作用。

(4)饮食清淡,低脂少油,少盐,禁止精制糖的摄入。

多吃肉也会使血糖及血脂升高,素油产生的热量和动物油脂一样高,多吃会引起血脂及血糖的升高。应该减少饱和脂肪酸如肥肉、动物内脏、畜肉、动物油脂、棕榈油、椰子油、烧烤食品的摄入。适当增加单不饱和脂肪酸如橄榄油、菜籽油、花生油的摄入。少吃香肠、腊肉、禽皮、黄油、奶油。避免摄入油炸食品、鱼子、动物油脂点心等。

17. GDM 孕妇饮食规则

（1）可以自由进食的食物。

①蔬菜：除淀粉类蔬菜外可适量吃。

②饮品：纯净水、清汤、无糖汽水及矿泉水、无糖菊花茶、大麦茶。

③调味品：除甜酱以外的调味品。

（2）需要控制食用量的食物。

①米饭及其替代品，建议全麦为佳。

②淀粉类蔬菜：土豆、甘薯、南瓜、胡萝卜、莲藕、荸荠等。

③豆类、新鲜水果、乳类。

（3）需要适量摄入的食物：富含蛋白质的食物。

（4）需要少量摄入的食物：脂肪以及油脂。

（5）不要食用的食物。

①所有类型的糖：葡萄糖、方糖、红糖等。

②调味酱：果酱、橘子酱、蜂蜜、巧克力酱等。

③饮料：牛奶麦芽饮料、调味牛奶饮品、浓缩牛奶、水果汁等。

④零食：蛋糕、甜饼干、果冻、琼脂、冰激凌、水果酸奶、甜汤。

⑤糖果：巧克力、水果软糖、太妃糖等。

⑥水果：罐头水果、干果、腌制水果、榴梿。

糖尿病孕妇可在血糖控制比较"理想"时（餐后 2 h 血糖控制在 10.0 mmol/L 以下）吃水果，全日不超过 200 g。可以在两餐之间摄入水果。多选择血糖指数低和糖分低的水果比如柚子、猕猴桃、雪莲果、黄瓜、番茄、草莓、桃、柠檬、李、梨、苹果、橘、橙等。

18. GDM 孕妇运动指导 GDM 孕妇通过运动疗法，可以增加胰岛素的敏感性，使血糖水平趋于正常，而且运动能有效利用碳水化合物，配合饮食疗法可增强降糖疗效，使需要胰岛素治疗的比例显著降低，药物剂量显著减少。同时妊娠中晚期规律运动，可显著降低 GDM 孕妇巨大儿及剖宫产的发生率。

（1）适宜运动人群：GDM 和 2 型糖尿病孕妇若无运动禁忌的，推荐 1 周中至少 5 天每天进行 30 min 中等强度的运动。

（2）不宜做运动的孕妇：心脏病、视网膜病变、双胎妊娠、宫颈功能不全、先兆流产或流产、胎儿发育迟缓、前置胎盘、妊娠期高血压、1 型糖尿病孕妇。

（3）妊娠期不适宜的运动：易引起摔倒、外伤或者碰撞的运动如跳跃、球类、潜水、骑马、长时间站立、震动等。

（4）妊娠期适宜的运动：每天步行运动持续 20～60 min。另外，游泳、慢跑、骑车、孕妇体操及瑜伽都适合孕妇。

（5）运动的时机：最好在妊娠中期时进行。三餐前先休息，监测胎动，进餐 30 min 后开始运动，时间 20～30 min，运动后休息 30 min，同时计数胎动，注意有无宫缩，并监测血糖。特别注意：血糖小于 3.3 mmol/L 或大于 13.9 mmol/L，或出现低血糖症状，或出现宫缩、阴道出血、不正常的气促、头晕眼花、胸痛、肌无力等时要停止运动。

19. 运动量评估方法 主要通过观察劳累程度评估运动量是否合适。

（1）运动量合适：运动中谈吐自如，呼吸平稳。

（2）运动需减量或停：运动中说话吃力、喘息、咳嗽。

（3）运动太多：太累、头晕目眩、特别热（表 1-3-3）。

表 1-3-3　规律适量的运动指南

项　　目	运动（除非医生告诉不能运动）	不　运　动
情形或建议	选择游泳、散步、孕妇有氧健身操 穿着宽松轻便的衣服，不要太热或出汗太多 多饮水 健康饮食，体重增加正常 运动时呼吸平稳	外出工作或运动后太累 妊娠中晚期不做仰卧运动 对腰腹有伤害的运动，不平衡的运动 太热的天气 空腹或饥饿时 超出自己的耐受力

20. 降糖药治疗的启动时机　生活方式改变是妊娠期高血糖治疗的基础，如果不能达到治疗目标，应该加用药物治疗。在糖尿病饮食、运动控制下血糖仍不能达标时，建议加用降糖药治疗。临床上一般观察血糖及尿酮体 2 周左右。如血糖监测正常，但尿酮体强阳性，仍需考虑在增加饮食、纠正酮体的基础上加用胰岛素治疗。如 OGTT 检查提示 ODM，在生活方式干预同时可立即开始降糖药治疗。

21. 临床常用胰岛素种类　所有口服药物均缺乏长期安全性的数据，胰岛素不经过胎盘，妊娠期降糖药首选胰岛素。

可应用于妊娠期的胰岛素包括所有的人胰岛素（短效、中效及预混人胰岛素）、胰岛素类似物（门冬胰岛素、赖脯胰岛素及地特胰岛素），各种临床常用胰岛素及其作用特点见表 1-3-4。

表 1-3-4　常用胰岛素及其作用特点

胰岛素制剂	起效时间/h	峰值时间/h	持续时间/h
短效人胰岛素	0.25～1.00	2～4	5～8
门冬胰岛素	0.17～0.25	1～2	4～6
赖脯胰岛素	0.17～0.25	1.0～1.5	4～5
谷赖胰岛素	0.17～0.25	1～2	4～6
中效人胰岛素	2.5～3.0	5～7	13～16
长效人胰岛素	3～4	8～10	20
甘精胰岛素 U100	2～3	无峰	30
甘精胰岛素 U300	6	无峰	36
地特胰岛素	3～4	3～14	24
德谷胰岛素	1	无峰	42
预混人胰岛素（30R，70/30）	0.5	2～12	14～24
预混人胰岛素（40R）	0.5	2～8	24
预混人胰岛素（50R）	0.5	2～3	10～24
预混门冬胰岛素 30	0.17～0.33	1～4	14～24
预混门冬胰岛素 50	0.25	0.50～1.17	16～24
预混赖脯胰岛素 25	0.25	0.50～1.17	16～24
预混赖脯胰岛素 50	0.25	0.50～1.17	16～24
德谷门冬双胰岛素 70/30	0.17～0.25	1.2	＞24

赖脯胰岛素和门冬胰岛素为超短效胰岛素,优于常规胰岛素使用,皮下注射后起效快,可于餐前立即使用,不需提前 10~15 min,能使餐后血糖得到更好的控制,且避免低血糖。不推荐应用预混胰岛素,相对于普通糖尿病患者,使用预混胰岛素的孕妇血糖波动大,发生餐前和夜间低血糖的概率更高。

22. 妊娠期胰岛素治疗原则 约 27% 的 GDM 孕妇血糖控制不佳后需使用胰岛素进行治疗。由于母体胰岛素抵抗水平随着孕周增加,在妊娠晚期胰岛素需求量可能会上升,临床医生应根据个体血糖监测结果,调整胰岛素用量,以达到血糖控制最优水平。

(1) 对于餐后血糖升高,推荐三餐前短效/速效胰岛素治疗,以超短效胰岛素作为首选,较短效胰岛素能更好控制餐后血糖,防止发生下一餐前低血糖。

(2) 空腹及三餐后血糖均升高的孕妇,推荐三餐前短效/超短效胰岛素联合中效/地特胰岛素治疗。由于孕期胎盘引起的胰岛素抵抗导致的餐后血糖升高更为显著,预混胰岛素应用存在局限性,不作为常规推荐。在出现空腹和餐后高血糖时,可使用长效或中效胰岛素联合短效胰岛素多次注射。

(3) 仅在一天的某个时间有单个血糖值异常,则优先使用纠正这一时段高血糖的方案。例如,只有空腹时血糖升高的患者,夜间使用中效胰岛素治疗,如精蛋白锌胰岛素;同样,只有早餐后血糖才高的患者,短效胰岛素可能是早餐前所需要的唯一的胰岛素。无论起始剂量如何,随后剂量的调整应根据患者在一天中特定时间内监测的血糖水平进行个性化调整。

(4) 血糖控制欠佳的 GDM 孕妇,尤其是 1 型糖尿病患者,推荐在妊娠期进行胰岛素泵治疗,胰岛素泵剂量的确定和调整可联系内分泌专科医生共同管理。

23. 妊娠期二甲双胍的使用方法 关于二甲双胍国内外妊娠期应用安全性的研究日益增多,对有胰岛素抵抗、胰岛素日总剂量大的孕妇尤其是妊娠合并肥胖的孕妇,可酌情继续应用或加用二甲双胍。其他口服降糖药均不推荐应用于妊娠期。

GDM 孕妇使用二甲双胍(单用或联用胰岛素)后血糖控制情况和母儿结局与单用胰岛素相似,同时二甲双胍还可减少 GDM 孕妇妊娠期增重和新生儿低血糖的发生率,较胰岛素更具有优势。二甲双胍虽然可以通过胎盘进入胎儿体内,但目前尚未发现二甲双胍对子代有明确的不良作用。妊娠早期二甲双胍的暴露也并不增加任何先天畸形的风险,对二甲双胍治疗的育龄期 2 型糖尿病患者以及严重胰岛素抵抗应用二甲双胍治疗的多囊卵巢综合征患者,可在服用二甲双胍的基础上怀孕,怀孕后是否停用二甲双胍,需视血糖及患者意愿综合判断,酌情继续应用或加用二甲双胍。

二甲双胍起效的最小推荐剂量为 500 mg/d,最佳有效剂量为 2000 mg/d,在 500~2000 mg/d 剂量范围内,二甲双胍的疗效呈剂量依赖效应。一般一天最大剂量不超过 2500 mg。

24. 二甲双胍的不良反应和禁忌证 二甲双胍在控制血糖方面是有效的,且对孕妇和胎儿来说安全可靠,但也存在潜在不良反应,主要是消化道症状如恶心、食欲下降、腹泻、呕吐等,患者出现不良反应且不能耐受时需停药。

不推荐使用二甲双胍的情形:①肾功能损伤相关疾病。②严重的肝损伤。③胎儿生长受限(FGR)或小于胎龄儿(SGA)。④持续性恶心和呕吐或其他无法耐受药物的胃肠道症状。⑤子痫前期。⑥乳酸酸中毒。⑦严重的脓毒血症。

25. GDM 孕妇的分娩时机与方式 GDM 孕妇的分娩时机与方式需平衡继续妊娠死胎的风险与终止妊娠早产的风险。分娩期血糖管理的目的是保持最佳血糖水平,避免低血糖风险。

（1）若无并发症,GDM 孕妇应用降糖药不是提前终止妊娠的指征。

（2）A1 型 GDM 孕妇经饮食和运动管理后,血糖控制良好者,且未合并巨大儿或其他并发症时,建议等待自然临产。推荐在妊娠 40～41 周终止妊娠。

（3）A2 型 GDM 孕妇需要胰岛素治疗且血糖控制良好者,推荐在妊娠 $39～39^{+6}$ 周终止妊娠。

（4）PGDM 血糖控制满意且无其他母儿合并症者,推荐在妊娠 $39～39^{+6}$ 周终止妊娠。

（5）PGDM 伴血管病变、血糖控制不佳或有不良产史者的终止妊娠时机应进行个体化处理。

26. 分娩时的血糖管理 建议所有 GDM 孕妇(无论采用何种方式控制血糖)分娩期血糖值都应控制在 4～7 mmol/L。根据 GDM 孕妇分娩方式及药物类别实施不同的血糖管理模式。

（1）一般处理:注意休息,镇静,给予适当饮食,严密观察血糖、尿糖及酮体变化,及时调整胰岛素用量,加强胎儿监护。

（2）阴道分娩:临产后仍采用糖尿病饮食,一般停用皮下注射正规胰岛素,静脉输注 0.9% 氯化钠注射液加正规胰岛素,根据测得的血糖值调整静脉输液速度。血糖 5.6～7.8 mmol/L 时,静滴胰岛素 1.0 U/h;血糖 7.9～10.0 mmol/L 时,静滴胰岛素 1.5 U/h;血糖 10.1～12.2 mmol/L 时,静滴胰岛素 2 U/h;血糖＞12.2 mmol/L 时,静滴胰岛素 2.5 U/h,同时复查血糖,及时调整。应在 12 h 内结束分娩,产程过长将导致糖尿病酮症酸中毒、胎儿缺氧及感染风险增加。

（3）剖宫产:术前一日停止应用晚餐前精蛋白锌胰岛素。手术尽量排第一台,手术当日停用全部皮下注射胰岛素或胰岛素泵,且术前至少空腹 6 h。一般在早上监测血糖、尿糖及酮体。常规按 3～4 g 葡萄糖加 1 U 胰岛素比例配制葡萄糖注射液,并按每小时输入 2～3 U 胰岛素的速度持续滴注,每 1～2 h 测血糖一次,使术前血糖控制在 6.67～10.0 mmol/L。术后每 2～4 h 测血糖一次,直到饮食恢复。警惕有无低血糖。手术期间用林格液,术后预防性使用抗生素。

27. 妊娠期高血糖产后药物调整 产后 GDM 患者可停用胰岛素,PGDM 和 ODM 患者胰岛素剂量减少 1/3～2/3,均需停用二甲双胍。所有应用二甲双胍或胰岛素的孕妇产后 FBG 管理目标为 FBG≤8.0 mmol/L。

每日应监测血糖 4 次(三餐前及睡前)。若 24 h 餐前血糖≤8.0 mmol/L,可停止血糖监测;若血糖 4.0～8.0 mmol/L 且已恢复正常饮食,可停止静脉补液;若血糖＜4.0 mmol/L 且未恢复正常饮食,则需要继续监测血糖,同时予以静脉补液治疗;若血糖≥8.0 mmol/L,持续监测血糖,根据血糖监测结果决定是否予以胰岛素治疗,但需注意的是胰岛素使用剂量往往较妊娠期明显减少。

28. 妊娠期高血糖产后管理 妊娠期高血糖对母儿的影响不因妊娠终止而结束,产后积极正确的血糖管理对于 GDM 孕妇母儿远期结局改善尤为重要,故医务人员需根据个体情况提供个性化的产后护理。

（1）定期监测产后血糖,进行产后随访及针对生活方式、饮食给予合理的指导。如达不到正常血糖范围,均需警惕有发生糖尿病的可能。糖代谢状态分类见表 1-3-5。

表 1-3-5 糖代谢状态分类(世界卫生组织,1999 年)

糖代谢状态	静脉血浆葡萄糖/(mmol/L)	
	FBG	糖负荷后 2 h 血糖
正常血糖	<6.1	<7.8
空腹血糖受损	≥6.1,<7.0	<7.8
糖耐量减低	<7.0	≥7.8,<11.1
糖尿病	≥7.0	≥11.1

注:空腹血糖受损和糖耐量减低统称为糖调节受损,也称糖尿病前期;FBG 正常参考范围下限通常为 3.9 mmol/L。

(2)鼓励母乳喂养。GDM 患者母乳喂养可降低新生儿低血糖、儿童肥胖及母体远期糖尿病及肥胖的风险。

(3)PGDM 患者产后管理同普通人群,ODM 患者产后需要重新评估糖尿病类型及糖代谢状态,GDM 患者需进行短期及长期随访(因母儿代谢相关疾病风险均明显增加)。

(4)GDM 患者随访:产后 4~12 周行 OGTT 评估糖代谢状态。GDM 患者产后 1 年再行 OGTT 评价糖代谢状态。之后无高危因素者 1~3 年行 OGTT 检查。有再孕计划的女性每年行 OGTT 或 HbA1c 检查;无生育计划的女性,至少每 3 年进行 1 次糖尿病筛查。所有 GDM 患者应终生进行心血管疾病筛查。

二、糖尿病酮症酸中毒

【疾病概述】

糖尿病酮症酸中毒(diabetic ketoa-cidosis,DKA)是由于胰岛素不足和升糖激素水平不适当升高引起的糖、脂肪和蛋白质代谢严重紊乱综合征,临床以高血糖、高血酮和代谢性酸中毒为主要特征。1 型糖尿病孕妇有发生 DKA 的倾向,2 型糖尿病孕妇如血糖控制不佳亦可发生 DKA。DKA 的发生常有诱因,包括急性感染、胰岛素不适当减量或突然中断治疗、饮食不当、胃肠疾病、脑卒中、心肌梗死、创伤、手术、妊娠尤其是早期、分娩、精神刺激等。妊娠期 DKA 较非妊娠期 DKA 更危险,妊娠期 DKA 胎儿不良事件尤其是胚胎停育、畸形、死胎发生率极高。

【临床思维】

1. DKA 的临床表现 DKA 分为轻度、中度和重度(表 1-3-6)。仅有酮症而无酸中毒称为糖尿病酮症;轻、中度 DKA 除酮症外,还有轻、中度酸中毒;重度 DKA 是指酸中毒伴意识障碍(DKA 昏迷),或虽无意识障碍,但血清 HCO_3^- <10 mmol/L。DKA 常呈急性起病。在 DKA 起病前数天可有多尿、烦渴、多饮和乏力症状的加重,失代偿阶段出现食欲减退、恶心、呕吐、腹痛,常伴头痛、烦躁、嗜睡等症状,呼吸深快,呼气中有烂苹果味(丙酮气味);病情进一步发展,出现严重失水现象(尿量减少、皮肤黏膜干燥、眼球下陷),脉快而弱,血压下降,四肢厥冷;到晚期,各种反射迟钝甚至消失,终至昏迷。

表 1-3-6 不同程度 DKA 的诊断标准

不同程度 DKA	血糖/(mmol/L)	动脉 pH	血清 HCO_3^-/(mmol/L)	尿酮体	血酮体	血浆有效渗透压	阴离子间隙/(mmol/L)	意识状态
轻度	>13.9	7.25~7.30	15~18	阳性	升高	可变	>10	清醒

续表

不同程度 DKA	血糖/(mmol/L)	动脉 pH	血清 HCO₃⁻/(mmol/L)	尿酮体	血酮体	血浆有效渗透压	阴离子间隙/(mmol/L)	意识状态
中度	>13.9	≥7.00 且 <7.25	≥10 且 <15	阳性	升高	可变	>12	清醒或嗜睡
重度	>13.9	<7.00	<10	阳性	升高	可变	>12	木僵或昏迷

2. 一旦发生 DKA 需要做的检查

(1) 首要的实验室检查项目包括血常规、血糖、血尿素氮、血肌酐(BUN)、血酮体、血电解质、血渗透压、血气分析、尿常规、尿酮体等。

(2) 若怀疑合并感染,还应进行血、尿和咽部的细菌培养,以及心电图检查。

(3) 胎心监测、胎动计数、胎儿 B 超检查:评估胎儿情况。

3. DKA 的诊断 酮体的检测指标推荐采用血酮体,若不能检测血酮体,尿酮体检测可作为备用。如血酮体升高(血酮体≥3 mmol/L)或尿糖和尿酮体阳性((＋＋)以上)伴血糖增高(血糖>13.9 mmol/L),血 pH 值(pH<7.3)和(或)二氧化碳结合力降低(HCO₃⁻<18 mmol/L),无论有无糖尿病病史,都可诊断为 DKA。

4. 妊娠期 DKA 的治疗 DKA 的治疗原则为尽快补液以恢复血容量,纠正失水状态,降低血糖,纠正电解质及酸碱平衡失调,同时积极寻找和消除诱因,防治并发症,降低病死率。对无酸中毒的糖尿病酮症患者,需适当补充液体和进行胰岛素治疗,直到酮体消失。对于 DKA 应按以下方法积极治疗,并在治疗过程准确记录血压、液体入量及出量、血糖及血酮体,注意胎心、胎动,有无阴道出血、流液或下腹痛及可疑宫缩,必要时及时终止妊娠。

(1) 补液:纠正失水,恢复血容量和肾灌注,有助于降低血糖和清除酮体。治疗中补液速度应先快后慢,第 1 h 输入生理盐水,速度为 15～20 mL/(kg·h)(一般成人 1.0～1.5 L)。随后补液速度取决于脱水程度、电解质水平、尿量等。要在第 1 个 24 h 内补足预先估计的液体丢失量。补液治疗是否奏效,要看血流动力学(如血压)、液体出入量、实验室指标及临床表现。对有心、肾功能不全者,在补液过程中要监测血浆渗透压,并经常对患者的心脏、肾脏、神经系统状况进行评估以防止补液过快。在 DKA 治疗过程中,纠正高血糖的速度一般快于酮症,血糖降至 13.9 mmol/L、DKA 得到纠正(pH>7.3,HCO₃⁻>18.0 mmol/L)的时间分别约为 6 h 和 12 h。当 DKA 患者血糖≤11.1 mmol/L 时,须补充 5％葡萄糖注射液并继续胰岛素治疗,直至血酮体、血糖均得到控制。

(2) 胰岛素治疗:皮下注射速效胰岛素与静脉注射胰岛素在轻、中度的 DKA 患者的预后方面无明显差异,但越来越多的证据已推荐将小剂量胰岛素连续静脉滴注方案作为 DKA 的标准治疗。推荐采用连续胰岛素静脉输注 0.1 U/(kg·h),但对于重症患者,可采用首剂静脉注射胰岛素 0.1 U/kg,随后再以 0.1 U/(kg·h)的速度持续输注。胰岛素静脉输注过程中需严密监测血糖,根据血糖下降速度调整输液速度以保持血糖每小时下降 2.8～4.2 mmol/L。若第 1 h 内血糖下降不足 10％,或有条件监测血酮体时,血酮体下降速度<0.5 mmol/(L·h),且脱水已基本纠正,则增加胰岛素剂量 1 U/h。当 DKA 患者血糖降至 11.1 mmol/L 时,应减少胰岛素输入量至 0.02～0.05 U/(kg·h),并开始给予 5％葡萄糖注射液,此后需要根据血糖水平来调整胰岛素给药速度和葡萄糖浓度,使血糖维持在 8.3～11.1 mmol/L,同时持续进行

胰岛素滴注直至 DKA 缓解。DKA 缓解标准:血糖<11.1 mmol/L,血酮体<0.3 mmol/L,血清 HCO_3^- ≥15 mmol/L,血 pH>7.3,阴离子间隙≤12 mmoL/L。不可完全依靠监测尿酮体来判断 DKA 是否缓解,因尿酮体在 DKA 缓解时仍可持续存在。DKA 缓解后可转换为胰岛素皮下注射。需要注意的是,为防止 DKA 再次发作和反弹性血糖升高,胰岛素静脉滴注和皮下注射之间可重叠 1~2 h。

(3)纠正电解质紊乱:在开始胰岛素及补液治疗后,若患者的尿量正常,血钾<5.2 mmol/L 即应静脉补钾,一般在每升输入溶液中加氯化钾 1.5~3.0 g,以维持血钾水平在 4~5 mmol/L 之间。治疗前已有低钾血症,尿量≥40 ml/h 时,在补液和胰岛素治疗同时必须补钾。严重低钾血症可危及生命,若发现血钾<3.3 mmol/L,应优先进行补钾治疗,当血钾升至 3.3 mmol/L 时,再开始胰岛素治疗,以免发生致死性心律失常、心搏骤停和呼吸肌麻痹。

(4)纠正酸中毒:对于 DKA 患者,注射胰岛素会抑制脂肪分解,进而纠正酸中毒,如无循环衰竭,一般无需额外补碱。但严重的代谢性酸中毒可能会引起心肌受损、脑血管扩张、严重的胃肠道并发症以及昏迷等严重并发症。推荐仅在 pH≤6.9 的患者考虑适当补碱治疗。每 2 h 测定 1 次血 pH,维持其在 7.0 以上。治疗中加强复查,防止过量。

(5)去除诱因:包括控制急性感染,及时补充胰岛素,进行糖尿病饮食控制,改善心脑血管基础疾病,减少创伤,避免手术、妊娠期(尤其妊娠早期)精神刺激等。

(6)积极治疗相关并发症:如休克、感染、心力衰竭和心律失常、脑水肿和肾衰竭等。

5. DKA 的预防措施 GDM 一般不会发生 DKA,但 ODM 及 PGDM 患者在妊娠期如血糖控制不达标,有可能发生 DKA,故临床上要早发现血糖异常,早控制。我国的研究结果显示,当随机血糖>19.05 mmol/L(血清酮体≥3 mmol/L)时,预警 DKA。良好的血糖控制、预防并及时治疗感染等是预防 DKA 的关键。孕妇一旦发生 DKA,要积极联系妇产科做好保胎或人流、引产、分娩准备。

临床病例

患者,女,21 岁。

【主诉】

反复恶心、呕吐 1 周,加重伴腹痛 10 h。

【现病史】

患者停经 53 天,于 1 周前出现反复恶心、呕吐,不能进食,在当地医院诊断为"妊娠剧吐",给予补液、补充电解质、止吐治疗(含葡萄糖),症状逐步加剧,伴口干、烦渴,间断伴有少量暗褐色阴道出血,10 h 前突然出现上腹部疼痛,为持续性钝痛,阵发性加重,伴恶心,非喷射状呕吐 3 次,呕吐物为胃内容物,每次约 20 mL,患者渐出现意识模糊、呼吸急促、面色潮红,家人带患者急来我院治疗。病程中患者无发热、黄疸,无呕血、黑便、血尿,无尿频、尿急、尿痛。

【既往史】

否认糖尿病病史,否认食物、药物过敏史,无特殊药物使用史。

【入院查体】

T 36.7 ℃,P 120 次/分,R 30 次/分,BP 110/60 mmHg,体重指数(BMI)18.7 kg/m²,意识模糊,急性病容,面色潮红,两肺呼吸音清,未闻及干湿性啰音,心率 120 次/分,律齐,未闻及病理性杂音,腹平,未见胃肠型及蠕动波,无腹壁静脉曲张,腹肌软,全腹有压痛,无反跳痛,移动性浊音阴性,肠鸣音稍弱。

【辅助检查】

肾功能＋电解质:血糖 26.63 mmol/L,二氧化碳结合力(CO_2CP)<5.0 mmol/L,钾(K^+)5.6 mmol/L,钠(Na^+)144.5 mmol/L,肌酐(Cr)63.7 mmol/L。

血气分析:酸碱度(pH)6.90,二氧化碳分压(PCO_2)10 mmHg,氧分压(PO_2,吸氧后)121 mmHg,碳酸氢根(HCO_3^-)4.0 mmol/L,乳酸 1.3 mmol/L。

血常规:白细胞 $11.58×10^9$/L,中性粒细胞 $10.34×10^9$/L,红细胞 $5.26×10^{12}$/L,血红蛋白 166.0 g/L,血小板 $279.00×10^9$/L。

尿常规:尿葡萄糖(＋＋＋),尿酮体(＋＋＋)。

血、尿淀粉酶在正常范围内,黄体酮 14.30 ng/mL,绒毛膜促性腺激素 65430 mU/mL,腹部彩超检查中肝、胆、胰、脾、双肾、输尿管未见明显异常。妇科 B 超示宫内妊娠,可见孕囊及卵黄囊,未见原始心管搏动。

【初步诊断】

DKA、稽留流产。

【诊疗经过】

入院后监测血糖、生命体征变化,持续静脉滴注小剂量胰岛素(胰岛素用量根据血糖情况进行调整,使其以每小时 2.8~4.2 mmol/L 的速度下降,最终维持在 8.3~11.1 mmol/L),快速大量补液(前 12 h 共补液 4500 ml)、静脉滴注 5％碳酸氢钠(共计 150 mL)以纠正酸中毒,维持电解质稳定,进行对症支持治疗等。

经上述救治后,患者意识逐渐转清楚,一般情况明显好转,腹痛症状缓解,无恶心、呕吐。次日复查血气分析示 pH 7.38,PCO_2 39 mmHg,HCO_3^-<22.1 mmol/L,尿酮体转阴。

随后调整为皮下多次注射胰岛素控制血糖,血糖稳定后行进一步检查:FBG 8.9 mmol/L,空腹 C 肽 0.32 ng/mL(0.78~5.19 ng/mL),谷氨酸脱羧酶抗体(GADA)阳性,胰岛细胞抗体和抗胰岛素抗体阴性。提示为 1 型糖尿病。

病情平稳、血糖控制达标后转妇科行人工流产术。

【经验小结】

(1) 本例患者为青年女性,体形消瘦,起病急,直接以 DKA 为首发表现,结合其空腹 C 肽水平低下,GADA 阳性,支持 1 型糖尿病诊断。患者无糖尿病家族史,无神经性耳聋、视神经萎缩等特殊症状,不考虑单基因突变所致糖尿病。

(2) DKA 是糖尿病急性并发症之一,是一种以高血糖、高血酮、酮尿、水电解质紊乱和代谢性酸中毒为主要特点的临床综合征。国内外文献报道,以腹痛为首发症状的 DKA 约占全部 DKA 患者的 5％左右,且以青少年为主,无明显的性别差异。本例患者血、尿淀粉酶在正常范围内,肝、胆、胰、脾、双肾、输尿管彩超未见明显异常,经静脉滴注小剂量胰岛素、快速大量补液、纠正酸中毒、稳定电解质、支持对症等综合治疗后,患者一般情况好转,腹痛症状逐渐缓解,提示患者腹痛是由 DKA 引起的。过高的血糖、严重的糖尿病急性并发症是导致胚胎停育的原因。

(3) DKA 患者出现腹痛的原因尚无统一的观点,目前认为主要与以下因素有关。

①电解质紊乱导致胃肠道平滑肌运动障碍。

②酸中毒时细胞内钾离子向细胞外转移,细胞内缺钾可致急性胃扩张和麻痹性肠梗阻。

③血容量不足、组织缺氧产生的毒性产物刺激腹膜;同时血容量不足可引起消化系统微循

环低灌注,损伤胰腺。

④酮体从消化道排出,刺激胃黏膜,引起胃肠功能紊乱甚至溃疡而出现腹痛。

⑤糖尿病引起胃肠自主神经功能紊乱,胃肠动力失调,胃排空延迟,应急刺激 Oddi 括约肌收缩,胆囊及胆管内压力增高,出现腹痛。

(4)以腹痛为首发症状的 DKA 与外科急腹症极为相似,临床上极易误诊,但仔细对比,两者还是有区别可循,主要鉴别要点如下。

①以腹痛为首发症状的 DKA 患者症状和体征不十分相符,虽有全腹压痛,但无反跳痛、肌紧张等腹膜刺激征。

②腹腔穿刺一般无腹腔渗出血。

③解痉药镇痛效果差。

④DKA 患者经积极治疗数小时后,腹痛症状可逐渐缓解至消失,而外科急腹症腹痛持续时间长,控制难度大。

(5)在妊娠早期时,许多孕妇都会出现恶心、呕吐及腹痛症状,因不能进食或饮水,也会出现口干、烦渴现象,一般医务人员会常规考虑"妊娠剧吐",给予补液治疗,如为糖尿病患者,则反而使疾病加剧恶化。临床工作中,医务人员应加强对糖尿病知识的学习,了解糖尿病急性并发症的表现和诊断,加强相关专业知识的学习,建议临床工作中给每个初诊孕妇常规安排尿检及血糖检查以减少漏诊。

(侯 洁)

第四节 妊娠期和产褥期脓毒症

【疾病概述】

2021 年,拯救脓毒症运动(surviving sepsis campaign,SSC)相关指南指出,脓毒症是机体对感染反应失衡导致的危及生命的器官功能障碍。世界卫生组织将妊娠期和产褥期脓毒症定义为在妊娠、分娩、流产或产后发生的,由感染引起的威胁生命的器官功能障碍。

妊娠期和产褥期脓毒症,尤其是脓毒性休克,是孕产妇的严重并发症,是导致孕产妇死亡的四大原因之一。在分娩孕妇中的发生率为 1/50000~1/10000,每 10 万名孕产妇中 2.04 名死于此。尽管近年来妊娠和产褥期脓毒症的发病率及死亡率有上升趋势,但是脓毒症仍被认为是一种重要的可避免的孕产妇死亡原因。加强围产期感染的识别,及时诊断,ICU 参与救治及多学科团队抢救(必要时转诊),是降低孕产妇因脓毒症和脓毒性休克死亡的有效措施。

【临床思维】

1. 脓毒症的概念 脓毒症是一种临床综合征,2014 年制定的脓毒症诊断标准 3.0(欧美危重病医学标准)将其定义为宿主对感染反应失调导致的危及生命的器官功能障碍,根据序贯器官衰竭评分(sequential organ failure assessment,SOFA)≥2 分诊断脓毒症(表 1-4-1)。该定义涵盖了炎症、宿主反应和器官功能障碍 3 个要素,强调了紊乱的宿主反应和致死性器官功能障碍是脓毒症与感染的重要区别。值得注意的是发热不是诊断脓毒症的必要条件,脓毒症的定义更强调器官功能障碍而非感染症状。

表 1-4-1 序贯器官衰竭评分表

系统或器官	参 数	0 分	1 分	2 分	3 分	4 分
神经系统	GCS	15	13～14	10～12	6～9	<6
呼吸系统	PaO_2/FiO_2	>400	300～400	<300	<200	<100
心血管系统	MAP/mmHg	≥70	<70	DA≤5 或任何剂量 DA	DA>5，EPI 或 NE≤0.1	DA>15，EPI 或 NE>0.1
肝脏	胆红素/(μmol/L)	<20	20～32	33～101	102～204	>204
肾脏	肌酐/(μmol/L)	<110	110～170	171～299	300～440	>440
	24 h 尿量/mL	≥500			200～500	<200
血液系统	血小板	≥150	100～149	50～149	20～49	<20

注：GCS，格拉斯哥昏迷评分；PaO_2，氧分压；FiO_2，吸氧浓度；MAP，平均动脉压＝(收缩压＋2×舒张压)/3，也可以表示为舒张压＋1/3 脉压差；DA，多巴胺；NE，去甲肾上腺素；EPI，肾上腺素；上述儿茶酚胺类药物的给药剂量单位为 μg/(kg·min)。

2014 年更新的脓毒症定义不再包含全身炎症反应综合征（systemic inflammatory response syndrome，SIRS）。SIRS 是指任何因素作用下机体出现的全身炎症反应。如果以下指标中符合 2 项及以上，即可考虑存在 SIRS：①体温>38 ℃或体温<36 ℃；②心率>90 次/分；③呼吸频率(R)>20 次/分，或者动脉血二氧化碳分压($PaCO_2$)<32 mmHg；④白细胞计数>$12×10^9$/L 或<$4×10^9$/L，以及未成熟粒细胞>10%。1991 年制定的脓毒症诊断标准以 SIRS 为必要条件，因其特异性不足，故不再用于脓毒症诊断，但因敏感性高，可用于产科感染的识别。

2. 脓毒性休克的定义 脓毒性休克是在脓毒症基础上出现血流动力学改变、细胞功能异常和代谢紊乱，是脓毒症的危急情况。其临床特征：符合脓毒症诊断标准的患者，尽管进行了充分的液体复苏，仍需要升压药来维持平均动脉压≥65 mmHg，且血乳酸>2 mmol/L。脓毒性休克显著增加了脓毒症患者的死亡风险。

脓毒症筛查工具的敏感性和特异性存在明显差异，敏感性由高到低为 SIRS 评分、改良早期预警风险评分（modified early warning score，MEWS）和外速序贯器官衰竭评分（qSOFA），特异性由高到低为 qSOFA、MEWS 和 SIRS 评分。

脓毒症和脓毒性休克是产科急症，qSOFA≥2 分，提示患者出现脓毒症相关不良结果风险增加（表 1-4-2），应仔细检查患者器官功能障碍状况，立即开始脓毒症的治疗和复苏，并考虑将患者转至重症监护病房。由于 qSOFA 作为脓毒症或脓毒性休克的筛查工具的敏感性较差，2021 年 SSC 指南建议不再使用 qSOFA 作为脓毒症或脓毒性休克的单一筛查工具。

表 1-4-2 qSOFA 评分

参 数	评 分	
	0 分	1 分
收缩压/mmHg	≥100	<100
呼吸频率/(次/分)	<22	≥22
精神状态	正常(思维活跃，对答切题)	不正常

3. 妊娠期及产褥期脓毒症高危因素的早期识别 妊娠本身即是脓毒症的危险因素，可分为产前、产时和产后三类。

（1）产前因素：初产、非白人种族、低收入、很少或根本没有产前保健、营养不良或肥胖、贫血、糖尿病、慢性高血压和产前2周内应用抗生素。

（2）产时因素：产程活跃期延长、胎膜破裂时间过长、宫口开全时阴道检查次数过多（＞5次）、使用产钳或负压吸引，在分娩期间发生脓毒症的最重要的危险因素是紧急剖宫产。

（3）产后因素：胎盘残留和与乳腺炎有关的并发症。

4. 脓毒症严重程度评估

（1）脓毒症器官损伤：脓毒症是由于宿主对感染的反应失调而导致的器官损伤（表1-4-3）。脓毒症引起的过度炎症反应包括白蛋白和体液外渗，导致血管内低血容量。

表1-4-3 脓毒症所致器官损伤

系统或器官	临 床 特 点
中枢神经系统	精神状态改变
心血管系统	血管扩张和第三间隙渗漏引起的低血压、心肌功能障碍
呼吸系统	ARDS
胃肠道系统	麻痹性肠梗阻
肝脏	肝衰竭或异常转氨酶
泌尿系统	少尿或急性肾损伤
血液系统	血小板减少或DIC
内分泌系统	肾上腺功能障碍和胰岛素抵抗增加

注：第三间隙包括腹腔（腹腔积液）、胸腔（胸腔积液）、肠腔内间隙、滑膜、脑脊液以及眼球前房。

（2）产科改良SOFA评分：2017年，国际上提出了产科改良qSOFA评分，可在床旁快速诊断，分值≥2分时，考虑脓毒症诊断（表1-4-4）。

表1-4-4 产科改良qSOFA评分

参　　数	评　　分	
	0分	1分
收缩压/mmHg	≥90	<90
呼吸频率/（次/分）	<25	≥25
精神状态	正常（思维活跃，对答切题）	不正常

根据妊娠期代谢特点，将肌酐水平的截断值调整为小于90 mmol/L（1.02 mg/dL），修改形成产科改良SOFA评分，分值≥2分时，考虑脓毒症诊断（详见表1-4-5）。

表1-4-5 产科改良SOFA评分

参　　数	评　　分		
	0分	1分	2分
PaO_2/FiO_2/mmHg	>400	300～400	<300
PLT（×10^9/L）	>150	100～150	<100
总胆红素/（μmol/L）	<20	20～32	>32
平均动脉压/mmHg	≥70	<70	需使用升压药
中枢神经系统	清醒	对声音有反应	对疼痛有反应
肌酐/（μmol/L）	<90	90～120	>120

（3）NEWS:英国国家早期预警评分(national early warning score,NEWS)是急诊医学领域公认的且更为实用的快速评价及病情严重程度分级工具。其评价指标容易获取,对病情的判断更加准确,NEWS较 qSOFA 更能全面地评估患者的危重情况。NEWS 是由 6 个生理参数(呼吸频率、血氧饱和度、收缩压、心率、意识水平、体温)组成的综合评分系统,每项评分为 0～3 分。总体评分代表脓毒症导致的死亡风险:0～4 分为低风险;5～6 分为中等风险;7 分及以上为高风险。对于 NEWS 4～6 分的患者应重点关注,及时采取脓毒症阻断措施,并建议每 2 h 重复评分。

5. 脓毒症感染来源的识别与鉴别 脓毒症的感染源可以是产科因素,也可以是非产科因素。产前脓毒症最常见的感染源在盆腔外,而产后脓毒症的感染源大多数来源于盆腔(表 1-4-6)。在 30% 的病例中,没有发现感染源。

表 1-4-6 脓毒症的常见感染源

种　　类	产　　前	产　　后
产科因素	脓毒性流产 伤口感染	子宫内膜炎 绒毛膜羊膜炎
非产科因素	尿路感染 肺炎 胃肠炎	尿路感染 肺炎 阑尾炎

6. 明确脓毒症需要的检查 监测患者神志、血压、心率、呼吸、体温等生命体征,有条件的医院还可开展中心静脉压、有创动脉血压等监测。主要的辅助检查及参考值见表 1-4-7。

表 1-4-7 怀疑有感染的患者进行的辅助检查及参考值

辅　助　检　查	产科参考值
血培养 　最好在使用抗生素治疗前进行血培养。但是不能因为血培养推迟抗生素使用。从不同部位抽取两套血液标本,血培养血液标本应抽取静脉血	—
其他培养 　尽可能早地送检培养。如尿常规、培养,药敏试验,切口、胎盘拭子,羊水培养,痰培养,鼻咽拭子,脑脊液培养,阴道分泌物培养,粪便培养等	—
动脉血气	PaO_2:早孕期 93～100 mmHg;中孕期 90～98 mmHg;晚孕期 92～107 mmHg。 　$PaCO_2$ 25～33 mmHg,pH 7.4～7.47,HCO_3^- 16～22 mmol/L
乳酸 　脓毒症患者的乳酸水平增高与组织灌流不足有关:乳酸>2 mmol/L 与妊娠死亡率增高有关;标本采样点应不影响血清乳酸含量(无论动脉、静脉、毛细血管)	—

续表

辅 助 检 查	产科参考值
全血计数	白细胞计数：(6~17)×10⁹/L(可在分娩后立即增加到(9~15)×10⁹/L)
凝血功能	参考成人正常参考值
肌酐 肌酐水平升高是严重脓毒症的征兆	早孕期35~62 μmol/L,中孕期35~71 μmol/L,晚孕期35~80 μmol/L
肝功能 如脓毒症来源于肝脏疾病或肝周感染,则相应指标可能升高。也可能是由于脓毒性休克影响肝脏血流和肝脏代谢	天冬氨酸转氨酸(AST)3~33 U/L,丙氨酸转氨酶(ALT)2~33 U/L,碱性磷酸酶(ALP)17~229 U/L,γ-谷氨酰转移酶2~26 U/L,总胆红素1.7~19 μmol/L
影像学检查 胎心监护、胎儿超声	不好的胎心监护结果提示可能存在胎盘灌注不足,可能反映母体器官灌注不足或宫内感染

7. 脓毒症、脓毒性休克的临床诊断流程 见图 1-4-1。

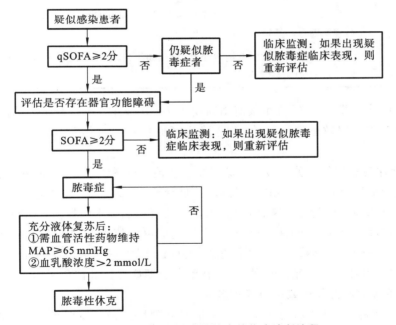

图 1-4-1 脓毒症、脓毒性休克的临床诊断流程

8. 脓毒症的初始治疗

(1)取血、痰、尿、羊水、阴道分泌物等进行微生物培养。

(2)测定血清乳酸水平。

(3)抗生素治疗:对怀疑脓毒症的孕产妇在诊断后1 h内给予经验性广谱抗生素治疗,初始治疗覆盖范围应包括厌氧和需氧革兰阳性菌和革兰阴性菌。使用抗生素的时间每推迟1 h,孕产妇病死率就会增加8%。妊娠期和产后脓毒症常见病原体详见表1-4-8,妊娠合并脓毒症的广谱抗生素经验性用药详见表1-4-9。

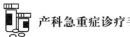

表 1-4-8　妊娠期和产后脓毒症常见病原体

感染原因	病 原 体
常见细菌	A 族乙型溶血性链球菌、大肠埃希菌、B 族链球菌、肺炎克雷伯菌、金黄色葡萄球菌、肺炎链球菌、奇异变形杆菌、厌氧菌
病毒	流感病毒、水痘-带状疱疹病毒、单纯疱疹病毒、巨细胞病毒

表 1-4-9　妊娠合并脓毒症的广谱抗生素经验性用药

感 染 分 类	推荐抗生素
社区获得性肺炎	头孢噻肟、头孢曲松、厄他培南,或者氨苄西林加阿奇霉素(或克拉霉素或红霉素)
医院获得性肺炎	低风险患者可以用哌拉西林钠他唑巴坦钠、美罗培南、亚胺培南或头孢吡肟;高死亡率患者可能需要假单胞菌双覆盖(β 内酰胺加氨基糖苷或喹诺酮类)以及用万古霉素或利奈唑胺覆盖耐甲氧西林金黄色葡萄球菌
绒毛膜羊膜炎	氨苄西林加庆大霉素。如需剖宫产,可加抗厌氧菌的克林霉素或甲硝唑或奥硝唑
子宫内膜炎	氨苄西林、庆大霉素和甲硝唑(或奥硝唑、克林霉素)
尿路感染	庆大霉素加氨苄西林或者用碳青霉烯或哌拉西林钠他唑巴坦钠单药治疗
腹部感染	头孢曲松、头孢噻肟、头孢他啶或头孢吡肟加甲硝唑,复杂的病例可能需要用碳青霉烯或哌拉西林钠他唑巴坦钠单药治疗
皮肤和软组织坏死	万古霉素加哌拉西林钠他唑巴坦钠,如果出现 A 组链球菌或产气荚膜梭菌,使用青霉素 G 加克林霉素

抗生素使用的推荐意见:①抗生素使用周期为 7～10 天;②一旦有明确的病原学依据,应及时降阶梯治疗或选用敏感抗生素治疗;③降钙素原(PCT)可用于辅助降阶梯和决策停药方案。

9. 脓毒症休克的液体复苏　液体复苏是脓毒症治疗的关键。发热、静脉扩张和毛细血管渗漏均可导致脓毒症患者血容量相对不足,应尽早给予 1～2 L 晶体溶液进行液体复苏。推荐初始剂量为 30 mL/kg,因为患者渗透压低,大量输液可增加肺水肿风险。大约 50% 的脓毒症低血压患者对输液有反应,对输液无反应者,大量输液可能使液体积聚在第三间隙,因左心室壁水肿导致左心室舒张功能障碍,同时出现肺水肿、脑水肿、肠水肿伴腹内压增高。脓毒症患者治疗后期,过多液体与不良结局相关,所以在治疗后期应保持液体负平衡。

10. 脓毒症休克时升压药或强心药的选择

(1)去甲肾上腺素:升压药的作用主要是抑制病理性扩张的体循环以维持灌注。当妊娠期及产后脓毒症患者进行液体复苏后仍出现持续性低血压和(或)低灌注情况时,建议把去甲肾上腺素作为一线升压药。去甲肾上腺素常用于剖宫产局部麻醉时维持血压。患者使用去甲肾上腺素后比多巴胺的血流动力学改善更好,不良事件发生率更低。

低剂量去甲肾上腺素对胎儿是安全的。用药 $0.02～0.2~\mu g/(kg \cdot min)$ 时,兴奋 α 受体,有很强的收缩血管作用,升压效果好。去甲肾上腺素是液体复苏无效时的首选用药。

(2)多巴酚丁胺:用于低血压复苏,增加心输出量,并不是升压药。在心肌功能障碍或持续灌注不足的情况下,尽管有液体复苏和升压药治疗,仍推荐应用多巴酚丁胺。

多巴酚丁胺剂量范围是 $2\sim20\ \mu g/(kg\cdot min)$,常用剂量$<10\ \mu g/(kg\cdot min)$,可增加心肌收缩力,降低毛细血管楔压。

11. 脓毒性休克的其他支持治疗

(1)糖皮质激素治疗:由于脓毒症可能导致肾上腺功能衰竭,对于应用升压药不能维持血流动力学稳定的患者,可以考虑静脉使用氢化可的松,每天 $200\sim300$ mg。糖皮质激素不仅具有抑制免疫应答、抗感染和抗休克的作用,还可调节糖、脂肪和蛋白质等的代谢。

(2)血糖管理:对于脓毒症患者,推荐每 $1\sim2$ h 监测一次血糖,连续两次测定血糖>10 mmol/L时启用胰岛素治疗,目标为血糖$\leqslant10$ mmol/L。

(3)预防应激性溃疡:使用质子泵抑制剂。

(4)输血治疗:患者血红蛋白降至 70 g/L 以下且排除心肌缺血、严重低氧血症或急性出血等情况时才可输注红细胞。对无出血或无计划进行有创操作的脓毒症患者,不建议预防性输注新鲜冰冻血浆。对于 $PLT<10\times10^{9}/L$ 且无明显出血征象,或$<20\times10^{9}/L$ 同时存在高出血风险的患者,建议预防性输注血小板。对存在活动性出血或需进行手术或有创操作的患者,PLT 需要达到$(50\sim70)\times10^{9}/L$ 甚至以上。

12. 妊娠期脓毒症患者终止妊娠的指征 除绒毛膜羊膜炎外,脓毒症本身并不是立即终止妊娠的指征。终止妊娠应依据产科指征。产科、新生儿科、麻醉科和重症医学科等多学科合作确定终止妊娠的时机和方式。终止妊娠与否主要取决于是否存在宫内感染、孕妇脓毒症的性质、来源和抗感染治疗是否有效以及孕周和胎儿宫内状况。具体如下。

(1)明确宫内感染:无论孕周大小,尽快终止妊娠。如果有母体发热、胎膜早破、近期宫内手术(如羊膜穿刺)、母体心动过速、胎儿心动过速、子宫压痛、阴道分泌物异味等,应怀疑存在宫内感染。如已明确存在宫内感染,无论孕周大小,都要及时终止妊娠。

(2)胎儿若处于围产期,应考虑应用糖皮质激素促胎肺成熟,但不能延误分娩时间。对于没有宫内感染而孕周较小者,建议积极治疗孕妇脓毒症以延长孕周。

(3)对于极早产和足月孕妇而言,应首先考虑终止妊娠。孕妇患脓毒症时应严密监测胎儿的状况(胎儿超声、胎心监护等)。

13. 脓毒症患者深静脉血栓的预防 妊娠和脓毒症都是静脉血栓栓塞的独立危险因素,因此,妊娠期和产褥期脓毒症患者预防静脉血栓栓塞至关重要。低分子肝素(low molecular weight heparin,LMWH)在产科广泛应用,并在大型临床试验中被证明在预防血栓栓塞方面有效。对没有禁忌证的患者进行静脉血栓栓塞预防性治疗,首选 LMWH,剂量取决于患者的体重。

14. 脓毒症外科干预的指征 成功的外科干预是处理多种妊娠期和产褥期感染的关键。

(1)局部引流、清创和切除感染病灶。如有条件,选择微创方式清除病灶,但当发生坏死性软组织感染时,需要广泛清创。

(2)对合并泌尿道梗阻的肾盂肾炎患者,对输尿管梗阻相关感染,可选择双 J 输尿管支架管引流。

(3)对妊娠期阑尾炎患者及时手术治疗可改善围产期母儿预后。

(4)对妊娠期腹、盆腔感染,如阑尾炎、胆囊炎、肠管穿孔及腹盆腔脓肿,均可应用微创技术进行诊断、采集标本和治疗。

(5)胎盘植入原位保留的产妇,一旦出现无法控制的感染,切除子宫。

15. 脓毒症及脓毒性休克处理流程图 见图 1-4-2。

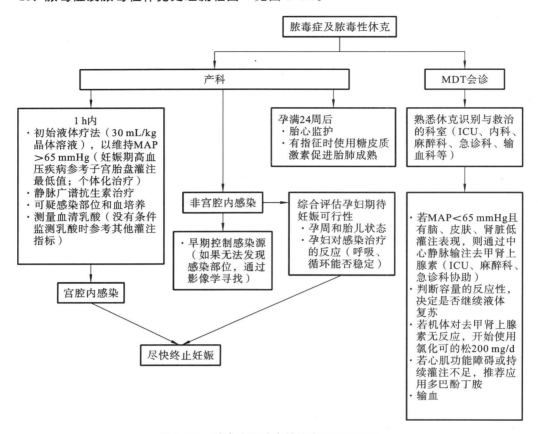

图 1-4-2 脓毒症及脓毒性休克处理流程图

临床病例

孕妇,24 岁。

【主诉】

孕 32^{+3} 周,发热 3 天,咳嗽、咳痰 2 天。

【现病史】

患者 3 天前无明显诱因出现发热,最高达 39.5 ℃,伴咳嗽、咳痰 2 天,自行服用阿莫西林胶囊、对乙酰氨基酚片治疗,今日出现呼吸困难,现孕 32^{+3} 周,规律产检中未发现异常。

【既往史】

无特殊既往史和家族史,G1P0A0。

【入院查体】

静息状态下,患者神志清楚,对答反应可,SpO_2 93%(室内空气),T 39.7 ℃,P 130 次/分,R 28 次/分,无创血压(NBP)85/50 mmHg。呼吸稍促,双肺底湿啰音明显,心律齐,HR 130 次/分,腹部膨隆,双下肢不肿。

【辅助检查】

当地医院门诊（入院当天）：①血常规：WBC 19×10^9/L，N 85%，Hb 90 g/L，PLT 120×10^9/L。②肾功能：Cr 107 μmol/L，K^+ 3.2 mmol/L。

【初步诊断】

妊娠期脓毒症，呼吸道感染，晚期妊娠。

【诊疗经过】

成人内科入院（脓毒症早期识别，启动黄金 1 h 治疗方案）。

入院 0～10 min 内科医生床旁再次询问发病的诱因及特点、院前诊疗经过，护士行床旁心电监测，发现血压低、血氧饱和度降低，考虑脓毒症，给予吸氧，建立静脉通道，补液。告病重，监测生命体征，行床旁胎心监测。

入院 10～25 min

（1）补液（平衡液 1 L），使用抗生素（头孢曲松 2.0 g），退热（泰诺林 15 mL）。

（2）留取病原学标本：进行呼吸道病毒检测、尿常规、痰培养、血培养、生殖道分泌物培养等检查。

（3）实验室检查：血常规、肝肾功能、心肌酶、电解质、凝血功能、降钙素原、动脉血气分析）。

（4）产科检查：排除宫腔内感染。

入院 25～60 min 内科医生向家属交代病情，完善入院病情记录；查看患者化验及检查结果，监测血压等生命体征变化，分析病因及病情。

入院 60 min 患者神志清楚，懒言，T 39.3 ℃，P 140 次/分，R 35 次/分，NBP 80/48 mmHg，SpO_2 88%（鼻导管 6 L/min）。以上提示仍有高热，血压和血氧饱和度进一步下降，继续补液（平衡液 1 L）。

入院 80 min 血氧饱和度进一步下降，改面罩吸氧（6 L/min）后，SpO_2 90%，R 32 次/分。病情加重，内科医生启动孕产妇抢救小组（ICU、产科、新生儿科、手术麻醉科、医务部等）综合评估孕妇及胎儿情况，确定是否适合继续妊娠及下一步诊疗方案。

（1）产科医生会诊：考虑孕妇存在妊娠期脓毒症，胎儿随时有宫内窘迫、流产甚至死亡的可能。目前暂无胎儿窘迫情况，可肌内注射地塞米松 6 mg q12 h，静脉输注硫酸镁以保护胎儿神经系统，监测胎动及胎心，动态监护胎心。目前不考虑宫腔内感染，如果脓毒症能够控制，继续妊娠，如果出现感染性休克，无法逆转，需要及时结束妊娠。产科医生排除宫腔内感染，转移抢救地点。脓毒症本身不是立即终止妊娠的指征。

（2）新生儿科会诊：母体感染，胎儿有出现宫内窘迫、流产、早产、死产等的风险，建议必要时结束妊娠后转新生儿监护室监护及治疗。

（3）ICU 二线医生会诊：考虑妊娠期脓毒症、社区获得性肺炎、低氧血症、呼吸衰竭、感染性休克、急性肾损伤、低钾血症。建议立即转 ICU。通知 ICU 一线医生备气管插管包、中心静脉穿刺包、抢救车，呼吸机待机，通知科主任、行政总值班。

（4）内科医生记录患者病情变化、会诊意见，和 ICU 医生一起与家属沟通病情，签署病危同意书，办理转科。

入院 100 min 携带氧气瓶。第一条通路继续快速补液，开通第二条静脉通路补液、补钾。P 140 次/分，R 35 次/分，NBP 90/60 mmHg，SpO_2 94%（面罩吸氧 6 L/min），送患者至 ICU。

入院 110 min 判断容量状态＋升级药物治疗和氧疗强度。

ICU 内完成查体,患者神志淡漠,端坐呼吸,呼吸气促,HR 125 次/分,R 35 次/分,NBP 85/55 mmHg,SpO_2 90%(面罩吸氧 8 L/min)。指导护士给予储氧面罩给氧(10 L/min)后,SpO_2 92%,R 30 次/分,录入电子医嘱(告病重,特级护理,心电监护,储氧面罩给氧,记 24 h 出入量,床旁心脏及肺部超声,抽血急查血气分析、电解质、血乳酸、血糖、脑钠肽),进行抗感染治疗(注射用美罗培南＋奥司他韦胶囊),开始床旁心肺超声。

再次与家属沟通病情,安抚患者,严密观察患者;开始颈内静脉穿刺置管,护士备去甲肾上腺素 3 mg＋48.5 mL 生理盐水配泵。

入院 120 min 中心静脉置管成功后,去甲肾上腺素 10 mL/h(10 μg/min)泵入。床旁心肺超声排除大块肺栓塞,提示容量负荷过重、肺水肿。脑钠肽(BNP)600 ng/L,CVP 14 cmH_2O,考虑容量超负荷,减慢输液速度。患者神志淡漠,呼吸气促,HR 115 次/分,R 35 次/分,NBP 120/70 mmHg(去甲肾上腺素 10 μg/min),SpO_2 94%(储氧面罩给氧 10 L/min),血乳酸 3.8 mmol/L,符合感染性休克组织代谢表现。

入院 130 min 进行气管内插管,备负压吸引装置,调整呼吸机参数,加温加湿装置。与家属进一步沟通签署诊疗需要的有创操作同意书、医患沟通单(内容包括感染性休克、低氧血症、镇痛镇静等抢救药物、放射性检查等对胎儿可能存在的影响及可能出现的不良结局),联合产科、新生儿科会诊医生一起与家属谈话,沟通签署继续妊娠的同意书、病情知情同意书、治疗方案选择同意书。

进一步排查感染灶:完善床边心脏、胸腹腔、胎儿超声。

追踪实验室结果:肺部未培养到细菌,甲流阴性,呼吸道病毒检测阴性,尿＋血培养提示大肠 ESBL 阴性,抗生素改为头孢曲松。

监测:血糖 13 mmol/L,HR 105 次/分,R 35 次/分,NBP 120/70 mmHg(去甲肾上腺素 30 μg/min),泵入胰岛素调整血糖,测血糖(q2 h)。氢化可的松 100 mg 静脉滴注(q8 h)。加预防应激性溃疡药物,加下肢气压治疗以预防深静脉血栓(DVT)。术后 24 h 无抗凝禁忌时加 LMWH。

入院 3 天后 患者体温好转,停镇静药物后可唤醒,生命体征稳定,去甲肾上腺素减量,呼吸机继续使用,胎心正常,停胰岛素泵。

入院 4 天后 呼吸循环功能平稳,停镇静药物后可唤醒,生命体征稳定,停用去甲肾上腺素、氢化可的松,调整呼吸机参数。

入院 5 天后 神志清楚,生命体征稳定,停用呼吸机,转内科完成抗生素疗程,继续妊娠。

(甘 泉)

第五节 妊娠合并甲状腺功能异常

甲状腺疾病是常见的内分泌疾病,孕妇是甲状腺疾病的高发人群。妊娠期甲状腺疾病包括妊娠合并甲状腺功能减退症(甲减)、妊娠合并甲状腺功能亢进症(甲亢)、产后甲状腺炎等。

母体的甲状腺疾病会引起母儿多种并发症及不良结局如子痫前期、胎盘早剥、流产、早产、低体重儿、死胎等，并可影响胎儿神经系统发育，造成后代认知能力下降。不断优化筛查策略、监测计划以及治疗方案，可以有效降低甲状腺疾病对母儿的不利影响。由于甲状腺疾病涉及范围广，而与妊娠期关系最密切的是甲状腺功能异常，因此，本节讨论只涉及妊娠合并甲状腺功能亢进症和妊娠合并甲状腺功能减退症。

正常妊娠时母体甲状腺激素水平和代谢发生改变。首先甲状腺激素结合球蛋白增加、半衰期延长，达到非妊娠时基值的 $2\sim3$ 倍，这种变化从妊娠 $6\sim10$ 周开始，并持续妊娠的全过程。其次，妊娠时血清人绒毛膜促性腺激素（human chorionic gonadotropin，HCG）浓度逐渐增加，在妊娠 3 个月达到高峰，HCG 与血清促甲状腺激素（thyroid stimulating hormone，TSH）的化学结构相似，故其对甲状腺细胞 TSH 受体有刺激作用。HCG 在妊娠 $8\sim10$ 周达到高峰时 TSH 同时达到最低，少数孕妇表现为妊娠甲亢综合征，多与 HCG 增多对甲状腺的过度刺激相关。另外，妊娠早期Ⅲ型脱碘酶在胎盘及子宫组织上明显表达，继而促进 T_4 内环脱碘酶脱碘为反 T_3 及 T_3 脱碘成 $3,3'-T_2$，造成生理活性的 T_3、T_4 减少，Ⅲ型脱碘酶在发育期机体内的表达量较高，相对于成年机体而言，其在胚胎期分布更为广泛，在胎儿甲状腺激素局部调节中起重要作用。

总之，妊娠期的生理性改变影响了甲状腺激素水平，一方面高活性的Ⅲ型脱碘酶导致母体甲状腺激素缺乏，产生甲减表现，另一方面，HCG 刺激甲状腺产生甲亢表现，加上甲状腺激素结合球蛋白及肾清除率的影响，血清 TSH 在妊娠早期下降，于妊娠中期及晚期逐渐升高，血清总甲状腺素（total thyroxine，TT_4）则在妊娠 12 周升高至平台，妊娠中晚期保持稳定。鉴于以上因素，妊娠期甲状腺功能的筛查、评估与一般人群相比有很大差异，临床医生一定要掌握妊娠期甲状腺功能筛查、治疗、监测与非孕患者的差异。妊娠期甲状腺疾病患者甲状腺功能的检查结果变化见表 1-5-1。妊娠期甲状腺疾病诊治流程见图 1-5-1。

表 1-5-1　妊娠期甲状腺疾病患者甲状腺功能的检查结果变化

孕产妇状态	TSH	FT_4
临床甲亢	减少	增加
亚临床甲亢	减少	无变化
临床甲减	增加	减少
亚临床甲减	增加	无变化

注：FT_4，游离甲状腺素；TSH，促甲状腺激素。

一、妊娠合并甲状腺功能亢进症

【疾病概述】

甲状腺功能亢进症（简称甲亢）最常见的病因是 Graves 病（graves disease，GD），占 85%。其余为毒性多结节性甲状腺肿和自主性高功能性甲状腺腺瘤。甲亢危象是甲状腺毒症急性加重所致综合征，多发生于甲亢控制不佳者。

【临床思维】

1. 孕妇需要接受甲状腺疾病筛查的指标　不建议对妊娠期甲状腺疾病进行普遍筛查，如有以下高危因素，应进行甲状腺功能筛查：

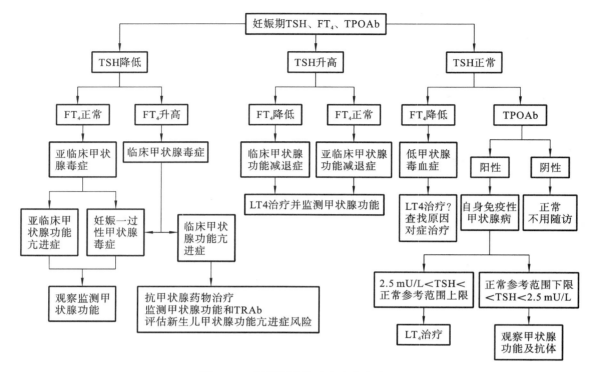

图 1-5-1　妊娠期甲状腺疾病诊治流程

注：FT₄，游离甲状腺素；TRAb，促甲状腺激素受体抗体；TPOAb，甲状腺过氧化物酶抗体；LT₄，左甲状腺素钠片。

（1）甲亢、甲减病史或目前有甲状腺功能异常的症状或体征。

（2）甲状腺手术史和（或）¹³¹I 治疗史或头颈部放射治疗史。

（3）自身免疫性甲状腺病（autoimmune thyroid disease，AITD）或甲状腺疾病家族史。

（4）甲状腺肿。

（5）甲状腺自身抗体阳性。

（6）1 型糖尿病或其他自身免疫病：白癜风、肾上腺功能减退症、甲状旁腺功能减退症、萎缩性胃炎、恶性贫血、系统性硬化症、系统性红斑狼疮、干燥综合征等。

（7）流产史、早产史、不孕史。

（8）多次妊娠史（≥2 次）。

（9）肥胖症（BMI＞40 kg/m²）。

（10）年龄＞30 岁。

（11）服用胺碘酮或锂制剂或近期碘造影剂暴露。

（12）中、重度碘缺乏地区居住史。

2. 妊娠前和妊娠早期筛查甲状腺功能及评估妊娠期甲状腺功能需检测的指标　筛查指标包括血清 TSH、FT₄、TPOAb，其中 TSH 是筛查甲状腺功能异常最敏感和最可靠的指标。当 TSH 水平异常高或低时，后续应检测 FT₄ 水平，以确定是否存在临床甲状腺功能障碍。疑似甲亢的孕妇，还应检测总三碘甲状腺原氨酸（TT₃）。对于接受甲亢治疗的孕妇，应检测 FT₄ 水平，并相应调整抗甲状腺药物（antithyroid drugs，ATD）的剂量，使 FT₄ 达到妊娠期正常参考值的上限。在患有 T₃ 甲状腺毒症的女性中，应检测 TT₃，使目标水平在正常妊娠参考值的上限。

3. 甲亢患者的备孕计划 未控制的甲亢会增加流产、早产、先兆子痫、胎盘早剥等的发生率，早产儿、胎儿宫内生长迟缓、足月小样儿等的风险增加。母体的促甲状腺激素受体刺激性抗体可以通过胎盘刺激胎儿的甲状腺引起胎儿或新生儿甲亢。所以，如果患者甲亢未控制，建议不要怀孕。若已行甲状腺手术或者^{131}I 治疗，建议 6 个月后复查，待甲状腺功能正常且稳定时再计划妊娠；如果患者正在接受 ATD 治疗，在治疗方案不变的情况下，2 次间隔至少 1 个月的甲状腺功能测定结果在正常参考范围内时，提示病情平稳，可以计划妊娠。

4. 备孕期及孕期 ATD 的使用 超过 95% 的妊娠期甲亢都是毒性弥漫性甲状腺肿（又称Graves 病），未及时控制的甲亢与妊娠不良结局相关，因此，临床确诊的妊娠期甲亢患者均应及时接受抗甲状腺素药物治疗。推荐用于妊娠期甲亢的 ATD 包括丙基硫氧嘧啶（PTU）和甲巯咪唑（MMI）。PTU 对胎儿发育无显著影响，但是可能导致肝损害甚至肝衰竭；MMI 对母体损害小但可致胎儿皮肤发育不全、鼻后孔和食管闭锁、颜面畸形等。为权衡对母儿利弊，国内外相关指南一致建议孕早期应用 PTU，孕中期和孕晚期应用 MMI 治疗。

鉴于 ATD 有导致胎儿出生缺陷的风险，正在使用 ATD 药物治疗的备孕妇女，一旦确定妊娠，可暂停 ATD 并立即检测甲状腺功能和甲状腺自身抗体。根据临床表现和 FT_4 水平决定是否继续用药。尽量在致畸关键期（妊娠 6～10 周）之前停药。停药需要考虑到病史、甲状腺肿大小、疗程、孕前 ATD 剂量、最近甲状腺功能结果、TRAb 水平和其他临床因素。停药后，如果 FT_4 正常或接近正常，可以继续停药。每 1～2 周做 1 次临床评估和甲状腺功能检测。如果 FT_4 继续维持正常，妊娠中晚期可每 2～4 周监测 1 次甲状腺功能。根据每次评估结果，决定是否继续停药观察。如果停药后，甲亢症状加重，FT_4 升高明显，建议继续用药。

妊娠中晚期，MMI 或 PTU 均可用于治疗甲亢。两种药物都有已知的副作用，必须权衡利弊并与患者讨论。PTU 可减少 T_4 至 T_3 的转化率，应优先用于 T_3 为主的甲状腺毒症。如果合适，建议 PTU 与 MMI 的剂量比为（10～20）：1。

最初的剂量是经验性的。如果选择 PTU，可根据临床严重程度，从 100～600 mg 开始，每日分 3 次口服，一般的标准剂量是每天 200～400 mg。如果服用 MMI，建议初始剂量为 5～30 mg，每日分 2 次口服。每 2～4 周监测 1 次甲状腺功能，根据 FT_4 水平调整剂量，目的是用尽可能小的剂量进行治疗，以维持 FT_4 水平轻度升高或在参考值的上限，不用考虑 TSH 的水平。对于以 T_3 为主的甲状腺毒症女性，应检测 TT_3。实际临床中往往有孕妇因为顾忌 MMI的致畸作用而坚持服用 PTU，医生一定要充分告知利弊并签署知情同意书，PTU 导致的肝功能损害可能会进展为肝衰竭甚至导致孕妇死亡。

β 受体阻滞剂可用于症状性心悸的辅助治疗。妊娠期首选普萘洛尔，起始剂量为 10～40 mg，每天服用 3～4 次。

5. 临床甲亢的诊断标准

（1）临床高代谢症状和体征。

（2）甲状腺体征：甲状腺肿和（或）甲状腺结节。少数病例无甲状腺体征。

（3）血清激素：TT_4、FT_4、TT_3、游离三碘甲状腺原氨酸（FT_3）增高，TSH 降低（一般小于0.1 mU/L）。T_3 型甲亢时仅有 TT_3、FT_3 升高。

常见的高代谢症状主要有易激动、烦躁、失眠、心悸、乏力、怕热、多汗、食欲亢进、大便次数增多或腹泻等。当这些症状较轻时，与正常妊娠表现相似，容易忽视。

较特异性的症状、体征有震颤、进行性肌无力、体重减轻、甲状腺肿大、甲状腺眼症等。Graves 病患者多见不同程度的弥漫性甲状腺肿大，无压痛。甲状腺上下极可以触及震颤，闻及血管杂音。也有少数的病例甲状腺不肿大;结节性甲状腺肿伴甲亢患者可触及结节性肿大的甲状腺;甲状腺自主性高功能腺瘤患者可扪及孤立结节。眼部表现分为两类:一类为单纯性突眼,病因与甲状腺毒症所致的交感神经兴奋性增高有关;另一类为浸润性突眼,也称为 Graves 眼病。病因与眶周组织的自身免疫炎症反应有关。

6. 妊娠期甲亢的诊断标准 血清 TSH<妊娠期特异性参考范围下限(或 0.1 mU/L),以及甲状腺激素水平升至妊娠期的正常参考范围以上。TSH<0.1 mU/L 提示可能存在甲状腺毒症,应当详细询问病史,进行体格检查,进一步测定 T_3、T_4、TRAb 和 TPOAb。

7. 妊娠期甲亢的控制目标和监测频率 ATD、TRAb 和母体甲状腺激素均可以通过胎盘屏障。当妊娠 20 周胎儿甲状腺建立自主功能后,ATD 和 TRAb 会作用到胎儿甲状腺。为了避免对胎儿的不良影响,应当使用最小有效剂量的 ATD 实现控制目标,即妊娠妇女血清 FT_4 或 TT_4 水平接近或者轻度高于参考范围上限。

在妊娠早期,建议每 1~2 周监测 1 次甲状腺功能,及时调整 ATD 用量,避免 ATD 的过度治疗,减少胎儿甲状腺肿及甲减的可能性。妊娠中晚期每 2~4 周监测 1 次,达到目标值后每 4~6 周监测 1 次。妊娠期血清 FT_4/TT_4 是甲亢控制的主要监测指标,而不是 TSH。当 T_3 很高或诊断为 T_3 型甲亢时,需要监测血清 T_3,同时监测胎儿情况。

8. 妊娠期甲亢的药物治疗 甲亢的一般治疗包括注意休息,补充足够的热量和营养,如糖、蛋白质和 B 族维生素。心悸明显者可使用 β 受体阻滞剂,如普萘洛尔(心得安)10~20 mg,3 次/天,或美托洛尔 20~25 mg,2 次/天。对于妊娠期甲亢患者建议首选药物治疗,禁行 ^{131}I 治疗。

一般情况下,治疗方法为起始剂量 PTU 10~600 mg(每天分 3 次口服)或 MMI 5~30 mg(每天分 2 次口服),当症状消失,血中甲状腺激素水平接近正常后逐渐减量(初期每 2 周复查 1 次甲状腺功能,后可延长至每 4 周 1 次)。由于 T_4 的血浆半衰期为 7 天,且甲状腺内储存的甲状腺激素释放约需要 2 周时间,所以药物开始发挥作用多在 4 周以后。减量时大约每 2~4 周减药 1 次,减至最低有效剂量时维持治疗。起始剂量、减量速度、维持剂量和总疗程均有个体差异,需要根据临床实际掌握。如果 ATD 治疗效果不佳,患者对 ATD 过敏,或者甲状腺肿大明显,需要大剂量 ATD 才能控制甲亢,可以考虑手术治疗。另外,β 受体阻滞剂如普萘洛尔与自发性流产有关,还可能引起胎儿宫内生长迟缓、产程延长、新生儿心动过缓等并发症,故应慎用。

9. 妊娠期甲亢的手术治疗 妊娠期原则上不采取手术治疗甲亢。如果确实需要,行甲状腺切除术的最佳时机是妊娠中期(妊娠 4~6 个月)。妊娠期甲亢患者行甲状腺切除术的适应证:①对 ATD 过敏或存在药物禁忌证;②需要大剂量 ATD 才能控制甲亢;③患者不依从 ATD 治疗。手术后测定妊娠妇女 TRAb 滴度(滴度升高提示可能发生胎儿/新生儿甲亢、甲减),以评估胎儿发生甲亢的潜在危险性。可以短期应用碘化钾溶液和 β 受体阻滞剂行术前准备。

10. 哺乳期的 ATD 使用 研究显示,服低至中等剂量 PTU 和 MMI 对母乳喂养婴儿是安全的。然而,考虑到研究人群规模相对较小,建议最大剂量为 MMI 20 mg/d 或 PTU 300 mg/d,但是应当监测婴儿的甲状腺功能。母亲应该在哺乳完毕后服用 ATD,之后要间隔 3~4 h 再进行下一次哺乳。

11. 容易混淆的甲状腺毒症与甲亢 甲状腺毒症(表 1-5-2)是指血液循环中甲状腺激素过多,引起以神经、循环、消化等系统兴奋性增高和代谢亢进为主要表现的一组临床综合征。其中,由于甲状腺腺体本身功能亢进,合成和分泌甲状腺激素增加所导致的甲状腺毒症称为甲亢(表 1-5-3)。由于甲状腺滤泡被炎症破坏(例如亚急性甲状腺炎、安静型甲状腺炎、产后甲状腺炎等),滤泡内储存的甲状腺激素过量进入循环引起的甲状腺毒症称为破坏性甲状腺毒症。该症患者的甲状腺功能并不亢进。

表 1-5-2　常见甲状腺毒症分类

分　类	疾　病
甲亢	Graves 病(85%) 毒性多结节性甲状腺肿 自主性高功能性甲状腺腺瘤
破坏性甲状腺毒症	亚急性甲状腺炎 桥本甲状腺炎

表 1-5-3　不同类型甲亢鉴别要点

疾　病	临床特征	实验室检查特点	其他检查特点
Graves 病	多见于育龄期女性:甲状腺弥漫性肿大、质地软或坚韧、可闻及血管杂音;部分患者可见浸润性突眼、胫前黏液性水肿	TRAb 高滴度(+)、TPOAb(+)、TgAb(+)	甲状腺^{131}I 摄取率升高、高峰前移
毒性多结节性甲状腺肿	多见于中老年患者,甲亢症状一般较轻;甲状腺结节性肿大,严重肿大者可延伸至胸骨后	血清 T_3 和 FT_3 升高较 T_4、FT_4 升高明显,TRAb(−)	甲状腺^{131}I 摄取率升高或正常甲状腺核素显像提示多发热结或冷、热结节
自主性高功能性甲状腺腺瘤	甲亢症状一般较轻,甲状腺单结节直径一般大于 2.5 cm	特点同毒性多结节性甲状腺肿	甲状腺^{131}I 摄取率升高或正常甲状腺核素显像:腺瘤部位去结节,其余部位显影淡或不显影
垂体 TSH 瘤	甲亢合并垂体瘤表现	TRAb(−)	垂体 MRI 提示垂体瘤

注:TgAb,甲状腺球蛋白抗体。

临床上,我们不能简单地把甲状腺毒症等同于甲亢,而需进一步鉴别。对于非妊娠患者,常用甲状腺放射性核素显像来鉴别 Graves 甲亢与甲状腺炎(表 1-5-4),但禁忌用于妊娠妇女。同样,孕期禁行^{131}I 摄取率检查。

表 1-5-4　不同类型甲状腺炎的临床鉴别要点

疾　病	临床特征	实验室检查特点	其他检查特点
桥本甲状腺炎	慢性病程,女性多见;甲状腺弥漫性肿大、质地坚韧、无压痛;一过性甲亢后容易发生永久性甲减	TPOAb、TgAb 多为高滴度阳性(+),TRAb 可能(+)	甲状腺^{131}I 摄取率降低;甲状腺超声显示片状低回声病变,可有网格特征性改变

续表

疾　病	临床特征	实验室检查特点	其他检查特点
亚急性 甲状腺炎	病前有上呼吸道感染史;发热,甲状腺肿痛向颌下、耳后、颈后放射;甲状腺功能变化可分为甲亢期、甲减期、恢复期,总病程为2～4个月或更长,女性多见	ESR明显增快;TPOAb、TgAb、TRAb(－)或低滴度阳性(＋)	甲状腺激素水平高,而甲状腺^{131}I摄取率降低,形成"分离现象"
产后 甲状腺炎	无痛性甲状腺炎的变异型,产后1年内发病;临床特点同上	同上	哺乳期禁用甲状腺^{131}I摄取率检查

注:ESR,红细胞沉降率。

12. 妊娠期甲亢的鉴别　妊娠期甲亢的鉴别重点是妊娠期一过性甲状腺毒症(gestational transient thyrotoxicosis,GTT)和Graves甲亢。GTT发生在妊娠早期(多于妊娠8～10周发病),呈一过性,与HCG产生增多、过度刺激甲状腺激素产生有关。GTT患者甲状腺自身抗体阴性,无甲状腺弥漫性肿大、结节或肿瘤。GTT通常短暂发生于妊娠前半段,高代谢症状通常不如Graves甲亢严重,但常伴随妊娠剧吐,血清FT$_4$浓度仅轻微增高(T$_3$浓度可能不高),无典型甲状腺肿和眼征,TRAb(－)。

GTT患者以对症支持治疗为主,妊娠剧吐时需要控制呕吐,纠正脱水,维持水电解质平衡。可短时小剂量使用β受体阻滞剂(需要密切随访),不主张给予ATD治疗。每1～2周复查甲状腺功能指标,GTT患者随HCG下降逐渐缓解。一般在妊娠14～18周,血清T$_4$水平可以恢复正常。GTT患者严重病例出现剧烈恶心、呕吐,体重下降5％以上,甚至出现脱水和酮症,所以也称为妊娠剧吐一过性甲状腺功能亢进症。若FT$_4$、FT$_3$升高明显,可短时进行ATD治疗(如PTU)(表1-5-5)。

表1-5-5　GTT与Graves病鉴别

疾　病	发病时间	高代谢症状	伴随症状	甲状腺激素水平	甲状腺自身抗体
GTT	妊娠前半期 (8～10周)	相对较轻,持续时间较短	妊娠剧吐	FT$_4$、TT$_4$ 升高为主	TRAb(－)、TPOAb(－)
Graves 甲亢	妊娠各期	病情较重,持续时间长	甲状腺弥漫性肿大、突眼征	T$_3$升高较T$_4$更显著	TRAb(＋)、TPOAb(－)

13. 甲状腺危象的临床表现　甲状腺危象的临床表现是在原有的甲亢症状上突然加重,且血清FT$_3$或FT$_4$升高。具体临床表现:①发热,体温≥38 ℃,退热药物效果差,全身多汗,面色潮红;②心悸、气短、心动过速(HR≥130次/分),可伴有房颤;③食欲减退、恶心、呕吐、腹泻,严重时可出现黄疸;④极度乏力、烦躁不安、谵妄、嗜睡、昏睡、惊厥、昏迷。

实验室检查异常:肝功能异常、黄疸、酸中毒、水或电解质紊乱。

14. 甲状腺危象的诊断方法 甲状腺危象缺乏特异性诊断指标,其早期诊断存在困难,临床上主要以症状为诊断依据。

目前《甲状腺危象急诊诊治专家共识》推荐联合应用 Burch-Wartofsky 评分量表(BWPS)(表 1-5-6)和日本甲状腺协会(JTA)标准诊断甲状腺危象,以提高临床诊断准确性。

表 1-5-6 Burch-Wartofsky 评分量表(BWPS)

症状、体征		诊 断 参 数		评 分
体温调节障碍		体温/℃	37.2～37.7	5
			37.8～38.2	10
			38.3～38.8	15
			38.9～39.4	20
			39.5～39.9	25
			≥40.0	30
心血管系统异常	心动过速	心率/(次/分)	100～109	5
			110～119	10
			120～129	15
			130～139	20
			≥140	25
	心房颤动	无		0
		有		10
	充血性心力衰竭	无		0
		轻度(足面水肿)		5
		中度(双肺底湿啰音)		10
		重度(肺水肿)		20
胃肠-肝功能异常症状		无		0
		中度(腹泻,腹痛,恶心/呕吐)		10
		重度(不明原因黄疸)		15
中枢神经系统症状		无		0
		轻度(躁动)		10
		中度(谵妄,精神错乱,极度昏睡)		20
		重度(惊厥,昏迷)		30
诱因		无		0
		有		10

注:总分>45 分提示甲状腺危象;25～45 分提示甲状腺危象前期;<25 分不支持甲状腺危象。

Burch-Wartofsky 评分量表(BWPS)是基于临床经验的评分系统,总分>45 分提示甲亢危象。

经过 20 余年的应用,研究者发现 BWPS 诊断标准可能过于敏感,假阳性率较高。2012年,日本提出了甲状腺危象 JTA 诊断标准。临床医生基于对患者症状、体征、器官功能的判断,联合两种诊断标准,可更好地制订治疗决策,避免过度治疗和由此产生的药物毒性风险。

甲状腺危象 JTA 诊断标准如下。

（1）诊断先决条件:甲状腺毒症症状,且血清 FT_3 或 FT_4 水平升高。

（2）症状。

①中枢神经系统(CNS)症状:躁动、谵妄、精神异常/精神错乱、嗜睡/昏睡、昏迷(日本昏迷量表评分≥1 分或 GCS≤14 分)。

②发热:体温≥38 ℃。

③心动过速:心率≥130 次/分或心房颤动时心室率≥130 次/分。

④充血性心力衰竭(CHF):肺水肿、双肺湿啰音(超过 50%肺野)、心源性休克、纽约心脏病协会(NYHA)分级Ⅳ级或 Killip 分级≥Ⅲ级。

⑤胃肠道/肝脏症状:恶心、呕吐、腹泻或总胆红素水平≥3.0 mg/dL。

（3）诊断:TS 分级。TS 分级、特征组合与诊断条件见表 1-5-7。

表 1-5-7 TS 分级、特征组合与诊断条件

TS 分级	特征组合	诊断条件
TS1	首选组合	甲状腺毒症联合至少 1 种 CNS 症状以及发热、心动过速、CHF 或胃肠道/肝脏症状
TS1	替代组合	甲状腺毒症联合以下至少 3 种症状:发热、心动过速、CHF 或胃肠道/肝脏症状
TS2	首选组合	甲状腺毒症联合以下 2 种症状:发热、心动过速、CHF 或胃肠道/肝脏症状
TS2	替代组合	患者满足 TS1 诊断条件,但无法获得血清 FT_3 或 FT_4 的数值

注:TS1,"确诊"TS;TS2,"疑诊"TS。

（4）排除与规定:如果其他伴随疾病明确引起了如下任何症状,可排除甲状腺危象:发热(如肺炎和恶性高热),意识障碍(如精神疾病和脑血管疾病),心力衰竭(如急性心肌梗死)和肝病(如病毒性肝炎和急性肝衰竭)。临床上需要判断症状是由甲状腺危象所致,或只是某种其他伴随疾病的表现,但有时难以鉴别。当伴随疾病作为诱发因素引起上述症状时,则该症状应视为由甲状腺危象所致,对此需要进行临床判断。

15. 甲状腺危象患者入住 ICU 标准　一旦识别为甲状腺危象,应入住 ICU,由内分泌科医生、产科医生、重症医生组成的专业团队共同治疗。

可使用急性生理学与慢性健康状况评分(APACHEⅡ)和序贯器官衰竭评分(SOFA)来评估患者病情严重程度。患者 APACHEⅡ≥8 分,或合并休克、DIC 和多器官功能衰竭时,病死率显著升高,应立即转入 ICU 加强治疗。

16. 甲状腺危象的治疗原则　妊娠期甲状腺危象的处理与非妊娠期基本相同,需要积极综合治疗。主要从 5 个方面进行:①去除诱因;②减少甲状腺激素分泌和合成,减少甲状腺激素的外周效应,控制甲状腺毒症;③改善全身症状和体征(包括高热、脱水、休克和 DIC);④治疗并发症,如心血管、神经和消化系统并发症;⑤确定性(根治)治疗。

17. 甲状腺危象的药物治疗　根据我国 2021 年《甲状腺危象急诊诊疗专家共识》和 2022年《中国甲状腺功能亢进症和其他原因所致甲状腺毒症诊治指南》的推荐,甲状腺危象的治疗药物包括使用 ATD、无机碘化物、糖皮质激素、β受体阻滞剂、退热药等,可减轻甲状腺毒症的不利影响(表 1-5-8)。

表 1-5-8　甲状腺危象的治疗药物

药　　物	剂量及用法	备　　注
丙基硫氧嘧啶	200～400 mg/6～8 h 口服	抑制甲状腺激素合成 抑制外周 T_4 向 T_3 转换
甲巯咪唑	20～30 mg/6 h 口服	
碘化钾饱和溶液 　（SSKI 1 mg/mL 含碘量 为 76.4%，1 mL SSKI（20 滴）含 764 mg 碘）	5 滴/6 h 口服 5～10 滴/6～8 h 经直肠 8 滴/8 h 舌下	抑制甲状腺激素合成和释放； 甲状腺术前应用以减少术中出 血；抑制作用可能持续 1～2 周
卢戈氏碘液（每毫升 20 滴，每滴含 8 mg 碘）	4～8 滴/6～8 h 口服 5～10 滴/6～8 h 经直肠 （100 mL 含 5 g 碘和 10 g 碘化钾）	
β受体阻滞剂 　普萘洛尔 　（口服后约 1 h 起效） 　阿替洛尔 　美托洛尔 　艾司洛尔	60～80 mg/4～6 h 口服 80～120 mg/4 h 口服 0.5～1 mg 静脉注射（初始剂量） 1～2 mg/15 min 静脉注射 50～200 mg/d 口服 100～200 mg/d 口服 负荷剂量 250～500 μg/kg，静脉注射 维持剂量 50～100 μg/(kg·min)，静脉 输注	抑制甲状腺激素外周效应；大 剂量普萘洛尔（>160 mg/d）抑 制外周 T_4 向 T_3 转换（口服后 7～10 天内缓慢下降）；充血性心 力衰竭患者使用 β 受体阻滞剂时 应行有创血流动力学监测，重度 心力衰竭者禁用
糖皮质激素 　氢化可的松	50～100 mg/6～8 h 静脉输注	抑制外周 T_4 向 T_3 转换；预防 相对肾上腺功能不全；随症状改 善逐渐减量，预防高血糖、消化 性溃疡和感染

18. 甲状腺危象发热的处理　高热是甲状腺危象的常见症状。对乙酰氨基酚是首选退热药，500 mg，3 次/天，口服或塞肛。可同时使用降温毯或冰袋进行物理降温。应避免使用非甾体抗炎药和阿司匹林。因为这些药物可以干扰甲状腺结合球蛋白功能，增加游离甲状腺激素。

除退热外，需考虑发热原因。感染是甲状腺危象最常见的诱因之一。积极控制感染对改善甲状腺危象患者的预后非常重要，必要时及时使用抗生素治疗，并留取血液、痰或尿液、引流液等做病原学培养以确定致病菌。如果病原体尚未确定，抗生素治疗范围应覆盖革兰阳性菌和革兰阴性菌，严重病例可使用碳青霉烯类药物。对于无感染迹象的病症患者，也应考虑肺炎和泌尿系统感染。

19. 甲状腺危象的诱因及预防　规律用药、避免突然中断治疗、积极去除诱因是预防甲状腺危象的关键。

（1）健康教育：详细告知患者治疗的重要性、甲状腺危象的常见诱因，应积极避免常见的诱发因素。

（2）ATD 治疗：规律用药，避免 ATD 治疗突然中断，以维持甲状腺功能正常。

（3）去除诱因：感染、手术、应激、突然停药等。

（4）其他治疗：服用 ATD 依从性差的患者，建议进行放射性[131]I 治疗或甲状腺切除术以预防甲状腺危象；对于甲状腺危象治疗成功出院的患者，在行放射性[131]I 治疗或甲状腺切除术前，应规律服药以防止再次出现甲状腺危象。

（5）监测：手术前后应监测患者的一般情况和甲状腺激素水平，警惕甲状腺危象。

20. 妊娠期甲状腺危象诊治流程　见图 1-5-2。

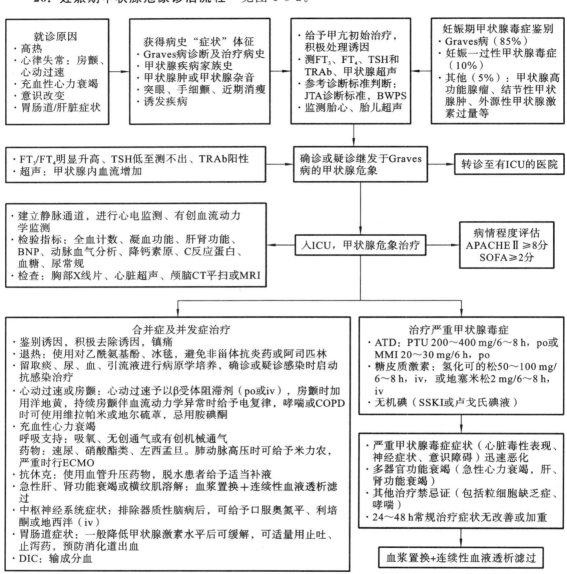

图 1-5-2　妊娠期甲状腺危象诊治流程图

注：po，口服；iv，静脉注射；COPD，慢性阻塞性肺病；ECMO，体外膜肺氧合；SKKI，饱和碘化钾溶液。

二、妊娠合并甲状腺功能减退症

【疾病概述】

甲状腺功能减退症（简称甲减）是由甲状腺激素分泌不足引起，黏液性水肿昏迷是一种极端情况。在碘充足地区,引起甲减的最常见原因是自身免疫性甲状腺炎,其他原因包括甲状腺手术和^{131}I治疗等。美国妊娠期临床甲减的患病率是 0.3%～0.5%,我国报告的患病率是 1.0%。甲减的诊断思路见图 1-5-3。

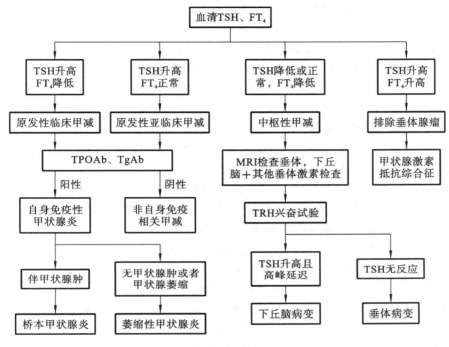

图 1-5-3 甲减的诊断思路

【临床思维】

1. 甲减的临床表现 本病发病隐匿,病程较长,不少患者缺乏特异症状和体征。症状主要以代谢率减低和交感神经兴奋性下降为主,病情轻的早期患者可能没有特异症状。典型患者畏寒、乏力、手足肿胀、嗜睡、记忆力减退、少汗、关节疼痛、体重增加、便秘、女性月经紊乱或者月经过多、不孕。

体格检查:典型患者可见表情呆滞、反应迟钝、声音嘶哑、听力障碍、面色苍白、颜面和(或)眼睑水肿、唇厚舌大且常有齿痕,皮肤干燥、粗糙、脱皮屑,皮肤温度低、水肿,手脚掌皮肤可呈姜黄色,毛发稀疏干燥,跟腱反射时间延长,脉率缓慢。少数病例出现胫前黏液性水肿。本病累及心脏时可出现心包积液和心力衰竭。重症患者可能发生黏液性水肿昏迷。

2. 甲减的实验室诊断标准 血清 TSH 和 TT_4、FT_4 是诊断甲减的第一线指标。因为 T_3 主要来源于外周组织 T_4 的转换,所以不作为诊断甲减的必备指标。亚临床甲减仅有 TSH 增高,TT_4 和 FT_4 正常。TPOAb、TgAb 是鉴别原发性甲减病因的重要指标和诊断自身免疫性甲状腺炎(包括桥本甲状腺炎、萎缩性甲状腺炎)的主要指标。另外,考虑中枢性甲减(中枢性甲减是由于垂体 TSH 或者下丘脑促甲状腺激素释放激素(TRH)合成和分泌不足而导致的甲状腺激素合成减少)时需行垂体、下丘脑 MRI 检测及 TRH 兴奋试验,同时检查性腺和肾上腺皮质功能。

3. 妊娠期临床甲减的诊断标准 血清 TSH>妊娠期特异性参考范围上限,血清 FT_4<妊娠期参考范围下限。因妊娠早期 TSH 水平降低,2019 年版中国《妊娠和产后甲状腺疾病诊

治指南(第 2 版)》建议妊娠早期 TSH 上限的切点值为普通人群 TSH 参考范围上限下降 22%
得到的数值或 4.0 mU/L。

4. 妊娠期临床甲减对妊娠结局及后代的危害 国内外研究表明,妊娠期临床甲减孕妇妊娠不良结局(包括早产、低出生体重儿、流产、死胎及妊娠期高血压疾病等)的风险会增加。妊娠期临床甲减损害后代的神经、智力发育。当妊娠期临床甲减者接受有效治疗后,目前没有证据表明胎儿智力发育受损,胎儿也不需要任何额外的监测措施。但一项病例对照研究发现,与正常甲状腺功能的妊娠妇女相比,未充分治疗的妊娠期临床甲减妇女的后代 7~9 岁时的智商(IQ)值降低了 7 分,运动能力、语言能力及注意力也受到影响,提示母体临床甲减对后代神经认知功能有负面影响。

5. 临床甲减的妇女计划妊娠的条件 临床甲减的妇女计划妊娠前需要通过左甲状腺素钠片(LT$_4$)替代治疗将甲状腺激素水平恢复至正常。具体治疗的目标:血清 TSH 0.1~2.5 mU/L,更理想的目标是 TSH 上限切点值降到 1.2~1.5 mU/L。虽然这两个控制水平的妊娠结局没有差别,但是后者妊娠早期发生轻度甲减的风险进一步降低。一项研究证实:当 TSH<1.2 mU/L 时,仅有 17.2% 的妇女在妊娠期需要增加 LT$_4$ 的剂量。

6. 确诊妊娠期临床甲减后的用药管理 对妊娠期甲减(显性甲减)的临床治疗原则,目前主张一旦诊断,立即干预。争取尽快补充母体缺乏的甲状腺素,以尽量减少甲减带来的后代神经损害和认知障碍,以及可能导致的流产、早产、子痫前期等一系列妊娠并发症。治疗药物首选 LT$_4$,起始剂量为 50~100 μg/d,2 周后随访 TSH 水平。鉴于妊娠期甲状腺功能的变化和母儿需求水平不同,接受 LT$_4$ 治疗的孕妇在妊娠中期以前应当每 2~4 周监测 1 次血清 TSH 浓度,妊娠晚期每 4~6 周监测 1 次,并根据控制目标浓度随时调整药物用量,每次调整的剂量为 25~50 μg/d。对孕前确诊甲减并进行甲状腺激素补充治疗的患者,应当用 LT$_4$ 将 TSH 控制在 2.5 mU/L 以内,一旦妊娠,在原有基础上增加 25%~30% 的 LT$_4$ 用量,同时动态监测 TSH 水平。分娩后由于甲状腺素的需求减少,应相应地减少 LT$_4$ 用量,并于产后 42 天随访甲状腺功能。

7. 妊娠期亚临床甲减(subclinical hypothyroidism,SCH)的治疗及监测 对于妊娠期 SCH 患者,根据血清 TSH 水平、TPOAb 是否阳性决定是否需要 LT$_4$ 干预。LT$_4$ 的剂量根据 TSH 的治疗目标调整。对于甲状腺抗体阳性但甲状腺功能正常的孕妇,在妊娠期间需注意甲减发生的可能,在妊娠前半期应每 4 周监测 1 次 TSH,在妊娠第 26、32 周期间必须至少检测 1 次 TSH。对于妊娠期诊断的 SCH 如已经应用 LT$_4$,无论 TPOAb 是否阳性,均可在产后停用,同时在产后 6 周评估血清 TSH 水平。亚临床甲减的推荐治疗方案及治疗目标见表 1-5-9。

表 1-5-9 亚临床甲减的推荐治疗方案及治疗目标

TSH 范围/(mU/L)	TPOAb	建 议	治疗目标(TSH)/(mU/L)
>4.0	阳性	LT$_4$ 治疗	妊娠早期 0.1~2.5
	阴性	LT$_4$ 治疗	
2.5~4.0	阳性	LT$_4$ 治疗	妊娠中期 0.2~3.0
	阴性	不推荐 LT$_4$ 治疗	
0.1~2.4	阳性	动态监测 TSH	妊娠晚期 0.3~3.0
	阴性	不推荐 LT$_4$ 治疗	

8. 妊娠期甲状腺自身抗体的筛查或检测的意义 高达 20% 的育龄期女性 TPOAb 和

TgAb 阳性。TPOAb 阳性的女性患甲状腺疾病和产后甲状腺炎的风险增加。然而,大多数这些抗体呈阳性的人的甲状腺功能正常。不建议对甲状腺功能正常(如无甲状腺疾病史和甲状腺功能检测结果正常)的女性常规检测 TPOAb,因为单独使用甲状腺激素治疗 TPOAb 并不能改善妊娠结局。

《妊娠和产后甲状腺疾病诊治指南(第 2 版)》推荐对单纯甲状腺自身抗体阳性且有不明原因流产史的妊娠妇女予小剂量 LT$_4$ 治疗(起始剂量 25～50 μg/d)。

9. 黏液性水肿昏迷的定义及治疗

(1) 定义:黏液性水肿昏迷是一种罕见的危及生命的重症,多见于老年患者,通常由并发疾病所诱发。临床表现为嗜睡、精神异常、木僵甚至昏迷、皮肤苍白、低体温、心动过缓、呼吸衰竭和心力衰竭等。本病预后差,病死率达到 20%。

(2) 治疗。

①去除或治疗诱因:感染诱因占 35%。

②补充甲状腺激素:LT$_4$ 300～400 μg 立即静脉注射,随后 LT$_4$ 50～100 μg/d,静脉注射,直至患者可以口服后换用片剂。如果没有 LT$_4$ 注射剂,可将 LT$_4$ 片剂磨碎后由胃管鼻饲。如果症状无改善,改用 T$_3$ 静脉注射,10 μg q4 h,或 25 μg q8 h。黏液性水肿昏迷时 T$_4$ 向 T$_3$ 转换受到严重抑制,口服制剂肠道吸收差,补充甲状腺激素过急、过快可能诱发和加重心力衰竭。

③保温:监测低体温复温过程中出现的血管扩张,血容量不足。

④补充糖皮质激素:静脉滴注氢化可的松 200～400 mg/d。

⑤对症治疗:伴发呼吸衰竭、低血压和贫血时采取相应的抢救治疗措施。

⑥其他支持疗法。

10. 妊娠期单纯低甲状腺素血症的治疗 单纯低甲状腺素血症又称低 T$_4$ 血症,是指妊娠妇女甲状腺自身抗体阴性、血清 TSH 水平正常,且 FT$_4$ 水平低于妊娠期特异性参考范围下限。低甲状腺素血症可能与铁缺乏、碘缺乏或碘过量等相关。迄今为止,没有研究表明 LT$_4$ 干预可以改善低甲状腺素血症对后代神经认知功能的影响。对于是否使用 LT$_4$ 治疗妊娠期单纯低甲状腺素血症尚有争议。美国甲状腺学会(ATA)妊娠相关指南不推荐对单纯低甲状腺素血症妇女进行 LT$_4$ 治疗,而《2014 欧洲甲状腺学会(ETA)孕妇和儿童亚临床甲减的管理指南》推荐妊娠早期发现的单纯低甲状腺素血症患者应使用 LT$_4$ 治疗,而在妊娠中期和晚期发现者不给予治疗。我国 2019 年《妊娠和产后甲状腺疾病诊治指南(第 2 版)》建议积极寻找病因,对因治疗。

11. 产后随访 大多数无症状的妇女应该在产后约 6 周时复查甲状腺功能。

临床病例

患者,女,37 岁。

【主诉】

孕 30^{+1} 周,阴道出血 3 天,发现血压升高 1 天。

【现病史】

患者平素月经规则,妊娠期外院不定期产检,产检 4 次,无头昏、乏力、心慌、胸闷、下腹胀痛、皮肤瘙痒等不适。3 天前无明显诱因阴道少量出血,少于月经量,偶有下腹坠胀感,就诊于当地妇幼保健院,B 超提示胎盘绕过宫颈内口达前壁约 1.49 cm。孕妇有甲亢病史 20 余年,妊娠期未定期复查及治疗。当地妇幼保健院查甲功三项：TSH＜0.01 mU/mL，FT$_4$ 63.64 pmol/L，抗 TPOAb 415.60 U/mL。孕妇自诉活动后即感气促、心慌，现孕 30^{+1} 周，因"中央型前置胎盘、甲亢"转入我院，我院门诊测血压时最高 149/108 mmHg。无头晕、头痛及视物不清。妊娠期间，精神、饮食、睡眠可，大小便无异常，体重随妊娠周数逐渐增加。

【既往史】

有甲亢病史 22 年，2000 年因甲亢于当地医院行甲状腺部分切除术，术后一直未复查，也未服用药物正规治疗；孕 6 产 2，2008 年、2011 年分别行剖宫产术，2016 年因左侧输卵管妊娠在外院行腹腔镜下左侧输卵管切除术。

【入院查体】

血压 174/89 mmHg，HR 110 次/分，无突眼，无双手细颤，未触及甲状腺肿大，呼吸平稳，双肺呼吸音清，未闻及干湿啰音，心律不齐，腹部膨隆，双下肢水肿。

【辅助检查】

（1）4 个月前外院查甲功三项：TSH＜0.01 mU/mL，FT$_4$ 63.64 pmol/L，抗TPOAb 415.60 U/mL。

（2）外院心电图提示：心房颤动伴快速心室率，ST 段压低。

（3）本院肝功能：总胆汁酸 18.0 μmol/L。

（4）本院双侧胸腔彩超：左、右侧胸腔均可见前后径约 1.4 cm 的游离液性暗区。

（5）甲状腺相关检查：抗 TgAb 292.50 U/mL，抗 TPOAb 452.20 U/mL，TSH＜0.005 μU/mL，FT$_3$ 18.55 pg/mL，FT$_4$ 4.97 ng/dL。TRAb＞40 U/L。

【初步诊断】

①子痫前期重度；②中央型前置胎盘；③妊娠合并甲状腺功能亢进；④妊娠合并子宫瘢痕（前次剖宫产）；⑤妊娠期肝内胆汁淤积症；⑥孕 6 产 2，孕 30^{+1} 周，头位，待产；⑦不良孕产个人史；⑧妊娠合并心律失常；⑨双侧胸腔积液。

【诊疗经过】

入院当天 患者入院完善相关检查，组织产科、新生儿科、输血科、麻醉科等相关科室进行多学科会诊讨论。立即启动急危重孕产妇救治程序，同时做好母儿监护，并同时做好随时分娩应急预案。经多学科综合评估后，为患者制订了最优诊治方案：予以 ATD、控制心室率、促胎肺成熟、解痉、降压等对症支持治疗，患者病情稳定。

入院后第 1 天 晨查房时发现患者阴道大量流血，无腹痛。经产科医生评估后立即启动紧急手术预案，备血，并通知介入科做好随时介入止血准备。手术经过顺利，术中出血 300 mL，术后回 ICU 继续治疗。

术后 12 h 患者发热，体温 38.4 ℃，出现大汗淋漓、呼吸急促、烦躁不安、谵妄等症状，伴心动过速，血氧饱和度下降，急性心力衰竭，双肺布满湿啰音，尿量明显减少。完善超声心动图，结果提示双心房大，室间隔稍增厚，主动脉瓣轻度反流，二尖瓣、三尖瓣中度反流，肺动脉高压。BNP 756.25 pg/mL。BWPS 80 分，考虑诊断"甲状腺危象"，予以镇痛镇静，行气管插管后呼吸机辅助通气、股静脉穿刺置管行血液净化、物理降温等支持治疗。

术后第 1 天 经积极对症支持治疗（使用 ATD、糖皮质激素、西地兰、血管活性药，血浆置换，连续性血液透析滤过，机械通气等），患者停用血管活性药，房颤律转为窦性心律，体温较前好转，甲状腺毒症减轻，病情好转。

术后第 2 天　患者顺利脱机拔管，序贯经鼻高流量氧疗。

辅助检查：①BNP 663.45 pg/mL。②甲状腺相关检查：抗 TgAb 181.10 U/mL，抗 TPOAb 223.20 U/mL，TSH 0.32 μU/mL，FT_3 7.01 pg/mL，FT_4 2.98 ng/dL。③床边心电图：窦性心动过缓、左心房负荷过重、左心室高电压、QT 间期延长，部分导联 T 波改变（V2～V4），QTd 正常。

术后第 3 天　患者情绪稳定，无发热、大汗，无胸闷、呼吸困难等不适，BWPS 20 分，基础代谢率为 29%，换为鼻导管低流量给氧。

术后第 10 天　出院。

【经验小结】

对于甲亢患者，需监测基础代谢率（人体在清醒而又极端安静的状态下，不受肌肉活动、食物、环境温度、精神紧张等因素影响时的能量代谢）。基础代谢率测定的条件：在清晨未吃早餐前，室温保持在 20 ℃左右，保持清醒状态，静卧休息半小时左右。基础代谢率＝（脉率＋脉压）－111，脉压是指收缩压和舒张压的差值。基础代谢率受年龄、性别、外界温度、情绪等各方面因素影响。正常的基础代谢率的范围是±10%～±15%。一般认为＋20%～＋30%为轻度甲亢，＋30%～＋60%为中度甲亢，大于＋60%为重度甲亢。

妊娠期甲亢诊断有一定困难，正常妊娠可有类似于甲亢患者的症状和体征，如心动过速、燥热、易出汗等，有些患者会出现严重的甲状腺毒症反应，甚至心力衰竭，重者危及母儿安全。甲状腺危象是一种内分泌急症，早期发现、及时诊断和强化治疗将提高甲状腺危象患者的生存率，但由于缺乏特异性诊断标志物，甲状腺危象的诊断相对困难，目前临床上主要以临床表现为依据，如疑诊甲状腺危象，应尽早开始治疗，以降低病死率。

（郭欢欢　胡　晶）

第六节　妊娠合并血小板减少

正常人群血小板计数（PLT）范围因年龄、性别和种族而异。目前我国成人正常 PLT 是（100～300）×10^9/L，美国成人正常 PLT 为（165～415）×10^9/L。我国人群血小板减少的诊断标准是 PLT＜100×10^9/L。美国妇产科医师学会（ACOG）相关指南将妊娠合并血小板减少定义为 PLT＜150×10^9/L。

血小板减少在妊娠期妇女中的发生率为 7%～11%。妊娠期血小板减少（gestational thrombocytopenia，GT）是妊娠合并血小板减少的最主要原因，约占 80%，其他原因包括妊娠期特异性疾病和非特异性疾病。妊娠期特异性疾病包括子痫前期、HELLP 综合征、妊娠期急性脂肪肝（acute fatty liver of pregnancy，AFLP）等。非特异性疾病包括原发性免疫性血小板减少症（primary immune thrombocytopenia，ITP）、抗磷脂综合征（antiphospholipid syndrome，APS）、系统性红斑狼疮（Systemic lupus erythematosus，SLE）、感染（如丙型肝炎病毒、巨细胞病毒、幽门螺杆菌感染）、药物引起的血小板减少症、DIC、血栓性血小板减少性紫癜（thrombotic thrombocytopenic purpura，TTP）、溶血性尿毒综合征（hemolytic-uremic syndrome，HUS）等（表 1-6-1）。

表 1-6-1　妊娠合并血小板减少的病因分类

病　因		分　类
生理性		妊娠期血小板减少症
病理性	特异性疾病	妊娠期高血压、子痫前期、HELLP 综合征、妊娠期急性脂肪肝
	非特异性疾病	原发性免疫性血小板减少症 继发性免疫性血小板减少症 抗磷脂综合征、系统性红斑狼疮 感染(丙型肝炎病毒、巨细胞病毒、幽门螺杆菌感染) 药物引起的血小板减少症(肝素、抗生素、抗惊厥药、镇痛药) 与全身状况相关(DIC、TTP/HUS、脾隔离、骨髓疾病、营养不足、先天性血小板减少症)

　　血小板主要起到止血和凝血作用,因此血小板减少最常见的表现是黏膜出血,如瘀点、瘀斑、鼻出血、牙龈出血和异常子宫出血,严重者可表现为消化道出血、泌尿生殖系统出血,较少发生关节和危及生命的出血(如颅内出血)。按照血小板的减少程度,血小板减少可分为 4 类(表 1-6-2)。

表 1-6-2　血小板减少严重程度分级

分　类	PLT($\times 10^9$/L)	临 床 表 现
轻度	$51 \sim 100$	无皮肤黏膜出血表现,但外伤后出血较多
中度	$25 \sim 50$	皮肤黏膜可有瘀点、瘀斑,无广泛出血表现
重度	$10 \sim 24$	皮肤黏膜可有广泛瘀点、瘀斑,可出现血尿、黑便等
极重度	<10	可出现自发出血,可危及生命

一、妊娠期血小板减少

【疾病概述】

　　妊娠期血小板减少(GT)是妊娠期最常见的血小板减少类型,发病率为 $70\% \sim 80\%$,是一种生理性减少。GT 是仅次于贫血的第二大妊娠期血液系统并发症,其机制目前仍不完全明确。可能是因为妊娠期血容量增加导致相对性血液稀释、外周组织消耗增加以及聚集增加,导致血小板出现生理性下降。

【临床思维】

　　1. GT 的临床特征　GT 是妊娠期特有的一种生理变化,其主要特征如下。

　　(1)常起病于妊娠中期或妊娠晚期,PLT 一般不低于 80×10^9/L,但有时 PLT 可低至 43×10^9/L。

　　(2)既往在非妊娠期无血小板减少病史。

　　(3)无异常出血症状。

　　(4)不伴新生儿血小板减少及母儿不良事件。

　　(5)分娩后 $1 \sim 2$ 个月后 PLT 可恢复正常,通常不需要治疗。

　　(6)再次妊娠时可能复发。

　　2. GT 的诊断标准　在排除内外科疾病、药物、实验室误差引起的假性血小板减少后可诊断。多发生于妊娠中晚期,PLT 一般不低于 80×10^9/L 且产后可恢复正常。

3. GT 患者分娩方式的选择　GT 患者 PLT 只出现轻度下降(降低约 10%),PLT 一般不低于 80×10^9/L,不影响分娩方式。分娩方式应根据常规的产科因素决定。自然分娩和剖宫产的 PLT 安全水平:自然分娩时 PLT$\geq50\times10^9$/L,剖宫产时 PLT$\geq80\times10^9$/L。

4. GT 对母亲及胎儿的影响　GT 是自限性疾病,母儿均无明显出血风险,当患者终止妊娠后,PLT 可逐渐恢复正常,通常不需要特殊处理。对于分娩前诊断的 GT,建议根据临床情况定期复查 PLT,此外并不需要额外的检查或者特殊处理。

诊断为 GT 的孕妇若 PLT 只出现轻度下降(降低约 10%),一般不需要特殊处理,不会对母儿产生不良影响,但如果生理性的变化超出了一定的范围,则可能影响母儿结局。

建议在分娩后 1～2 个月复查 PLT 以确定是否恢复。

研究发现,有 GT 病史的妇女再次妊娠时血小板减少的风险增加 14.2 倍。对于既往妊娠有 GT 病史的孕妇需要注意孕期 PLT 检查,尤其在妊娠中晚期后,必要时增加检测频次。

二、妊娠期高血压疾病引起的血小板减少

【疾病概述】

妊娠期高血压疾病引起的血小板减少占妊娠合并血小板减少的 5%～21%。妊娠期高血压疾病主要包括妊娠期高血压、子痫前期-子痫、HELLP 综合征等。子痫前期多发生在妊娠中晚期,有高血压表现,约 50% 的子痫前期患者可并发血小板减少,是妊娠合并血小板减少的第二常见原因。除非患者病情发展为 DIC,一般临床很少有出血表现。子痫前期患者血小板减少主要与微血管性溶血性贫血和肝功能异常相关。HELLP 综合征为子痫前期的严重并发症,主要表现有血小板减少、血管内溶血和肝酶水平升高。

【临床思维】

1. HELLP 综合征患者血小板减少的特点及其诊断标准　HELLP 综合征以血小板减少、血管内溶血和肝酶水平升高为特点,是妊娠期高血压疾病的严重并发症。其诊断标准如下。

(1) 血管内溶血:LDH 水平升高,外周血涂片见破碎红细胞、球形红细胞,胆红素≥20.5 μmol/L(1.2 mg/dL),血红蛋白水平轻度下降。

(2) 肝酶水平升高:ALT≥40 U/L 或 AST≥70 U/L。

(3) 血小板减少:PLT$<100\times10^9$/L。

2. 评估 HELLP 综合征患者血小板减少病情的严重程度　可根据 PLT 下降程度将 HELLP 综合征孕妇血小板减少的严重程度分为 3 类(表 1-6-3),这样有利于评估患者严重并发症的发生风险、进展性变化和给予积极的监控处理,避免向严重方向发展。

表 1-6-3　HELLP 综合征患者的血小板减少分级

分　级	PLT($\times10^9$/L)	并发症发生率
轻度减少	>100 且≤150	严重并发症的发生率约 20%
中度减少	>50 且≤100	严重并发症的发生率为 20%～40%
重度减少	≤50	严重并发症的发生率为 40%～60%

3. 终止妊娠后妊娠期高血压患者的血小板变化　与子痫前期或 HELLP 综合征相关的血小板减少症患者的 PLT 在分娩后 24～48 h 内可出现下降,随后迅速恢复。大多数患者

PLT 在分娩后 2～6 天内 PLT 升至 $100×10^9/L$ 以上。部分患者血小板减少可能会持续很长时间,此时通常与其他病理改变相关。

4. 妊娠期高血压疾病引起的血小板减少的治疗方法 根据患者血小板减少的程度有指征地输注血小板和使用肾上腺皮质激素。

(1) PLT>$50×10^9/L$ 且不存在过度失血或血小板功能异常时,不建议预防性输注血小板或剖宫产术前输注血小板。

(2) PLT<$50×10^9/L$ 时可考虑肾上腺皮质激素治疗。

(3) PLT<$50×10^9/L$ 且 PLT 迅速下降或者存在凝血功能障碍时应考虑备血,包括血小板。

(4) PLT<$20×10^9/L$ 时阴道分娩前强烈建议输注血小板,剖宫产术前建议输注血小板。

5. 妊娠期特异性疾病引起血小板减少的终止妊娠时机及分娩方式 因为由子痫前期引起的病理改变及临床症状在终止妊娠后都将好转,因此,当诊断为与子痫前期或 HELLP 综合征相关的血小板减少症(PLT<$100×10^9/L$)伴有严重并发症且孕周≥34 周时,或者有胎膜早破时,建议立即终止妊娠。对于孕周<34 周的患者需要对其进行全面评估,根据母体及胎儿情况适时终止妊娠。

分娩方式应根据常规的产科因素决定。子痫前期患者很少发生大出血,但剖宫产过程中少量出血(例如手术部位渗血)很常见。

6. 妊娠期特异性疾病引起的血小板减少的鉴别诊断 根据疾病发生的时间、临床表现及实验室检查可鉴别妊娠期特异性疾病引起的血小板减少的原因(表 1-6-4)。

表 1-6-4　妊娠期特异性疾病引起的血小板减少鉴别

疾病	GT	子痫前期-子痫	HELLP 综合征	AFLP
时间	中晚期	妊娠前后均可发生		妊娠晚期及分娩初期
临床表现	无	血压升高伴 1 个或多个器官功能受损表现(心、肺、肝、肾、血液系统、消化系统、神经系统、胎儿-胎盘受累)	全身不适、右上腹疼痛、恶心、呕吐、高血压及蛋白尿症状可不典型	恶心、呕吐、上腹痛、厌食、阴道流血流液及疲乏、黄疸、少尿、低血糖、感染、胰腺炎、严重凝血功能障碍、DIC
实验室检查	PLT<$100×10^9/L$,无其他异常表现	①血液系统受损:PLT<$100×10^9/L$,伴血管内溶血,表现有贫血、LDH 水平升高或黄疸;②其他器官功能受损的实验室检查表现	①血管内溶血;②肝酶升高;③PLT<$100×10^9/L$	①血常规:白细胞增多、PLT 进行性降低及红细胞破坏增加;②肝功能异常:转氨酶轻-中度升高、碱性磷酸酶显著升高、胆红素明显上升(以直接胆红素为主);③肾功能异常;④凝血功能:凝血时间延长,纤维蛋白原水平降低
治疗	无需治疗	降压、解痉、预防子痫及对症治疗		一旦患者高度疑似或确诊,尽快终止妊娠

三、妊娠合并原发免疫性血小板减少症

【疾病概述】

妊娠合并原发免疫性血小板减少症(ITP)的年发病率约为 8/10 万,且疾病通常随妊娠进展而加重。多数妊娠合并 ITP 患者没有出血症状,而有出血症状的孕妇,90％表现为轻中度皮肤或黏膜出血。妊娠合并 ITP 的发病率为 1/10000～1/1000,约占妊娠合并血小板减少病因的 3％,但却是妊娠早中期 PLT$<50\times10^9$/L 的最主要原因。

ITP 主要的发病机制是血小板自身抗原免疫耐受性丢失导致体液和细胞免疫异常活化,导致血小板破坏加速及巨核细胞产生血小板不足。

(1)妊娠对 ITP 的影响:妊娠本身通常不影响本病病程及预后。但妊娠有使稳定型 ITP 复发及使活动型 ITP 病情加重的倾向,使 ITP 患者出血机会增多。

(2)ITP 对孕产妇的影响:ITP 对妊娠的影响主要是出血,尤其是 PLT$<50\times10^9$/L。在分娩过程中用力屏气可诱发颅内出血、产道裂伤出血及血肿形成。

(3)ITP 对胎儿及新生儿的影响:妊娠合并 ITP 时,孕妇的 IgG 型抗血小板抗体可以通过胎盘使胎儿血小板被破坏,胎儿和新生儿存在血小板减少的风险。临床研究显示,ITP 患者分娩的新生儿中,几乎有 1/4 的新生儿 PLT$<150\times10^9$/L,PLT$<50\times10^9$/L、PLT$<20\times10^9$/L 的发生率分别为 10％和 5％。没有证据表明剖宫产对 ITP 孕妇的胎儿比阴道分娩更安全,与 ITP 相关的血小板减少症导致的新生儿出血并发症发生率<1％,多数新生儿出血发生在出生后 24～48 h。

【临床思维】

1. 妊娠合并 ITP 患者的临床表现 主要表现是皮肤黏膜出血和贫血。轻者仅有四肢及躯干皮肤的出血点、紫癜及瘀斑、鼻出血、牙龈出血,严重者可出现消化道、生殖道、视网膜及颅内出血。脾脏不大或轻度增大。PLT$<100\times10^9$/L。一般 PLT$<50\times10^9$/L 时才出现临床症状。骨髓检查提示,巨核细胞正常或增多,成熟血小板减少。血小板抗体测定大部分为阳性。

2. 妊娠合并 ITP 的诊断 妊娠合并 ITP 是排除性诊断。诊断步骤与非妊娠患者类似,但须鉴别 GT、子痫前期等。当血小板减少孕妇有可疑 ITP 病史或 PLT$<80\times10^9$/L 时应进一步排查妊娠合并 ITP 的可能。除详细的病史采集和体格检查外,应进行的实验室检查项目包括外周血全血细胞及网织红细胞计数、凝血功能、肝肾功能、甲状腺功能、抗核抗体谱、抗磷脂抗体、HBV/HCV/HIV 抗体、IgA/IgG/IgM 水平和外周血涂片镜检。如不伴有血细胞形态异常,原则上不推荐骨髓检查。

ITP 的诊断要点如下。

(1)至少连续 2 次血常规检查显示血小板减少。

(2)外周血涂片镜检显示血细胞形态无明显异常。

(3)脾脏一般不增大。

(4)骨髓穿刺检查:细胞形态学特点为巨核细胞增多或正常,伴成熟障碍。

(5)排除继发性血小板减少性疾病及与妊娠相关的血小板减少性疾病。

3. 妊娠合并 ITP 的鉴别诊断 诊断妊娠合并 ITP 时,需要鉴别的疾病包括 GT、子痫前期、HELLP 综合征、继发免疫性血小板减少症、DIC、TTP/HUS 等。GT 与 ITP 均为排除性诊断,缺乏特异性检查,其临床表现及 PLT 下降水平常有部分重叠,ITP 与 GT 的鉴别要点见

表 1-6-5。在排除其他病因后，鉴别诊断存在困难时，PLT＜50×10⁹/L 者应按 ITP 诊断及处理。

表 1-6-5　GT 与 ITP 的鉴别要点

项　目	GT	ITP
发病孕周	多见于妊娠中晚期	可发生于妊娠各阶段，多见于妊娠早中期
临床表现	无症状	可伴有自发出血症状(PLT＜20×10⁹/L 时)
现病史	无出血及血小板减少病史	有自发出血或血小板减少史
诊断时 PLT	多数＞70×10⁹/L	多数＜70×10⁹/L
新生儿血小板减少症	无	可能出现
分娩后产妇血小板变化	多数两周内恢复正常	可能上升至妊娠前水平，部分患者进一步降低
治疗	不需药物治疗	部分患者需要接受药物治疗

4. 评估妊娠合并 ITP 的病情　ITP 患者的妊娠期管理需要产科与血液科医生共同参与。对于伴发内科合并症及 PLT＜50×10⁹/L 的孕妇，考虑到妊娠期病情加重以及需要接受治疗的概率升高，基于医疗条件所限，基层医院或专科医院应转诊至具有综合诊治能力的三级医院行孕期保健。

结合妊娠期特点，参考非妊娠期 ITP 的分级，妊娠期重症 ITP 定义为 PLT＜10×10⁹/L 伴活动性出血，或出血评分≥5 分(评分系统见表 1-6-6)。对妊娠合并 ITP 患者病情的评估需结合 PLT 及其下降的速度、出血评分及对治疗的反应综合评估，同时关注凝血功能及是否伴有妊娠合并症或并发症。

表 1-6-6　妊娠合并 ITP 出血评分改良系统

评分/分	皮下出血(瘀点、瘀斑、血肿)		黏膜出血(鼻腔、齿龈、口腔、结膜)			深部器官出血			
	头面部	其他部位	偶发、可止	多发、难止	伴贫血	内脏(肺、胃肠道、泌尿生殖系统)			中枢神经系统
						无贫血	伴贫血	危及生命	
1		√							
2	√		√						
3				√		√			
5					√		√		
8								√	√

注：基于妊娠合并 ITP 患者为育龄期女性，评分系统去除年龄评分；对于伴贫血者进行评分时需鉴别妊娠期贫血的原因。

5. 妊娠合并 ITP 的监测　对于 PLT＞50×10⁹/L 并稳定、无出血症状、无妊娠合并症及并发症者，可常规产前检查，并在每次产前检查时行血常规检查。PLT(30～50)×10⁹/L 者，每 2 周行 1 次血常规检查，根据 PLT 下降程度、是否伴出血症状及其他并发症而决定是否要缩短产前检查间隔时间。PLT＜30×10⁹/L 需要药物治疗者，每 1～2 周监测 1 次 PLT 及自发出血症状，评估治疗的效果及病情程度。

6. 妊娠合并 ITP 的治疗原则 妊娠合并 ITP 的治疗目的是降低妊娠期出血及与血小板减少相关的区域麻醉和分娩出血并发症风险。除分娩期外,妊娠合并 ITP 的治疗指征与非妊娠患者一致。当患者 PLT<30×10⁹/L 且伴活动性出血或准备分娩时,应提升 PLT 至相对安全水平。

7. 妊娠合并 ITP 的首选治疗方案 首选糖皮质激素治疗。妊娠期 PLT<50×10⁹/L、有出血症状时,可以口服糖皮质激素(泼尼松 20 mg/d,起效 3 周后逐渐减量,以 5～10 mg/d 剂量维持)。用药过程中注意监测患者血压、血糖、血脂、精神状态等。分娩后严密监测产妇血小板水平,并缓慢减少糖皮质激素用量,以免对产妇精神状态造成不利影响。

8. 妊娠合并 ITP 患者糖皮质激素效果不佳时的处理方法 糖皮质激素效果不佳、有严重不良反应或需紧急提高血小板水平的患者,可静脉注射免疫球蛋白(IVIg)。指南推荐 IVIg 1 g/(kg·d)×(1～2 天)或 400 mg/(kg·d)×(3～5 天),IVIg 的起效时间优于糖皮质激素,但不能维持长期疗效,且费用较高。

9. 妊娠合并 ITP 的二线治疗方案 对于初始治疗失败的妊娠合并 ITP 患者,可采取的进一步治疗措施如下。

(1)糖皮质激素联合 IVIg:对泼尼松或 IVIg 单药治疗无效及泼尼松维持治疗中失去反应的患者,二者联合可能有效。或给予大剂量甲泼尼龙＋IVIg 治疗。

(2)重组人血小板生成素(rhTPO):对初始治疗无效的晚期妊娠合并 ITP 患者,可考虑给予 rhTPO,但部分国际指南认为 rhTPO 受体激动剂有一定毒性,所以在妊娠期并不推荐使用。

10. ITP 患者的妊娠建议 ITP 患者发生出血、流产、血栓形成等风险大,妊娠前 PLT<30×10⁹/L、有出血症状且控制困难、对治疗无效或有严重合并症(糖尿病、高血压、脂代谢异常、肾病、自身免疫系统疾病或既往存在血栓病史)者不建议妊娠。

对 ITP 且要求妊娠的患者,妊娠前充分告知以下几点。

(1)虽然妊娠期出血风险相对较低,但仍存在发生严重出血(尤其是新生儿颅内出血)的风险。

(2)抗心磷脂抗体阳性者,流产及动静脉血栓形成的风险增加,若既往存在流产史或血栓病史,建议使用肝素抗凝治疗。

(3)妊娠过程中存在 PLT 进一步降低的可能,必要时需要治疗。

(4)妊娠期对血小板减少的治疗可能引起高血压、糖尿病、脂代谢异常等相关并发症。

11. ITP 患者的备孕 ITP 患者半数以上在妊娠期会出现 PLT 进一步下降,目前尚缺乏 ITP 患者妊娠前行脾切除的指征。妊娠前行治疗性脾切除的适应证如下。

(1)当 PLT<30×10⁹/L 且伴有出血症状时。

(2)因妊娠期药物治疗仅限于糖皮质激素或丙种球蛋白,故对于妊娠前糖皮质激素、丙种球蛋白治疗无效或激素不良反应严重者可在妊娠前行治疗性脾切除。

(3)妊娠前血小板重度减少,既往丙种球蛋白治疗有效,但妊娠期有反复使用或在妊娠早期即需使用丙种球蛋白的可能,考虑到输注血液制品潜在副作用、治疗敏感性降低及费用较高等因素,此类患者可于妊娠前行治疗性脾切除。

12. ITP 患者妊娠期血小板的控制目标 ITP 患者的血小板功能正常,因此没有必要维持 PLT 在正常范围。研究显示,15%～30%合并 ITP 的孕妇需要药物治疗。

13. 妊娠合并 ITP 患者终止妊娠的时机及方式 妊娠合并 ITP 患者的分娩时机应结合

PLT、是否伴有出血症状、药物治疗的有效性、是否伴有产科并发症、胎儿成熟度及宫内情况、医院血源供给及综合救治能力等多方面因素综合评估决定,适时终止妊娠。

妊娠合并 ITP 患者中没有出血表现和 PLT≥30×10⁹/L 的孕妇在妊娠 36 周之前不需要任何治疗,原则上可等待自然临产,但产检时应加强监测。

没有证据表明妊娠合并 ITP 时剖宫产比阴道分娩更安全,分娩方式主要基于产科方面决定,应避免在分娩过程中增加胎儿出血风险。妊娠合并 ITP 患者因血小板抗体可以通过胎盘而有引起婴儿或新生儿血小板减少和发生出血的风险,应避免使用复杂器械分娩。

14. 妊娠合并 ITP 患者分娩时血小板的控制目标　对正常的阴道分娩,PLT$>$50×10⁹/L,适当情况下 PLT 在 30～50×10⁹/L 也是安全的。对于剖宫产,PLT$>$50×10⁹/L,硬膜外麻醉时要求 PLT$>$80×10⁹/L,否则可能有导致血肿形成和神经损伤的危险(表 1-6-7)。有剖宫产术指征者,根据血小板水平选择麻醉方式,可于术前及术中输注血小板。PLT$>$20×10⁹/L、无出血症状的患者可于术前 0.5～1.0 h 输注血小板,过早输注可能会导致其被抗血小板抗体破坏而失效。

表 1-6-7　分娩方式与麻醉方式的选择

分娩方式	麻 醉 方 式	PLT
自然分娩	无	≥50×10⁹/L,适当情况下 PLT 在 (30～50)×10⁹/L 也是安全的
剖宫产	椎管内麻醉(包括蛛网膜下腔阻滞、硬膜外阻滞、腰硬联合麻醉、硬脊膜穿破硬膜外麻醉)	≥80×10⁹/L 且无出血症状
	全身麻醉	<50×10⁹/L
	如果 PLT 为(50～70)×10⁹/L,应充分评估患者行椎管内麻醉或全身麻醉的利弊后确定麻醉方式	

临床应密切关注 ITP 患者在接受椎管内操作后出现的神经系统相关症状(通常在操作后 48 h 内出现),如患者出现下肢运动障碍、背部疼痛、下肢疼痛、下肢感觉异常、鞍区感觉异常、泌尿系统或肠道功能障碍等,可能预示发生脊髓硬膜外血肿,需要紧急处理。对于剖宫产术或阴道分娩后的镇痛,因非甾体抗炎药可降低血小板的聚集功能,故对于 PLT<100×10⁹/L 的患者,产后或术后应避免使用非甾体抗炎药。

15. 妊娠合并 ITP 患者的母乳喂养指导　ITP 不是母乳喂养的禁忌证,但妊娠合并 ITP 患者母乳中含有血小板抗体,是否母乳喂养视母亲病情及胎儿血小板情况而定。

糖皮质激素或丙种球蛋白治疗对哺乳影响较小,产后不需要限制哺乳。其他免疫抑制剂对后代的影响并不确切,所以不建议应用。泼尼松用量≤20 mg/d 的产妇的母乳对新生儿的影响较小;当泼尼松用量>20 mg/d 时,建议弃去服药后 4 h 内的乳汁,服药 4 h 后再哺乳。如果母乳喂养新生儿出现严重的血小板减少症且持续 1 周,建议暂停母乳喂养一段时间以观察新生儿血小板有无上升趋势。

16. 妊娠合并 ITP 患者的抗凝治疗　对于 PLT>50×10⁹/L 且出血概率低的患者建议予以低分子肝素抗凝治疗或预防血栓。PLT>50×10⁹/L 时抗凝治疗是安全的。对于 PLT<50×10⁹/L、下肢静脉血栓形成风险高的患者应进行充分的风险评估。当 ITP 患者出现严重血小板减少时,应警惕血栓形成而导致的血小板进一步减少。ITP 患者进行手术分娩、因其他

疾病不能活动、有先天性或获得性血栓形成倾向（如抗磷脂综合征）或最近有静脉血栓形成时应考虑进行预防血栓形成的治疗。

四、TTP 与 HUS

【疾病概述】

近年来妊娠合并微血管病在孕妇中发病率有上升趋势，发病率为 1/10 万～1/2.5 万。TTP 是一种临床上较为罕见，起病急骤的弥漫性血栓性微血管疾病。产科中该病较少见，但其在妊娠中后期可因妊娠诱发出现，妊娠相关 TTP 占所有 TTP 病例的 12%～31%。妊娠期 TTP 起病急，治疗难度大，病死率高，严重危及母儿生命。

TTP 为一组微血管血栓出血综合征，其主要临床特征包括微血管病性溶血性贫血、血小板减少、神经精神症状、发热和肾脏受累等。TTP 的主要发病机制涉及血管性血友病因子（von Willebrand factor，vWF）裂解酶（ADAMTS13）活性缺乏、血管内皮细胞 vWF 异常释放、补体异常活化、血小板异常活化等。根据 ADAMTS13 活性缺乏机制不同，将 TTP 分为遗传性 TTP（cTTP，又称为 Upshaw-Schulman 综合征）和免疫性 TTP（iTTP）。

HUS 是临床表现为微血管病性溶血性贫血、血小板减少和急性肾损伤的一组罕见特发性疾病，妊娠期发病率在 1/25000，多发生在产后，主要表现为进行性肾衰竭、微血管病理性溶血性贫血、其他器官微血栓性组织缺血性损伤、PLT 下降（但一般 PLT＞50×10⁹/L），皮肤紫癜及活动性出血少见。

【临床思维】

1. TTP 的临床表现

（1）出血：以皮肤、黏膜为主，严重者可有内脏或颅内出血。

（2）微血管病性溶血性贫血：多为轻、中度贫血，可伴黄疸。

（3）神经精神症状：表现为意识紊乱、头痛、失语、惊厥、视力障碍、谵妄、偏瘫以及局灶性感觉或运动障碍等，缺乏典型表现，以发作性、多变性为特点。

（4）肾脏损害：可出现蛋白尿、血尿、管型尿，血尿素氮及肌酐水平轻度升高。

（5）发热：体温＞37.5 ℃。

（6）胸痛、腹痛、乏力、关节痛、肌肉痛等其他器官损伤的临床表现。

2. TTP 的实验室检查特点

（1）血常规：不同程度贫血；外周血涂片可见异形红细胞及红细胞碎片（＞1%）；网织红细胞计数大多增高；PLT 显著降低，半数以上患者 PLT＜20×10⁹/L。

（2）血液生化：血清游离血红蛋白和间接胆红素水平升高，血清结合珠蛋白水平下降，血清 LDH 明显升高，尿胆原阳性。血尿素氮及肌酐水平不同程度升高。肌钙蛋白 T 水平升高见于心肌受损。

（3）凝血检查：APTT、PT 及纤维蛋白原检测多正常，偶有纤维蛋白降解产物水平轻度升高。

（4）血浆 ADAMTS13 活性及抑制物或 IgG 抗体测定：TTP 患者血浆 ADAMTS13 活性显著降低（＜10%）；iTTP 患者 ADAMTS13 活性显著降低且检出 ADAMTS13 抑制物或 IgG 抗体；cTTP 患者不存在 ADAMTS13 抑制物或 IgG 抗体，基因测序有助于鉴别诊断。

（5）抗人球蛋白（Coombs）试验：阴性，但在部分继发于免疫病的患者中可为阳性；血浆游离血红蛋白增加,血清结合珠蛋白水平下降。

（6）ADAMTS13 基因检测:对怀疑 cTTP 患者可进行 ADAMTS13 基因突变检测,有助于确立诊断及遗传咨询。

（7）其他:乙型肝炎病毒、丙型肝炎病毒、人类免疫缺陷病毒血清学检查,甲状腺功能、抗核抗体谱、狼疮抗凝物、抗磷脂抗体、颅脑 CT、磁共振成像（MRI）及脑电图检查。

3. TTP 的诊断标准　目前,TTP 的实验室检查结果为溶血性贫血及血小板减少,一般发生于妊娠晚期和产后早期。临床上常常因抽搐就诊,易误诊为子痫,死亡率极高。

TTP 的诊断需要具备以下条件。

（1）具备 TTP 临床表现（表 1-6-8）。常有微血管病性溶血性贫血和血小板减少,但并非所有患者具备所谓的"三联征"或"五联征"。

具有以下 2 个主要表现及任何 1 个次要表现即可诊断为 TTP。

①主要表现。

a. 微血管病性溶血:溶血性疾病的临床表现。

b. 血小板减少:PLT$<100\times10^9$/L。

②次要表现。

a. 典型的中枢神经系统症状。

b. 发热:体温$\geqslant37.5$ ℃。

c. 肾脏损害:肾功能不全,如血尿、蛋白尿、管型尿和（或）血肌酐>177 μmol/L。

（2）典型的血细胞计数变化和血生化改变:贫血、PLT 显著降低,尤其是外周血涂片中红细胞碎片明显增高（$>1\%$）;血清游离血红蛋白水平增高,血清 LDH 水平明显升高。凝血功能检查基本正常。

（3）血浆 ADAMTS13 活性显著降低（$<10\%$）:iTTP 患者常检出 ADAMTS13 抑制物或 IgG 抗体。部分患者此项检查正常。

（4）排除 HUS、DIC、HELLP 综合征、Evans 综合征、子痫、灾难性抗磷脂综合征等疾病。

临床表现典型的患者诊断不难,但多数患者临床表现存在明显个体差异,需结合多方面资料综合判断。对初发患者应全面收集临床资料,对疑似患者需进行 TTP 发病危险度评估,推荐使用 PLASMIC 评分系统（表 1-6-8）:评分 0～4 分为低危,TTP 预测效率$<5\%$;评分 5 分为中危,预测效率 5%～25%;评分 6～7 分为高危,预测效率 60%～80%。临床验证发现评分为高危者诊断 TTP 的敏感性为 81.7%,特异性为 71.4%。

表 1-6-8　用于评估 TTP 发病危险度的 PLASMIC 评分表

项　　目	分值/分
外周血 PLT$<30\times10^9$/L	1
溶血证据（网织红细胞$>2.5\%$、间接胆红素>34.2 μmol/L、结合珠蛋白消失）	1
无进展期癌症	1
无实体器官移植或干细胞移植史	1
平均红细胞体积（MCV）<90 fL	1
国际标准化比值（INR）<1.5	1
肌酐<20 mg/L（176.8 μmol/L）	1

对临床评估中度或高度疑似 TTP 的患者,及时留取血样本送检,测定 ADAMTS13 活性及抑制物或 IgG 抗体,不必等待检测结果回报,立即开始血浆置换和糖皮质激素治疗。如后续检测报告血浆 ADAMTS13 活性<10%,即可诊断 TTP;血浆 ADAMTS13 活性>20%时可基本排除 TTP;血浆 ADAMTS13 活性 10%~20%并不能完全排除 TTP,需根据临床判断及密切随访。

4. 妊娠合并 TTP 的治疗原则 因本病病情凶险,病死率高。其治疗原则是在诊断明确或高度怀疑本病时,不论轻型或重型都应尽快开始积极治疗。首选血浆置换治疗,其次可选用新鲜血浆或新鲜冰冻血浆输注和药物治疗。对高度疑似和确诊病例,仅在出现危及生命的严重出血时才考虑输注血小板。

5. 血浆置换的适应证以及时机 原发性 TTP 是血浆置换的适应证。在诊断妊娠合并 TTP 或高度怀疑本病时,不论轻型或重型都应尽快开始积极治疗。血浆置换是妊娠合并 TTP 的一线治疗方案。当严重肾衰竭时,可与血液透析联合应用。对继发性 TTP 患者血浆置换疗法常无效。

血浆置换疗法:采用新鲜血浆或新鲜冰冻血浆。血浆置换量:推荐为每次 2000 mL(或为40~60 mL/kg),每日 1~2 次,直至症状缓解、PLT 及 LDH 恢复正常,以后可逐渐延长置换间隔。对暂时无条件行血浆置换治疗或遗传性 TTP 患者,可输注新鲜血浆或新鲜冰冻血浆。推荐剂量为 20~40 mL/(kg·d),注意液体量平衡。

6. 妊娠合并 TTP 的免疫治疗 发作期 TTP 患者辅助使用甲泼尼龙(200 mg/d)或地塞米松(10~15 mg/d)静脉输注 3~5 天,后过渡至泼尼松(1 mg/(kg·d)),病情缓解后减量至停用。伴抑制物的特发性 TTP 患者也可加用长春新碱或其他免疫抑制剂,减少自身抗体产生。复发和难治性(或高滴度抑制物)特发性 TTP 患者也可加用抗 CD20 单克隆抗体,清除患者体内抗 ADAMTS13 自身抗体,减少复发。推荐剂量为抗 CD20 单抗每周 375 mg/m²,连续应用 4 周。

7. 妊娠合并 TTP 的其他治疗

(1)静脉滴注免疫球蛋白:效果不如血浆置换疗法,适用于血浆置换无效或多次复发的病例。

(2)贫血症状严重者可以输注浓缩红细胞。

(3)抗血小板药物:病情稳定后可选用双嘧达莫和(或)阿司匹林,对减少复发有一定作用。

8. 妊娠合并 TTP 患者的妊娠期监测和预防 妊娠期间至少每 2 周检查 1 次 PLT,PLT>50×10⁹/L 时,常规给予小剂量阿司匹林和低分子肝素预防血栓形成,必要时加做微血管病性溶血检查,同时定期监测胎儿状况,定期检测胎儿发育状况,检测子宫动脉血流,评估胎儿和胎盘血供情况。若发现血小板减少和微血管病性溶血,及时进行血浆置换治疗。

此疾病发展迅速,病情危重,易发生多器官功能衰竭,孕产妇死亡率极高,一旦确诊,需积极治疗,严密监护。具体如下。

(1)加强意识状态监测。

(2)加强有效血容量、尿量及肾功能的监测,避免加剧肾功能损害。

(3)注意出血倾向的观察。

(4)注意重要器官及全身功能的监护。

（5）适时终止妊娠。

　　9. 妊娠合并 TTP 患者终止妊娠的时机　目前对于妊娠合并 TTP 患者何时终止妊娠的时机尚无统一标准,如果确诊 TTP 的患者伴有较多并发症且危及母体及胎儿安全,应尽快终止妊娠。终止妊娠是 TTP 的治疗方法之一,治疗无效者常常 PLT$<30\times10^9/L$,多选择全身麻醉下剖宫产终止妊娠。红细胞输注应根据心功能的情况,且 Hb<70 g/L 才考虑输注。除非有致命性出血,通常认为 TTP 患者不能输注血小板,因其促成血小板微血栓形成可加重病情。

　　血浆置换不需要终止妊娠。妊娠早期合并 TTP 患者经过正规血浆置换或血浆输注,可继续妊娠至足月分娩活婴。因孕期血液的高凝状态会持续至产后 6 周,若血浆置换治疗 3～15 天后化验指标无改善,终止妊娠可以改善高凝状态,从而改善母儿预后。

　　10. 妊娠合并 TTP 的预后　未经治疗干预的 TTP 孕产妇的病死率>60％,而胎儿丢失率达 20％。

　　大多数妊娠合并 TTP 患者产后可以恢复正常,但再次妊娠时的复发率为 100％,获得性复发率为 0～50％。建议有 TTP 病史的女性妊娠前和妊娠期检测活性,若 ADAMTS13 活性<10％,且其抗体(抑制物)阴性,应给予血浆输注,分娩前推荐使用血浆置换以保证足够水平的 ADAMTS13。

　　11. 妊娠合并 HUS 的预防及干预　目前关于妊娠合并 HUS 的病例资料较少,多发生于产后,预防措施有限。数据显示,再次妊娠时合并 HUS 的复发率在 10％～30％,对于存在阳性家族史、既往有 HUS 发作、产后 6～12 个月内发病或在妊娠期或产后发病的患者以及病因不明、临床病程较差的患者,应考虑筛查补体基因。

　　12. 产后 HUS 的预防及干预　妊娠期血液的高凝状态会持续至产后 6 周,故血浆置换应维持治疗至产后 6 周至 6 个月,其间继续监测各器官功能及 PLT。

　　13. HELLP 综合征与 HUS、TTP 的鉴别诊断　微血管病性溶血性贫血、血小板减少及肾衰竭三种症状在 HELLP 综合征、HUS、TTP 患者中均存在。临床上三者相似的临床症状和实验室检查结果,给疾病的诊断和治疗带来困难。因此,认识 HELLP 综合征、HUS、TTP 三者的不同有利于临床上更好地诊治,改善母儿的预后。HELLP 综合征、HUS、TTP 的鉴别见表 1-6-9。

表 1-6-9　HELLP 综合征、HUS、TTP 的鉴别

项　　目	HELLP 综合征	HUS	TTP
发生时间	多发生于妊娠 20 周后或产后	足月,产后	整个妊娠期(多在中晚期)
主要损害器官	肝脏	肾脏	神经系统
溶血	＋	＋	＋
PT/APTT	正常	正常	正常
纤维蛋白原(或) D-二聚体	正常	正常(或) 轻度增高	正常(或) 轻度增高

续表

项　目	HELLP 综合征	HUS	TTP
PLT	↓	↓	↓
ADAMTS13	正常	正常	缺乏
vWF	－	－	＋
志贺菌素	－	±	－
高血压	＋	＋	－
肾功能损害	±	＋	±
肝功能损害	＋	±	±
神经系统损害	±	±	＋
腹部症状	＋	±	±
血性腹泻	－	＋	－

注：＋，表示有；±，可疑；－，表示无。

临床上，HELLP 综合征患者终止妊娠 1 周内症状无自限性（血小板减少和溶血进一步恶化）或治疗 12～24 h 后病情仍无好转，结合实验室检查应考虑 HUS、TTP 的可能。HUS、TTP 患者病情发展迅速，病程常持续 2 周以上，神经系统症状和肾功能异常进行性加剧。

总之，血小板减少是妊娠期一种较常见的临床表现。单纯性轻度 GT 对母亲或胎儿没有风险，仅需要妊娠期监测、随访。严重者与高血压、肝肾功能异常、神经系统异常表现相关，需要考虑不同的病理生理机制，根据不同发病原因针对性采取相应预防措施，减少母儿不良结局。

临床病例

孕妇，37 岁。

【主诉】

孕 36^{+6} 周，腹痛 3 h 余。

【现病史】

妊娠早期无明显恶心、呕吐等早孕反应。孕 5 个月余感胎动至今。妊娠期不定期产检，产检次数不详。妊娠期无头晕、乏力、心慌、胸闷、下腹胀痛、皮肤瘙痒等不适。3 h 前无明显诱因出现腹痛，伴恶心、呕吐、头晕、头痛及视物模糊，无阴道流血流液，遂收入我院。

【既往史】

既往体健，否认高血压、糖尿病、心脏病，否认肝炎、结核等传染病史，否认食物药物过敏史，既往因宫外孕行手术治疗（具体不详）。生育史：24 岁结婚，已育，孕 6 产 2，顺产 2 次，宫外孕 1 次，人流 2 次。家族史：无特殊。

【入院查体】

T 36.5 ℃,P 69 次/分,BP 165/110 mmHg,心肺听诊无异常,妊娠腹,未触及明显压痛及反跳痛,双下肢中度水肿。

【辅助检查】

2021 年 10 月 10 日。

本院肝、胆、胰、脾、肾脏彩超未见异常。

胎儿彩超提示胎儿估重 2224 g。

凝血常规:凝血酶时间 23.9 s,活化部分凝血活酶时间 36.4 s,血浆纤维蛋白原 0.56 g/L。血浆 D-二聚体 138.10 μg/mL。

血常规:白细胞 14.63×10⁹/L,血红蛋白 146 g/L,PLT 89×10⁹/L。

肝功能:丙氨酸转氨酶 30.93 U/L,天冬氨酸转氨酶 65.67 U/L,总胆红素 23.95 μmol/L,间接胆红素 17.86 μmol/L。

心肌酶谱:LDH 1053.93 U/L,α-羟基丁酸脱氢酶 877.36 U/L,肌酸激酶同工酶 182.24 U/L。

肾功能:肌酐 97.24 μmol/L,胱抑素 C 2.17 mg/L。

电解质:钙 1.86 mmol/L。

【初步诊断】

①重度子痫前期;②血小板减少:HELLP 综合征(?)、妊娠期急性脂肪肝(?);③孕 6 产 2,孕 36⁺⁶ 周,头位,待产;④胎儿生长受限。

【诊疗经过】

入院后完善相关检查(表 1-6-10),尿淀粉酶阴性。尿常规:蛋白(+++)。BNP 阴性。

表 1-6-10 实验室检查

项　　目	术前	术后	术后 4 h	术后 1 天	术后 2 天	术后 3 天	术后 5 天
WBC(×10⁹/L)	14.63	11.43	8.94	13.81	13.14	10.95	6.59
HGB/(g/L)	146	79	80	70	63	77	83
PLT(×10⁹/L)	89	40	26	22	84	101	139
PT/s	23.9	20.8	12.5	10.3	—	9.9	10.1
APTT/s	36.4	31.5	33.3	25.5	—	22	29.2
FIB/(g/L)	0.56	1.15	1.34	2.14	—	2.13	2.62
D-D/(μg/mL)	138.1	104.72	60.05	21.68	—	25.6	13.5
ALT/(U/L)	30.93	125.05	147	98	55	41	36.59
AST/(U/L)	65.67	256.78	451	179	41	30	28.24

续表

项 目	术前	术后	术后 4 h	术后 1 天	术后 2 天	术后 3 天	术后 5 天
LDH/(U/L)	1053.93	—	1663	1413	695	581	550.71
TBil/(μmol/L)	23.95	28.04	34.9	20.2	13.5	16.5	15.84
Cr/(μmol/L)	97.24	113.13	136	135.2	164	147.8	76.29

注：WBC，白细胞；HGB，血红蛋白；PLT，血小板计数；PT，凝血酶原时间；APTT，活化部分凝血活酶时间；FIB，血浆纤维蛋白原；D-D，D-二聚体；ALT，丙氨酸转氨酶；AST，天冬氨酸转氨酶；LDH，乳酸脱氢酶；TBil，总胆红素；Cr，肌酐。

患者因"重度子痫前期"在全麻下行剖宫产术、双侧子宫动脉结扎术，术中见腹腔内淡红色腹腔积液 300 mL，胎盘自然娩出，完整，胎盘 3/4 面积呈暗红色，且局部增厚，余 1/4 面积胎盘组织菲薄，色泽较浅，羊水Ⅲ度粪染伴暗红色血染，子宫表面广泛紫蓝色瘀斑，以右侧宫角为甚，术中出血 1000 mL，输冷沉淀 8.5 U、冰冻血浆 1000 mL，人纤维蛋白原 1.0 g，术中血压波动在 108~165/62~125 mmHg 之间，术中尿少（约 10 mL），呈洗肉水色，术中及术后间断予以呋塞米（80 mg）利尿，患者尿量仍少，术后 4 h 尿量共约 50 mL，遂转入 ICU 治疗。

入 ICU 时，患者嗜睡状态，查体：血压 155/106 mmHg，血氧饱和度 98%（面罩给氧，4 L/min），全身重度水肿，心肺听诊无异常，腹部敷料干燥无渗血。完善相关检查，予以给氧、抗感染（头孢哌酮舒巴坦）、降压（乌拉地尔泵入后改为硝苯地平缓释片＋拉贝洛尔口服）、解痉（硫酸镁）、利尿（呋塞米）、改善肾功能（血液净化治疗）、纠正血小板（输血小板 1 人份、激素）、改善贫血等对症治疗。

【经验小结】

（1）患者因腹痛入院，既往无血小板减少病史。查体：血压高伴头痛及视物模糊，尿蛋白阳性，肝胆彩超未见异常，考虑子痫前期重度，同时 PLT 低，LDH 水平高，尿呈洗肉水色，有血管内溶血表现，考虑为 HELLP 综合征，患者有典型的肝酶水平高、PLT 低及血管内溶血表现，是完全型 HELLP 综合征（符合其中一条或两条考虑为部分型）。患者凝血功能异常，低纤维蛋白原水平可能与胎盘早剥相关，予以输血后凝血功能恢复正常。

（2）患者 PLT 低（26×10⁹/L），予以输血小板、地塞米松（10 mg q12 h）治疗后，PLT 逐步上升，且停止治疗后 PLT 可维持在正常水平，因此血小板减少考虑是由 HELLP 综合征引起的。

（3）妊娠晚期腹痛还需要鉴别胰腺炎、妊娠期急性脂肪肝、阑尾炎等疾病。

（4）患者肾功能不全、尿少，且对药物反应不佳，考虑有急性肾衰竭，行血液净化治疗后避免容量过负荷导致心衰肺水肿，同时保护肾功能，患者术后第 5 天，肾功能恢复正常。

（刘 静）

第七节　妊娠合并静脉血栓栓塞症

【疾病概述】

血栓性疾病按照累及的血管系统分类可分为动脉系统血栓栓塞和静脉系统血栓栓塞，按照解剖器官分类可以分为头颈部血栓栓塞、胸部血栓栓塞、腹部血栓栓塞、肢体血栓栓塞等。由于肺血栓栓塞症（pulmonary thrombo embolism，PTE）与 DVT 的发病原因、高危因素及治疗方案基本一致，且 DVT 脱落后表现为 PTE，故两者被统称为静脉血栓栓塞症（venous thromboembolism，VTE）。VTE 占妊娠期血栓性疾病的 80%，是孕产妇死亡的主要原因之一。

（一）定义

VTE 包括 DVT 和肺栓塞，而其中深静脉主要包括下肢深静脉、股静脉、腘静脉、胫前静脉、胫后静脉、腓静脉、髂静脉、肾静脉、肠系膜上静脉、肠系膜下静脉、脾静脉、肝静脉、门静脉、下腔静脉、上腔静脉、颈静脉等，这些部位的血栓脱落可致肺栓塞。

近端 DVT 发生部位位于膝盖以上，包括腘静脉、股深静脉、股浅静脉、股总静脉及髂外静脉。远端 DVT 也称小腿静脉 DVT，患者没有近端血栓，其血栓位于膝关节以下，局限于小腿静脉（包括胫前静脉、胫后静脉、腓静脉和肌间静脉），腘静脉不受累。其中小腿肌间静脉丛血栓是原发并局限于腓肠肌和比目鱼肌静脉丛的血栓，单纯该部位的血栓通常被认为是 DVT 的早期阶段。

（二）危险因素

妊娠本身即是发生 VTE 的一种危险因素，妊娠期发生 VTE 的风险约为非妊娠期的 5 倍。产褥期这一风险较产前继续升高，可达非妊娠期的 4～50 倍。妊娠合并 VTE 的危险因素可分为基础因素及产科因素。基础因素包括既往 VTE 病史，抗凝血酶缺陷、蛋白 C 缺陷、蛋白 S 缺陷、凝血因子 V 莱顿突变（即基因第 10 外显子的单核苷酸突变）、凝血酶原基因 G20210A 突变等家族遗传性因素，高龄，肥胖，制动，静脉注射毒品，合并抗磷脂综合征、系统性红斑狼疮等慢性疾病。产科因素则包括多胎、卵巢过度刺激、剖宫产、输血、子痫前期、产后出血、早产、辅助生殖技术受孕等。妊娠剧吐、脱水、感染及长距离旅行也为 VTE 的暂时性风险因素。表 1-7-1 是参考 3 个最新的指南（2015 年美国皇家妇产科医师学会（RCOG）相关指南、2020 年昆士兰相关指南、《肝硬化门静脉血栓管理专家共识（2020 年，上海）》）对孕前、孕期及产后不同阶段发生 VTE 的危险因素的总结。

表 1-7-1　孕前、孕期及产后不同阶段发生 VTE 的危险因素

阶段	孕前（基础）	孕　期	产　后
危险因素	既往 VTE 史	既往 VTE 史	既往 VTE 史
	内科合并症（如癌症、肾病综合征、心力衰竭、活动性自身免疫或炎症性疾病）	内科合并症（如癌症、肾病综合征、心力衰竭、活动性自身免疫或炎症性疾病）	内科合并症（如癌症、肾病综合征、心力衰竭、活动性自身免疫或炎症性疾病）
	镰状细胞病	镰状细胞病	镰状细胞病
	1 型糖尿病合并肾病	1 型糖尿病合并肾病	1 型糖尿病合并肾病
	静脉注射吸毒者	静脉注射吸毒者	静脉注射吸毒者
	易栓症或 VTE 家族史	易栓症或 VTE 家族史	易栓症或 VTE 家族史
	BMI≥30 kg/m²	BMI≥30 kg/m²	BMI≥30 kg/m²
	产次≥3 次	外科手术	外科手术
	吸烟	吸烟	吸烟
	静脉曲张	静脉曲张	静脉曲张
		非分娩原因住院治疗，特别是超过 3 天	产褥期再入院或住院时间延长（≥3 天）
		系统性感染（如泌尿道）	产后感染
		辅助生殖技术受孕	死产
		妊娠前使用抗凝药物	产前使用抗凝药物
		年龄≥35 岁	年龄≥35 岁
		长距离旅行	内旋转或外倒转术
		子痫前期或子痫	子痫前期或子痫
		制动	制动
		多胎妊娠	多胎妊娠
		卵巢过度刺激（限孕早期）	剖宫产，尤其是紧急剖宫产
		妊娠剧吐（限孕早期）	孕龄小（36 周前早产）
			产后出血
			产程过长（>24 h）
			产钳助产
			子宫切除

（三）发病机制

妊娠期及产褥期的特点是 Virchow 三要素全部出现：血流淤滞、内皮细胞损伤和高凝状态。

1. 血流淤滞　妊娠期发生下肢静脉淤滞有以下两个原因：妊娠相关的静脉容量变化和妊娠子宫压迫大的静脉。有的妊娠患者甚至在子宫明显增大之前，下肢静脉就出现血流淤滞加重。尽管妊娠期血容量和总静脉回心血量超过正常水平，但激素引起容量静脉扩张，使下肢静

脉线性流速降低,导致静脉血流淤积和静脉瓣关闭不全。

2. 内皮细胞损伤 分娩可出现血管损伤和子宫胎盘表面改变,这很可能使产后立即出现 VTE 的风险升高。使用产钳、胎头吸引术或手术分娩,均可加重血管内膜损伤,并加重上述现象。

3. 高凝状态 妊娠是一种高凝状态,可出现数种凝血因子(包括凝血因子Ⅰ、凝血因子Ⅱ、凝血因子Ⅶ、凝血因子Ⅷ、凝血因子Ⅸ和凝血因子Ⅹ)进行性增多以及蛋白 S 减少。妊娠中期和妊娠晚期常观察到对活化蛋白 C 的抵抗呈进行性增加,有研究表明,对活化蛋白 C 的高度抵抗与妊娠相关静脉血栓形成的风险升高有关。纤溶抑制物——纤溶酶原激活物抑制因子(plasminogen activator inhibitor,PAI)-1 和 PAI-2 在妊娠期的活性增加,但总体纤溶活性可能并不受损。

（四）流行病学

欧美发达国家的流行病学研究报道,美国妊娠期 VTE 的发生率为 0.025%～0.1%,欧洲为 0.07%。亚洲静脉血栓论坛工作组研究提出,亚洲人群获得性 VTE 发生的情况与西方国家基本相同。与白人女性或亚裔女性相比,黑人女性发生 VTE 的风险较高(OR 1.5)。

有研究报道,1998—2000 年中国香港孕妇 VTE 的发生率为 0.188%。2023 年,我国有关妊娠期 VTE 发生率的荟萃分析及系统评价结果显示:1990—2000 年、2001—2010 年、2011—2020 年、2021—2022 年的发病率分别为 0.03%、0.13%、0.15%、0.10%。尽管孕产妇死亡的主要原因是产后出血,但随着国人饮食结构、工作方式的改变及计划生育政策的调整(二孩、三孩政策开放),高龄孕妇逐年增多,妊娠期并发症如妊娠期高血压疾病、糖尿病等的发病率升高;辅助生殖技术(assisted reproductive technology,ART)使得多胎妊娠的发生率升高。且我国腹主动脉球囊阻断术及子宫动脉、髂动脉栓塞术广泛应用于前置胎盘、穿透性胎盘植入及产后出血患者。血管腔内操作可能造成严重血管壁损伤,使局部血栓发生风险增加。同时,由于此类患者往往手术操作时间长、手术范围大、出血多甚至输注血液制品,加上术后活动受限、卧床休息时间长,产褥期 VTE 发生风险增加。这些都是发生 VTE 的危险因素,均使 VTE 的发病率及病死率升高。

【临床思维】

（一）诊断方面

1. 妊娠合并 VTE 临床症状及体征

(1) DVT:临床因血栓形成的部位、栓子大小、阻塞情况等不同而有不同的症状。大多数(约 80%)的静脉血栓形成于下肢深静脉和盆腔深静脉,以左下肢最为常见,与增大的子宫及右髂总动脉压迫左髂总静脉导致左下肢血流淤滞有关。

①下肢 DVT:常见症状有患侧肢体疼痛、肿胀感、水肿。其中近端静脉血栓形成可能出现下肢弥漫性疼痛,伴或不伴发红、皮温升高,轻者可仅感局部沉重等,可伴患肢周径较健侧增粗 2 cm 以上,甚至无任何临床症状。远端静脉血栓形成主要表现为小腿疼痛,肿胀不多见,可出现直腿伸踝试验阳性(Homans 征:患肢伸直,检查者用手使患者踝关节背屈时,由于腓肠肌和比目鱼肌被动牵拉而刺激小腿肌肉内病变的静脉,引起小腿肌肉深部疼痛)和压迫腓肠肌试验阳性(Neuhof 征:患者仰卧屈膝,足跟平置于检查台上,检查者用手指挤压腓肠肌,刺激小腿肌肉内病变的静脉,引起小腿深部肌肉疼痛)。近年来下肢静脉超声的检查量明显增加,相应的小腿肌间静脉血栓检出率也大大增加,检出时部分患者甚至无明显症状。

②孤立的髂静脉血栓：可出现整条腿肿胀，伴或不伴臀部、腹股沟、腰部、侧腹部或腹部疼痛等不典型的表现。

③门静脉系统血栓（portal vein thrombosis，PVT）：急性 PVT 患者可能无临床症状和体征，部分可出现突然发生或在数日内进展的腹痛、恶心、呕吐、腹泻、厌食或消化不良等非特异性症状。如果存在腹内化脓性感染，可伴有寒战、高热，如果存在肠道缺血坏死，可以出现肠梗阻、腹肌紧张、腹腔积液等表现。慢性 PVT 患者可出现门脉高压导致的症状，最显著的是胃肠道出血，同时可出现脾大、肝大、腹部压痛和低热等阳性体征。

（2）PTE：最多见的临床症状为呼吸困难及气促（80%～90%），也可出现胸膜性胸痛（40%～70%），晕厥（11%～20%），烦躁、惊恐、濒死感（15%～55%），咳嗽（20%～56%），咯血（11%～30%），心悸（10%～32%），低血压和（或）休克（1%～5%），猝死（<1%）。可能出现的阳性体征：呼吸急促（52%），哮鸣音（5%～9%），细湿啰音（18%～51%），血管杂音，发绀（11%～35%），发热（24%～43%），颈静脉充盈或搏动（12%～20%），心动过速（28%～40%），血压变化，血压下降甚至休克，胸腔积液体征（24%～30%），肺动脉瓣区第二心音亢进（P2>A2）或分裂（23%～42%），三尖瓣区收缩期杂音。

2. 筛查 VTE 的时机及方法

（1）妊娠期 VTE 特点：妊娠期 VTE 的临床表现缺乏特异性（见上文 VTE 临床症状及体征），仅根据临床症状、体征漏诊的可能性较大。

（2）D-二聚体临床诊断意义：D-二聚体水平随着各妊娠阶段自然上升并在产后缓慢下降，因此妊娠期 D-二聚体的效用有限。现有研究存在检测方法不同、病例数少、时间点设计不一致、无验证研究等问题，因而无法确定不同孕周 D-二聚体的参考范围及诊断阈值，需进一步的大样本前瞻性队列研究数据进行验证。

（3）临床概率评估工具：一般人群中常用改良 Wells 评分（表 1-7-2）来判断发生 DVT 可能性的大小，妊娠期的应用缺乏大型前瞻性试验的验证。

表 1-7-2 DVT 临床评估表（改良 Wells 评分）

临床表现	评分
肿瘤活跃期	1
瘫痪、麻痹或近期下肢石膏固定	1
近期卧床>3 天，或大手术后 12 周内全麻或局麻下施行大手术	1
沿深静脉走行的局部压痛	1
整个下肢水肿	1
与健侧相比，小腿肿胀（增粗 3 cm 以上，胫骨粗隆下 10 cm 处测量）	1
有 DVT 病史	1
凹陷性水肿（有症状的腿部更严重）	1
有浅静脉的侧支循环（非静脉曲张性）	1
存在与 DVT 相似的其他可能诊断（腘窝囊肿破裂，浅表静脉炎，蜂窝织炎，腓肠肌损伤）	−2

注：DVT 临床评估表中评分≥2 分，则疑似 DVT。

由于右髂动脉压迫左髂静脉，妊娠子宫压迫左髂静脉导致左腿静脉淤滞增加，故妊娠期 DVT 多发于左侧。加拿大有一项横断面研究根据这一基本原理提出 LEFt 临床预测法，其中 3 项客观变量对于 DVT 具有很高的预测性：左腿症状（L 代表左侧（left）），小腿围差值≥2 cm

（E 代表水肿（edema）），妊娠早期表现（Ft 代表妊娠早期表现（first trimester presentation））。无任何上述变量、有 1 种变量或 2～3 种变量的患者诊断为 DVT 的比例分别为 0、16% 和 58%。部分患者也可能出现右侧下肢静脉血栓，这类患者更需要警惕，排查有无易栓症和其他部位血栓的存在。

3. 疑似 DVT 的诊断

（1）DVT：妊娠期和产褥期疑似 DVT 的成功诊断需要临床医生持有高度的临床怀疑，妊娠期疑似 DVT 的一线诊断方法首选加压超声（compressive ultrasound，CUS），诊断流程见图 1-7-1。

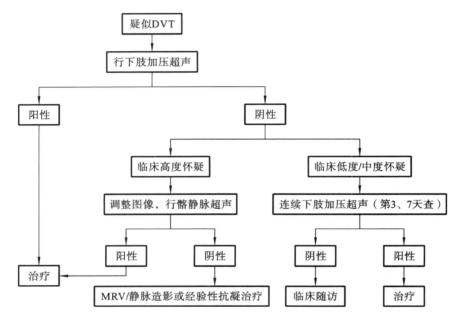

图 1-7-1　疑似 DVT 的诊断流程

注：MRV，磁共振静脉成像。

（2）PTE：由于 CTPA（CT 肺动脉造影）具有辐射，妊娠期肺栓塞的诊断有一定的挑战性，可以通过 YEARS 法来降低 20% 疑似 PTE 孕妇 CTPA 使用率，但 YEARS 法与已有的肺栓塞评分的准确性尚无统计分析，YEARS 法是否适用于国内尚无大样本的研究报告。依据 2017 年 YEARS 法量表（包括 3 条标准：临床表现提示 DVT 形成，咯血，肺栓塞）和血浆 D-二聚体水平进行评估。如果血浆 D-二聚体水平低于 0.5 mg/L 或者不符合上述 3 条标准且血浆 D-二聚体水平低于 1 mg/L，可排除肺栓塞的可能性，不建议行 CTPA，其余情况则需要行 CTPA 检查。妊娠期疑似 PTE 的诊断流程见图 1-7-2。

4. VTE 诊断相关实验室检查

（1）血浆 D-二聚体：阴性预测值较高。非妊娠患者中 D-二聚体 $<500\ \mu g/L$（50 岁以上患者 D-二聚体含量为年龄（岁）$\times 10\ \mu g/L$）时，可基本排除急性肺血栓栓塞症（PTE），妊娠患者的特殊改变上文已阐述，故不在此赘述。

（2）动脉血气分析：急性 PTE 常表现为低氧血症、低碳酸血症和肺泡-动脉血氧分压差（$P_{A-a}O_2$）增大。

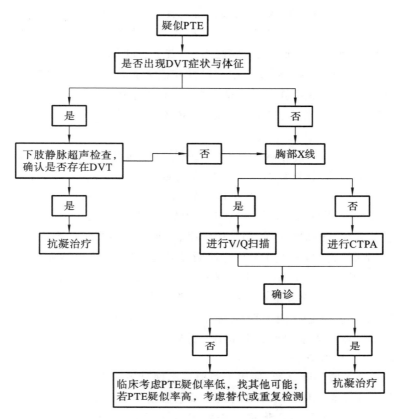

图 1-7-2　疑似 PTE 的诊断流程

注:V/Q,肺通气/灌注。

（3）血浆肌钙蛋白:评价心肌损伤的指标。水平越高,表明心肌损伤程度越严重,提示急性 PTE 患者预后不良。

（4）利钠肽:包括 BNP 和 N 末端脑钠肽前体(NT-proBNP),可反映右心功能不全及血流动力学紊乱严重程度,也可用于评估急性 PTE 的预后。

5. VTE 患者求因相关检查

（1）抗凝蛋白:抗凝血酶(antithrombin,AT)、蛋白 C(PC)和蛋白 S(PS)。

（2）抗磷脂综合征相关检测:包括狼疮抗凝物、抗心磷脂抗体和抗 β_2 糖蛋白 1 抗体。若初次阳性,建议 3 个月后再复查。

（3）易栓症相关基因检测:凝血因子莱顿突变、凝血酶原 G20210A 突变。基因检测是否有助于遗传性易栓症的筛查和诊断尚存争议。

2018 年 ACOG 相关指南建议:当易栓症筛查结果会影响妊娠或产后处理时应进行易栓症筛查。具体包括以下情况:①有 VTE 个人史,伴或不伴反复性危险因素,且既往未进行易栓症筛查;②直系亲属存在高风险的遗传性易栓症。同时建议如患者有特异性危险因素而需要治疗时不需要筛查。

6. VTE 诊断相关辅助检查　因下肢静脉血栓及 PTE 常常同时存在,故阐述了所有可能提示存在下肢静脉血栓或 PTE 的相关检查。

（1）心电图:V1~V4 的 T 波改变和 ST 段异常、出现 SⅠQⅢTⅢ征、完全或不完全右束支传导阻滞、肺型 P 波、电轴右偏、顺钟向转位等均提示可能存在肺栓塞。

（2）胸部 X 线：区域性肺血管纹理变细、稀疏或消失，肺野透亮度增加，肺野局部浸润性阴影，尖端指向肺门的楔形阴影，肺不张或膨胀不全，右下肺动脉干增宽或伴截断征，肺动脉段膨隆及右心室扩大征，患侧横膈抬高，少至中等量胸腔积液征等提示可能存在肺栓塞。

（3）超声心动图：右心室后负荷过重征象（包括右心室扩大、右心室游离壁运动减低）、室间隔平直、三尖瓣反流速度增快、三尖瓣收缩期位移减低、右心系统血栓均提示可能存在肺栓塞。

（4）肢体加压超声（CUS）：静脉血管不可压瘪是静脉血栓形成最可靠的直接征象，另外在血栓形成比较严重的静脉，其直径通常大于伴行动脉。CUS 无创、方便、可重复性高，因此目前常作为 DVT 的首选检查方法。CUS 可以对静脉血栓进行分期（DVT 分期：急性期＜2 周，亚急性期 2 周～6 个月，慢性期＞6 个月），多普勒超声血栓分期是依据 CUS（低回声、等回声、高回声）、静脉管腔直径、静脉壁表现、静脉压缩率、静脉瓣功能及侧支循环来评估的。

（5）CT 血管造影：为 PTE 及 DVT 的诊断尤其是盆腔及髂静脉血栓的诊断提供依据。CT 血管造影检查常用的包括 CTV（CT 静脉造影）和 CTPA。CT 血管造影分为直接 CT 血管造影及间接 CT 血管造影。前者是指直接向检测肢体静脉内注入造影剂，造影肢体在 CT 下的显像；间接 CT 血管造影是指向上肢外周静脉注入造影剂，显示肢体或体内静脉的 CT 显像。CTPA 显示肺叶亚段以上肺叶血管情况，明显优于传统数字减影技术和肺通气-灌注显像，目前是肺栓塞首选检查方法。

（6）放射性核素下肢静脉显像：适用于对碘造影剂过敏的患者。

（7）磁共振血管成像（MRA）：可检测大腿及盆腔静脉血栓，在其他非侵入性检查不能明确时可选择。MRA 对于静脉血栓形成检查的优点在于无创、无辐射、能进行三维立体成像，无需造影剂即可以比较准确地描述静脉血栓的部位、大小、范围、形态，可用于不适合用深静脉超声检查的患者（如过度肥胖、石膏固定、解剖变异等患者）、对静脉造影造影剂过敏者、孕妇等对辐射敏感者、肾功能损害等患者。但 MRA 检查费用高、速度慢，需要专业人士读取及处理。

（8）V/Q 扫描：对胸部 X 线片正常的患者而言，V/Q 扫描是诊断妊娠期肺栓塞的首选检查。V/Q 结果阳性表明肺通气与灌注显像不匹配。妊娠期 V/Q 扫描结果风险分层：正常/极低可能；低度可能；中度可能；高度可能。一般而言，只有当扫描结果为正常或极低可能以及高度可能时，才认为 V/Q 扫描具有诊断性。结果为正常或极低可能的患者肺栓塞的可能性为 0～6％。而结果为高度可能的患者肺栓塞的可能性为 56％～96％，具体取决于患者。不同于一般人群，孕妇出现不确定 V/Q 扫描结果的可能性相对较低，而出现诊断性扫描结果的可能性较高。

（9）静脉造影：诊断 DVT 的"金标准"。静脉造影技术因费用较高、辐射、有创操作、肾功能不全及对碘造影剂过敏者禁用，以及操作复杂等原因，目前并不常用于临床 DVT 的诊断，但如果需行相关抽栓、吸栓、介入溶栓治疗，可同步进行确定性诊断。

7. 实施检查过程中可能存在的问题

（1）妊娠期及哺乳期影像学检查的可行性：诊断 PTE 的相关影像学检查中，胸部 X 线检查、V/Q 扫描以及 CTPA 都是放射性检查。低剂量辐射（＜50 mSv）不会使胎儿死亡率或致畸率增高。胎儿的暴露剂量在胸部 X 线检查、V/Q 扫描和 CTPA 中分别为小于 0.01 mSv、0.1～0.5 mSv、0.01～0.66 mSv，女性乳房组织的暴露剂量依次为小于 1.0 mSv、0.5～2.5 mSv、0.5～3.0 mSv。PTE 漏诊的后果可能十分严重，因此，对于临床疑似 PTE 的孕妇，建议在详细告知母儿潜在风险的基础上,在腹部采取保护措施的情况下,积极行相关的诊断性检查。CTPA检查所需造影剂中的碘可以通过胎盘进入胎儿循环和羊水中,但尚未有致畸风险的报道,也未观察到甲状腺吸收碘造影剂后对胎儿有不良影响,其在乳汁中的分泌量<1%,新生儿胃肠道吸收率<1%。因此,对有适应证的妊娠期和产褥期妇女合理使用碘造影剂是相对安全的。

(2)妊娠期有下肢症状但超声阴性的后续处理:若临床高度怀疑DVT,可用超声评估髂血管的情况,建议行经验性抗凝治疗,有条件的医院可行MRV或静脉造影进一步确诊,若无条件,可行连续性CUS检查(在第3日和第7日进行)。若低度怀疑,可不给予经验性抗凝治疗,而是行连续性CUS检查,但在整个孕期随访。

(二)治疗方面

1. VTE 的主要治疗措施

1)抗凝治疗 大多数超声证实的近端DVT(腘静脉、股静脉或髂静脉DVT)患者应进行抗凝治疗。同样,有症状的PTE患者和大多数亚段PTE患者应进行抗凝治疗。《2021 CHEST指南:静脉血栓栓塞(VTE)抗栓治疗》对于一些可能存在抗凝争议的情况给出了建议。其中对于急性孤立性远端DVT患者:若无严重症状或延伸风险因素,建议进行连续2周的CUS(优于抗凝治疗);若有严重症状或延伸风险因素(编者认为对于孕产妇,特别是产后6周均存在血栓形成高风险,可能抗凝治疗更合适,但需要进一步循证医学验证),建议抗凝治疗优于连续CUS。对于接受连续CUS的急性孤立性远端DVT患者:若血栓没有延伸,则不推荐抗凝治疗;若血栓延伸,但仅局限于远端静脉,则建议抗凝治疗;若血栓延伸至近端静脉,则推荐抗凝治疗。对于孤立性亚节段肺栓塞患者:VTE复发风险低的患者,建议临床监测优于抗凝治疗;VTE复发风险高的患者,建议抗凝治疗优于临床监测。对于偶然诊断的无症状急性PTE患者:建议与有症状PTE患者相同的初始和长期抗凝治疗。脑静脉或脑静脉窦血栓形成的患者:推荐至少在治疗阶段(前3个月)进行抗凝治疗。急性下肢浅静脉血栓形成患者:有进展为DVT或PTE风险的下肢浅静脉血栓形成患者,建议使用抗凝剂治疗45天优于不抗凝治疗。临床中一旦决定抗凝治疗,应立即开始,因为延迟治疗可能会增加危及生命的栓塞的风险。

诊断后的最初几日和几周内复发性血栓形成和栓塞的风险最高。因此,最初几日(0~10日)的初始抗凝治疗是预防复发及VTE相关死亡的关键。初始抗凝治疗是指诊断DVT或PTE后立即(通常为最初0~10日)给予全身性抗凝。初始抗凝治疗的选择包括LMWH、磺达肝葵钠、普通肝素(UFH)、口服凝血因子Ⅹa抑制剂或直接凝血酶抑制剂。抗凝治疗的最佳持续时间尚不明确,应根据具体病例个体化确定。对于VTE仅有暂时性危险因素的女性(如妊娠、剖宫产),抗凝治疗的总疗程(妊娠期+产褥期)应为3~6个月,抗凝治疗一般在产后持续至少6周。VTE的危险因素导致患者可能需要更长的治疗时间。在药物选择方面,与非妊娠女性的抗凝不同,妊娠期抗凝剂的选择需考虑到胎儿安全及母体的围产期相关问题。

常见的抗凝药物如下。

(1)UFH及LMWH:由于肝素不通过胎盘并且不会引起胎儿的抗凝作用,所以肝素可用于大多数孕妇。皮下注射LMWH较UFH使用简单、效果似乎更好且安全性更高,所以我们推荐对所有孕妇使用皮下注射LMWH。初始剂量:达肝素200 U/kg,一日1次,或100 U/kg,每12 h 1次;亭扎肝素175 U/kg,一日1次;依诺肝素1 mg/kg,每12 h 1次。如果能够预测分娩时间(如引产、计划剖宫产),应在分娩前至少 24 h 停用皮下注射 LMWH。

对于肾功能严重下降(如 CCR<30 mL/min)的患者,UFH 优于 LMWH,因为 LMWH 几乎只通过肾脏清除,而 UFH 可通过肾脏和肝脏清除。从皮下注射 LMWH 或 UFH 转变为静脉注射 UFH 的情况:出血风险升高或因 PTE 而有持续性低血压的患者(因为对这类人群可能需要考虑溶栓治疗、介入操作或手术),预期会早产的情况,以及 VTE 复发风险较高的孕妇。因为静脉注射 UFH 的半衰期短而且几乎可被硫酸鱼精蛋白完全逆转,所以在因出血或要进行操作而停止抗凝时就很符合需求。初始剂量:单次快速静脉注射 UFH 80 U/kg,然后按 18 U/(kg·h)的速率持续输注。每 6 h 监测 1 次凝血功能以调整静脉给药速度,使 APTT 达到治疗水平,APTT 目标范围在不同实验室有所差异。一旦达到目标 APTT 水平,应每日复查 1~2 次。如果发生意料之外的临产,也可以在充分抗凝情况下分娩。许多处于抗凝状态的患者在分娩过程中并没有出血过多。如果椎管内置入麻醉导管,处于抗凝状态的患者发生脊髓血肿的风险增加,所以对处于抗凝状态的患者不应该给予椎管内麻醉。如果没有发生显著的出血,肝素方案(皮下注射 LMWH、静脉注射 UFH 或皮下注射 UFH)应在剖宫产后 12 h 或阴道分娩后 6 h 重新开始使用。

(2) 华法林:除用于被认为有极高风险(如有机械人工心脏瓣膜)的患者外,华法林通常应避免用于孕妇。华法林可以自由通过胎盘并且具有致畸性,在妊娠 6~12 周之间给药时致畸风险最高;还可以引起妊娠任何阶段的胎儿出血。目前认为哺乳期使用华法林是安全的,因为其不会在乳汁中大量累积。如果选用华法林,患者应接受华法林加肝素治疗至少 5 日。必须在 INR 连续 2 日达到治疗范围(通常为 2~3)才能停用肝素。华法林并不作为常规初始抗凝治疗药物。

(3) 磺达肝癸钠:适用于需要抗凝但不能使用任何类型肝素者,如肝素诱导的血小板减少症(heparin— induced thrombocytopenia,HIT)孕妇首选磺达肝癸钠。磺达肝癸钠一次给药剂量的大部分由肾脏清除,以原形从尿液排出。肌酐清除率下降会使该药的清除减慢,因此不推荐对肌酐清除率<30 mL/min 的患者使用该药。肝衰竭不会影响磺达肝癸钠的代谢,临床中部分患者存在 LMWH 诱导的药物性肝功能损伤,此时磺达肝癸钠可能作为选择方案之一,但目前指南中暂未提及。

(4) 阿加曲班:一种胃肠外直接凝血酶抑制剂,仅用于对肝素有严重反应(如 HIT)且不能使用磺达肝癸钠或达那帕罗(如无条件使用或由于变态反应)的患者。需要持续静脉给药,还需监测 APTT。阿加曲班为小分子药物,因此很可能穿过胎盘,但尚未对此进行充分研究。

(5) 直接口服抗凝药物(direct oral anticoagulant,DOAC):妊娠期及哺乳期应避免使用DOAC,故在此不过多阐述。对于正在接受抗凝治疗的抗磷脂综合征患者,在治疗阶段调整剂量 VKA(目标 INR 2.5)优于 DOAC 治疗。

(6) 达那帕罗:一种 LMWH(乙酰肝素衍生物),不穿过胎盘。目前缺少妊娠期使用达那帕罗的高质量数据;该药通常仅用于并发 HIT 的妊娠患者。

2) 经皮下腔静脉滤器(IVCF) 适应证同非妊娠妇女:①有抗凝禁忌时,如在活动性出血期、近期手术后或者出血性脑卒中后;②已证明抗凝无效,如接受抗凝时患者仍新发 VTE;③出现抗凝并发症(如显著出血),不能继续抗凝治疗;④肺血管床已显著受损(如大范围PTE、慢性血栓栓塞性肺动脉高压)且难以耐受再次损伤的患者。

通常选择暂时性、可取出的 IVCF,因为患者往往相对年轻,且 VTE 的危险因素(如妊娠)多为暂时的,在无需滤器保护或已去除抗凝禁忌后应尽早取出滤器。

3）溶栓治疗 可迅速溶解部分或全部血栓,恢复肺组织再灌注,减小肺动脉阻力,降低肺动脉压,降低心室功能减退的严重 VTE 患者的病死率和复发率。血栓溶栓的时间窗一般定为 14 天以内,但鉴于可能存在血栓的动态形成过程,故对溶栓的时间窗不做严格规定。溶栓治疗的主要并发症为出血。用药前应充分评估出血风险,必要时应配血,做好输血准备。

溶栓前宜留置外周静脉套管针,以方便溶栓时取血监测,避免反复穿刺血管。进行溶栓治疗的禁忌证分为绝对禁忌证(结构性颅内疾病,出血性脑卒中,3 个月内缺血性脑卒中,活动性出血,近期脑或脊髓手术,近期头部骨折性外伤或头部损伤,出血倾向,自发性出血)和相对禁忌证(收缩压＞180 mmHg,舒张压＞110 mmHg,近期非颅内出血,近期侵入性操作,近期手术,3 个月以上缺血性脑卒中,口服抗凝药物治疗,创伤性心肺复苏,心包炎或心包积液,糖尿病视网膜病变,妊娠,年龄＞75 岁)。对于致命性高危 PTE,绝对禁忌证亦应被视为相对禁忌证。目前还没有溶栓药致畸性的报道,但是我们可以看到指南中妊娠为溶栓相对禁忌证,母亲出血的风险很高。因此,溶栓治疗应仅用于急性 PTE 危及生命的妊娠患者(PTE 导致持续和重度低血压)。

《肺血栓栓塞症诊治与预防指南》推荐:急性高危 PTE 患者如无溶栓禁忌,推荐溶栓治疗。急性非高危 PTE 患者,不推荐常规溶栓治疗;急性中高危 PTE,推荐先给予抗凝治疗,并密切观察病情变化,一旦出现临床恶化(临床恶化的标准:在治疗和观察过程中出现低血压、休克;或尚未进展至低血压、休克,但出现心肺功能恶化,如症状加重、生命体征恶化、组织缺氧、严重低氧血症、心脏生物学标志物水平升高等),且无溶栓禁忌,推荐给予溶栓治疗;急性 PTE 患者溶栓治疗后,如效果不佳或出现临床恶化,可考虑适当追加溶栓药物剂量,静脉溶栓出血风险高的患者接受介入溶栓治疗的效果优于静脉溶栓,故有溶栓绝对禁忌证的患者可考虑行介入溶栓治疗。

常用的溶栓药物有尿激酶、链激酶和 rt-PA。三者溶栓效果相似,rt-PA 可能对血栓有更快的溶解作用。低剂量溶栓(50 mg rt-PA)与 FDA 推荐剂量(100 mg rt-PA)相比疗效相似而安全性更好。三种药物的具体用法:①链激酶:负荷量 25 万 U,静脉注射 30 min,继以 10 万 U/h 持续浅静脉滴注 12～24 h。快速给药:150 万 U 持续静脉滴注 2 h。②尿激酶,负荷量 4400 U/kg,静脉注射 10 min,继以 2200 U/(kg·h)持续静脉滴注 12 h。快速给药:2 万 U/kg 持续静脉滴注 2 h。③rt-PA:50 mg 持续静脉滴注 2 h。溶栓治疗结束后,应每 2～4 小时测定 1 次 APTT,当其水平小于正常值的 2 倍时,应重新开始规范的抗凝治疗。考虑到溶栓相关的出血风险,溶栓治疗结束后,可先应用 UFH 抗凝,然后再切换到 LMWH、磺达肝癸钠或利伐沙班等,更为安全。

急性高危 PTE 患者如果存在溶栓禁忌证,若条件允许,可接受取栓术。取栓术是溶栓治疗失败患者的一种治疗选择。如果患者存在严重血流动力学不稳定且禁忌使用标准剂量的溶栓治疗,医院具备相关专业技术时可能首选置管治疗(如超声辅助溶栓治疗、旋转取栓术、抽吸取栓术、碎栓术)。置管治疗时可同时进行诊断性和治疗性干预。中高危 PTE 患者最常使用置管治疗,高危 PTE 患者也可使用该技术。所有导管辅助取栓术都可能发生肺动脉穿孔,偶可导致心包填塞和危及生命的咯血,后果往往非常严重。其他并发症包括静脉穿刺部位出血和感染、血流动力学不稳定恶化、心搏骤停和死亡,以及装置特有的不良反应。联合应用溶栓治疗可加重出血等副作用。外科取栓术的常规指征为急性 PTE 所致血流动力学不稳定且禁忌使用溶栓治疗(全身性或置管),该方法也适用于溶栓治疗失败患者。其他指征可能包括超声心动图显示栓子截留于未闭卵圆孔中,或出现在右心房或右心室中。通常只在大型医疗中心进行外科取栓术,因为进行该手术需要经验丰富的外科医生,还需行体外循环。近端栓子

（右心室、主动脉和肺动脉肺外分支中的栓子）容易经外科手术取出，而远端栓子（肺动脉肺内分支中的血栓）通常不能经外科手术取出。

救治致命性 PTE 需建立肺栓塞反应小组（pulmonary embolism response team，PERT），组建科室包括急诊科、心内科、心外科、呼吸内科、介入科、血管外科、重症医学科、医学影像科等。具体绿色通道处置流程如下。

（1）绿色通道启动。启动指征：高危或中高危 PTE；影像学检查提示右心移行血栓或肺动脉骑跨血栓。一旦发现致命性 PTE，由首诊医生或护士迅速启动绿色通道，通知 PERT 组长。

（2）PERT 多学科并联诊治。PERT 的职责在于协助诊断和治疗决策。患者符合介入手术指征时通知导管室做好介入急诊术前准备。

（3）医护联动。对心搏骤停的患者立即就地抢救，去枕平卧，行心肺复苏术。

①体位：绝对卧床休息。神志清醒的患者取半坐卧位；胸闷、憋喘、呼吸困难严重者可取半坐卧位或端坐位；合并休克患者取中凹卧位；大咯血时患者取俯卧头低足高位并轻拍其背部，促进血液排出以防止窒息，咯血停止后平卧，头偏向一侧。

②气道护理：保持气道通畅，及时吸出呼吸道分泌物，根据血氧饱和度选择合适的氧疗装置和氧流量，必要时行气管插管，进行机械通气。

③持续监护：立即给予心电监护，监测心率、心律、血压、呼吸、血氧饱和度，同时观察心电图变化，有无前壁 ST 段压低或抬高、T 波倒置等。

④循环支持：留取血标本送检，静脉穿刺置入留置针，迅速建立 2 条及以上静脉通路，遵医嘱给予循环支持、抗凝、溶栓治疗。伴有血流动力学不稳定的急性 PTE 患者常常伴有右心功能不全，应在血流动力学实时监测的情况下，将患者平均动脉压维持在 70 mmHg 左右，在保障重要脏器基本灌注的基础上，尽可能降低右心负荷，必要时启动体外膜肺氧合（ECMO）。

⑤“一体化”检查：在做 CTPA 的同时进行下腔静脉、下肢静脉造影，将影像资料上传，经过 PERT 决策后直接送往下一个科室。

⑥有效开展院内转运：致命性 PTE 患者的紧急转运通常在经抢救后病情尚未完全稳定的情况下进行，转运途中极易发生或再发心搏骤停，增加院内转运死亡风险。因此，转运前 PERT 需充分评估患者是否符合转运标准并预判转运风险，做好转运风险应急预案。转运前准备转运设备、急救转运箱、填写交接班表格，同时通知导管室或者接收科室准备相关的急救药品和设备，通知专用电梯等候。医、护、患三方签署危重患者转运安全知情同意书。由高年资护士和医生护送患者，确保患者安全抵达，做好交接工作。根据 PERT 讨论结果立即将患者送介入血管科或 ICU 治疗。

4）其他疗法

（1）离床活动：尽管之前担心可能出现栓塞，但急性 DVT 患者早期离床活动是安全的，应鼓励已行充分抗凝的患者在可能的情况下尽早离床活动。一些小型随机研究和 Meta 分析表明，早期离床活动不会增加复发率或致死性 PTE 的风险。通常根据患者的耐受情况，逐渐增加运动训练。疼痛或腿部水肿等症状可能限制离床活动，弹力袜可能有益于缓解症状并促进离床活动。

（2）弹力袜：弹力袜是一种具有梯度压力、可对腿部进行压迫的长袜，其设计按照严格的医学技术规范，采用的梯度压力原理是在足踝处建立最高压力，并沿腿部向心脏方向逐渐降低压力。弹力袜可分为膝下型（短筒）、大腿型（长筒）和连裤型。弹力袜压力分级主要依据在足踝处施加的压力，目前有 5 种不同压力分级标准。

我国行业标准参照欧洲（试行）标准：Ⅰ级（15～21 mmHg），Ⅱ级（23～32 mmHg），Ⅲ级（32～46 mmHg），Ⅳ级（>49 mmHg）。Ⅰ级：预防 VTE 和下肢浅静脉曲张，适用于长期卧床者、长时间站立或静坐者、重体力劳动者、孕妇、术后下肢制动者等。Ⅱ级：用于下肢浅静脉曲张保守及术后治疗、下肢慢性静脉功能不全、血栓后综合征、下肢脉管畸形等。Ⅲ级：用于淋巴水肿、静脉性溃疡等。Ⅳ级：用于不可逆性淋巴水肿，一般极少应用。

美国胸科医师学会（ACCP）颁布的指南指出，弹力袜可减少 65％ 下肢远端和无症状 DVT 发生，但对下肢近端 DVT 的预防作用尚不确定。ACCP 不推荐对急性 DVT 患者采用弹力袜预防 PTS，而对有 PTS 急性或慢性症状患者，往往可尝试采用弹力袜缓解症状。对于慢性 DVT，《中国血栓性疾病防治指南》推荐穿着弹力袜预防复发，减少和控制慢性静脉高压和 PTS。

采用Ⅰ级弹力袜预防 VTE。

《中国血栓性疾病防治指南》推荐采用Ⅱ级弹力袜治疗 VTE；近端 DVT 患者预防 PTS 首选膝下型弹力袜，这可能与患者穿膝下型弹力袜依从性更好、出现的不良反应较少有关。

禁忌证：严重下肢动脉疾病（如下肢动脉缺血性疾病、下肢坏疽），严重周围神经病变或其他感觉障碍，肺水肿（如充血性心力衰竭），下肢皮肤/软组织疾病（如近期植皮或存在皮炎），下肢畸形导致无法穿着，下肢存在大的开放伤口或引流伤口，严重下肢蜂窝织炎，下肢血栓性静脉炎，已知对 GCS 材质过敏等。

2. 急性 PTE 早期死亡风险分层

根据疾病严重程度和早期死亡风险（参考表 1-7-3、表 1-7-4），将急性 PTE 患者分为高危、中危、低危 3 种，其中中危又分为中高危、中低危。存在休克或持续低血压常提示中央型急性 PTE 和（或）血流动力学储备严重降低，早期死亡风险率（30 天病死率）较高。中、高危 PTE 最常见的表现为呼吸困难（46％），其次为意识丧失（18％）、下肢疼痛（12.5％）、胸痛（11％）等。呼吸困难、精神状态改变和休克三联征是预测致命性 PTE 患者发生心搏骤停的可靠指标。

表 1-7-3　PESI 和 sPESI 评估内容及详细评分

PESIa	评　分	sPESIb	评　分
年龄	以年龄为分数	年龄>80 岁	1
男性	10	—	
肿瘤	30	肿瘤	1
慢性心功能不全	10	慢性心功能不全或慢性肺部疾病	1
慢性肺部疾病	10	脉搏≥110 次/分	1
脉搏≥110 次/分	20	收缩压<100 mmHg	1
收缩压<100 mmHg	30	动脉血氧饱和度<90％	1
动脉血氧饱和度<90％	20		
呼吸频率>30 次/分	20		
体温<36 ℃	20		
意识状态改变	60		

注：PESI 为肺栓塞严重度指数；sPESI 为简化肺栓塞严重度指数。Ⅰ级≤65 分，Ⅱ级 66～85 分，Ⅲ级 86～105 分，Ⅳ级 106～125 分，Ⅴ级>125 分。低危为 0 分，高危≥1 分。

表 1-7-4　PTE 严重程度的分类和早期(住院期间或 30 天内)死亡的风险

风险分层	血流动力学不稳定	PTE 严重程度和(或)合并症的临床参数：PESI 为 Ⅲ～Ⅴ 级或 sPESI≥1 分	TTE 或 CTPA 显示右心室功能不全	心肌肌钙蛋白水平升高[a]
高危	＋	＋	＋	＋
中高危	－	＋	＋	＋
中低危	－	＋	＋/－	＋/－
低危	－	－	－	－/未查

注：TTE 为经胸超声心电图；[a]其他实验室生物标志物的升高，如 NT-proBNP＞600 ng/L。

3. 抗凝及溶栓治疗过程中常见的并发症及预防、处理方法

1）出血的预防及处理　所有患者都应在抗凝治疗期间定期评估出血风险，具体见表 1-7-5。大多数临床医生认为出血低风险患者应行抗凝治疗，而出血高风险患者则不应进行抗凝治疗。对于出血中度风险患者，目前尚无统一的优选方法，因此这类患者是否进行抗凝治疗必须根据患者的意愿以及风险-获益比来决定。对于孕产妇有以下几点须注意：分娩前，对于需要更持久抗凝的患者，在预期分娩前将皮下给药的 LMWH 换为静脉给药的 UFH，临产发动前停用；如果可以计划分娩时间(如定好日期的剖宫产或引产)，可以更好地管理抗凝作用；如果接受肝素抗凝的患者出现早产，除非为难治性产后出血，否则最好避免在产前使用硫酸鱼精蛋白。

只有患者不再处于抗凝状态后才能放置或移除椎管内麻醉针或导管。距最后一次给药至少间隔 12 h 后再使用预防剂量 LMWH 进行麻醉，距最后一次给药至少间隔 24 h 后再使用中等剂量和治疗剂量 LMWH 进行麻醉。硬膜外导管拔除术后 4 h 内不能给予 LMWH，应用 LMWH 后 12 h 内不能拔除硬膜外导管。停用后 APTT 恢复正常水平后才使用预防和治疗剂量 UFH 进行麻醉。对于使用治疗剂量 UFH 的患者，停止静脉给药后 APTT 恢复正常需要的时间通常为 6 h，而停止皮下给药后该时间长达 24 h。未来有望通过血栓弹力图来确定停用 LMWH 后开始椎管内麻醉的时机。肝素与非甾体抗炎药或阿司匹林联用时出血风险增加，围产期尽量避免联用。

表 1-7-5　抗凝治疗出血风险评估

风险因素	评分
年龄 65～74 岁	1
年龄≥75 岁	1
既往出血史	1
恶性肿瘤	1
转移性肿瘤	1
肾衰竭	1
肝衰竭	1
血小板减少	1
既往脑卒中	1

续表

风 险 因 素	评 分
糖尿病	1
贫血	1
抗血小板治疗	1
抗凝药物控制不佳	1
合并基础疾病或功能减退	1
近期手术	1
频繁跌倒	1
嗜酒	1

注:总分为 0 分,低风险;1 分,中等风险;≥2 分,高风险。

(1) 肝素治疗期间出血的处理:取决于出血的部位和严重程度、抗凝的程度(抗凝血因子 Ⅹa 水平或 APTT)及停用抗凝药物的风险。少量出血(例如点滴出血)不需要对抗凝作用进行逆转。如果出血持续,在许多情况下可停用肝素,待控制出血后再重新使用。然而,如果出血严重到无法重新开始抗凝治疗,应当考虑置入 IVCF。当出血与前置胎盘或胎盘早剥有关时,也不应恢复抗凝治疗。

应根据出血的部位和严重程度以及抗凝程度来个体化确定是否需要紧急逆转肝素作用。大出血的定义:致死性出血、涉及关键解剖部位(如颅内、心包)的出血、需手术纠正的出血、使血红蛋白至少降低 2 g/dL 的出血,或者需要输注 2 个及以上单位浓缩红细胞的出血。大出血也包括需要采取干预处理(如手术、介入放射治疗、内镜治疗)的出血。临床医生所用定义并不完全一致。但任何原因引起的大出血出现早期并发症的风险都很高,有些大出血可能危及生命。

大出血的患者应由重症监护病房收治,从而得到适当的血流动力学支持。出血的处理方法:①观察;②使用活性炭和(或)血液透析清除药物;③采取积极干预,包括给予抗纤溶药物、凝血因子制品(如人纤维蛋白原、凝血因子Ⅷ、人凝血酶原复合物)、特异性逆转药物(如硫酸鱼精蛋白)和(或)手术。

对于所有大出血患者,其他方面的管理:①立即停用所有抗凝药物和抗血小板治疗。②快速、连续评估血流动力学。③建立有效气道和用 18 G 留置针(绿色)建立静脉通路(其流速可达到 65 mL/min,适合快速大剂量输液,适用于大手术、急诊抢救、输血等)。④优化体温、血液 pH 和电解质(包括钙)平衡。⑤根据需要输血,包括为重度贫血或持续失血的患者输注红细胞,为血小板减少和(或)重度血小板功能障碍的患者输注血小板,为创伤相关凝血功能障碍的患者输注血浆。⑥尽早邀请相应专科医生参与诊治,针对出血部位采取明确的诊断性或治疗性干预措施非常重要。若患者严重出血或可能进展为严重出血,应立即请内镜医生、介入放射科医生或外科医生进行会诊。⑦颅内出血:需要重视,因为出血会使颅内压增高,而且血肿增大也很常见。重要的是,应通过非增强 CT 或 MRI 确诊颅内出血,但对于部分疑似颅内出血患者,因行颅内影像学检查导致时间延误而可能危及生命时,可以在未行颅内影像学检查的情况下给予经验性治疗。其他大出血可能包括腹膜后出血、腔隙综合征和消化道大出血。

硫酸鱼精蛋白可用于与妊娠无关的严重或重度出血患者、因即将阴道分娩或剖宫产而有严重出血风险的患者、因产前并发症(如胎盘早剥、前置胎盘和绒毛膜下血肿扩大)而有严重或重度出血风险的患者,可以迅速逆转 UFH 的作用。

硫酸鱼精蛋白的剂量取决于肝素用量和距最后一次使用肝素的时间。硫酸鱼精蛋白应通过静脉缓慢输注,输注速度不应超过 5 mg/min,且在任意 10 min 内的总剂量不应超过 50 mg,从而避免发生潜在不良反应,如低血压和类过敏反应。①UFH:1 mg 硫酸鱼精蛋白可完全逆转 100 U UFH 的抗凝作用。由于静脉用 UFH 的半衰期相对较短(30~60 min),硫酸鱼精蛋白的剂量可通过需要逆转抗凝作用时估计血浆中残留的肝素量来计算。如果不能立即获得该信息,可一次给予 25~50 mg 硫酸鱼精蛋白,并重新检测 APTT 或抗 Ⅹa 因子活性。如果肝素是通过皮下注射给予,可能需要重复给予小剂量硫酸鱼精蛋白,因为皮下给药时肝素的吸收时间延长。②LMWH:与对 UFH 的作用不同,硫酸鱼精蛋白不能完全消除 LMWH 的抗凝血因子 Ⅹa 活性,但它可中和分子量较大的肝素片段,而这些片段最有可能导致出血。对于接受 LMWH 治疗时发生出血的患者,可按以下剂量使用硫酸鱼精蛋白:a. 在过去 8 h 内给予依诺肝素者:1 mg 硫酸鱼精蛋白/1 mg 依诺肝素。b. 在 8 h 前给予依诺肝素,或者认为有必要给予第 2 剂硫酸鱼精蛋白时:0.5 mg 硫酸鱼精蛋白可逆转 1 mg 依诺肝素的抗凝作用。c. 达肝素、亭扎肝素或那屈肝素:1 mg硫酸鱼精蛋白可逆转 100 U 具有抗 Ⅹa 因子活性的 LMWH 的抗凝作用。

(2) 华法林抗凝期间出血的处理:一般来说,对于严重或危及生命的出血需要迅速彻底逆转华法林效应,而无出血或轻微出血时最好停用华法林但不给予逆转药,尤其是基础血栓形成风险特别高时。对于严重/危及生命的出血,首先停用华法林。缓慢静脉输注 10 mg 维生素 K。如果 INR 仍然高,可每 12 h 重复给予维生素 K。对于 INR>2 的严重出血患者,建议使用凝血酶原复合物。根据患者体重和就诊时 INR 决定剂量,INR>6 的患者一般用量为 50 U/kg。给予 PCC 后 30 min 左右应复查 PT/INR,之后定期监测,监测频率取决于出血严重程度。如果没有 PCC,或是患者因持续重度出血而大量输血,可以给予新鲜冰冻血浆(起始剂量为 15~30 mL/kg)。有些情况(如口腔/黏膜出血)下可使用氨甲环酸、氨基乙酸等抗纤溶药物。血小板功能障碍者可考虑使用去氨加压素。

2) HIT 对于诊断为 HIT 的患者,应首先停止使用各种形式的肝素(包括 UFH、LMWH、冲洗用肝素、含肝素的导管和含肝素的药物)。其次,除非有很强的抗凝禁忌证,否则需要立即给予非肝素类抗凝药物、肠外直接凝血酶抑制剂(如阿加曲班、比伐卢定)、磺达肝癸钠或 DOAC(如阿哌沙班、艾多沙班、利伐沙班或达比加群酯)。在非肝素抗凝剂获得稳定抗凝效果且持续适当时间,以及 PLT 恢复后也可选择华法林抗凝治疗。

3) 血栓复发 部分患者在接受抗凝治疗时可能再次发生血栓栓塞事件。对于这些患者,需要进行影像学检查来确诊复发(如 CUS/CTPA)。

(1) 血栓复发原因:抗凝治疗过程中 VTE 加重或抗凝预防过程中 VTE 复发,应考虑以下因素:VTE 是否确实加重或复发,非血栓栓塞(如癌栓、细菌等栓子),抗凝不充分,HIT(正在使用 UFH 或 LMWH)。

其中抗凝不充分是最常见的原因,包括:①吸收不良(如吸收不良综合征),利伐沙班应与食物同服。②因预期手术停止抗凝。③依从性差。④对药物的剂量需求改变或药物代谢动力学改变(如进食含维生素 K 食物影响华法林的疗效)。⑤对肝素的剂量需求较大:如肝素结合蛋白增加,使用抑肽酶。⑥药物的用法用量不正确。⑦药物抵抗:如肝素抵抗。除此之外,也可能存在数种其他原因,包括存在持续性血栓形成风险因素(如癌症、易栓症)。有时无明显原因,即特发性。

易栓症是指因各种遗传性或获得性因素导致容易发生血栓形成和血栓栓塞的病理状态。易栓症可分为遗传性易栓症和获得性易栓症。遗传性易栓症常见于生理性抗凝蛋白抗凝血功能缺失（由抗凝血酶、蛋白 C、蛋白 S 等基因突变导致），或促凝蛋白促凝功能增强（由凝血因子 V 莱顿突变、凝血酶原 G20210A 基因突变等导致），最终引起血栓栓塞。获得性易栓症主要发生于各种获得性疾病或具有获得性危险因素的患者，是因促凝蛋白水平升高、抗凝蛋白水平下降、改变了炎症/自身免疫机制等使血栓栓塞倾向增加。常见的获得性易栓症危险因素包括抗磷脂综合征、自身免疫病、恶性肿瘤、急性脑卒中、慢性心肺疾病、慢性肾病、高龄、肥胖、手术、肢体制动或长期卧床、多发性外伤、骨折等。遗传性和获得性易栓因素存在交互作用，当二者同时存在时，血栓栓塞性疾病更易发生。遗传性易栓症目前尚无根治方法，治疗主要针对血栓栓塞症进行抗栓治疗；获得性易栓症患者除了抗栓治疗外，应积极治疗原发疾病，去除和纠正诱发因素。建议进行多学科评估，结合患者的易栓症病因、年龄、性别、合并症和依从性，确定抗凝药物种类、剂量、用药途径、抗凝时间，探索个体化治疗方案。VTE 急性期治疗结束后，对于是否需要延长治疗时间、长期/终生抗凝预防，应充分评估患者血栓复发风险和出血可能性，权衡风险和获益；如需要延长治疗时间、长期/终生抗凝，应定期、规律对血常规、肝肾功能、凝血功能、D-二聚体、抗凝血参数（如抗凝血因子 Xa 活性）、血栓影像学进行监测，评估预防效果和出血风险。对于初次发生血栓的易栓症患者，抗凝治疗 3～6 个月，同时积极去除诱发因素和纠正病因；若病因暂时无法去除，应延长抗凝时间（如 6～12 个月），之后再次评估。

对于血栓反复发作且无明显出血风险的易栓症患者应进行长期/终生抗凝。某些特定的易栓症患者在选择抗凝药物时应予特殊注意：抗凝血酶缺陷患者使用 UFH 或 LMWH 效果不佳；蛋白 C 和蛋白 S 缺陷患者不能使用华法林等香豆类抗凝剂进行初始抗凝治疗，因可引起血栓倾向加重、皮肤坏死；对于同时存在出血风险或进行围术期预防的患者，建议使用阿加曲班等半衰期短的抗凝药物。对于危及生命的 VTE 事件（伴有休克的肺栓塞、严重颅内压升高的静脉窦血栓形成、有肠坏死风险的门静脉/肠系膜静脉血栓等），有高出血风险时，抗凝绝对禁忌可视为相对禁忌。对于增加抗凝药物剂量甚至联合溶栓的情况下的 VTE 加重或复发，应考虑血管壁因素的易栓症（如系统性血管炎）；此时再增加抗凝药物剂量只会增加出血风险而不能有效控制血栓形成，应加用糖皮质激素、免疫抑制剂等药物联合抗栓。

（2）避免血栓复发的方法及复发后的处理方法：治疗性抗凝是避免血栓复发的关键。

肝素治疗过程中，对于肝素抵抗的患者（多见于：基线抗凝血酶活性≤60％，PLT＞300000/μL，年龄≥65 岁，以及先前行肝素治疗，肝素清除率增加，肝素结合蛋白水平升高，纤维蛋白原和凝血因子Ⅷ水平升高的患者），可使用抗凝血因子 Xa 活性测定来调整肝素剂量。如果进行监测，在给药后 4～6 h 检测抗凝血因子 Xa 活性水平的峰值，并逐渐调整剂量，使抗凝血因子 Xa 活性水平的目标峰值维持在 0.6～1.2 U/mL。

AT 是一种血浆 α-2 糖蛋白，在生理性血浆抗凝系统中起着核心作用。其正常血浆浓度为 15～20 mg/dL，并以 2.4 μmol/L 的浓度循环。其作用包括不可逆地抑制多种凝血因子（包括凝血酶（凝血因子Ⅱa）、凝血因子 Xa），以及较小程度地抑制凝血因子Ⅸa、凝血因子Ⅺa、凝血因子Ⅻ，组织纤溶酶原激活物，纤溶酶和激肽释放酶。天然形式的 AT 具有低水平的抗凝血活性，但在肝素存在下，其抗凝血活性提高了 1000～2000 倍。AT 缺乏者可能要采取 AT 补充治疗或改用其他抗凝剂。AT 补充治疗包括补充外源性 AT 浓缩物，或输注新鲜冰冻血浆，新鲜冰冻血浆仅含有 1 U/mL 的 AT，因此可能需要约 20 mL/kg 的剂量才能将 AT 恢复到正常水平。若需改用其他抗凝药物则孕妇可能仅能选择阿加曲班（上文已提到阿加曲班为小分子药物,因此很可能穿过胎盘),非妊娠期可选直接口服抗凝药物、比伐卢定等,但需要暂停哺乳。

血栓弹力图(TEG)和旋转血栓弹性检测(ROTEM)是全血的凝血黏弹性测试,TEG 可用于识别各种高凝状态,同时可用于监测抗凝过程。TEG/ROTEM 参数能够呈现出初始纤维蛋白形成、纤维蛋白交联、凝块硬度、血小板功能和纤维蛋白溶解的时间。配对的 TEG/ROTEM 样品(添加或不添加肝素酶)可用于评估 UFH/LMWH 存在时的凝血情况。因此,可以使用 TEG/ROTEM 测定的不同试验(使用和不使用肝素酶)之间的反应时间或凝血时间(CT),根据其差异来评估 UFH/LMWH 的反应性,这在对肝素抵抗有顾虑时可能是有益的,通常 UFH 连续 3 次给药后 4～5 h 之间采血,LMWH 连续 3 次给药后 4～6 h 之间采血。到目前为止,还没有大型、多中心实验将黏弹性试验与常规凝血措施进行比较,以及验证它们指导抗凝治疗的能力。

华法林的抗凝效果受多种因素的影响,进行华法林治疗的患者应尝试让膳食维生素 K(菠菜、甜菜、甘蓝、芥菜、维生素片、钙补充剂、维生素强化饮料和一些草药制剂维生素 K 含量高,莴苣和其他绿色蔬菜的维生素 K 含量中等或较低)的摄入量保持相对稳定,以最大程度降低华法林抗凝不足或过度的风险。存在药物相互作用(利福平、卡马西平、苯妥英钠、扑米酮会使华法林代谢加快,从而减少抗凝作用;复方磺胺甲噁唑、甲硝唑、大环内酯类和氟喹诺酮类改变肠道菌群,减少肠道维生素 K 合成,使华法林抗凝作用增强)时,应采用更频繁的 PT/INR 监测以指导华法林的剂量调整,减少抗凝过度或不足的风险。

4)骨质疏松 肝素通过减少骨形成、抑制骨吸收导致骨丢失,长期肝素治疗(超过 7 周)可通过减少骨形成而导致骨密度降低。与使用 LMWH 相比,这种效应似乎在 UFH 治疗中更为常见,建议定期检查骨密度(如一年 1 次)。如果是较长期使用肝素的患者,特别是孕期和哺乳期妇女,可出现骨质疏松症,可以加服钙剂、维生素 D 预防。华法林也抑制骨钙素(骨骼的主要蛋白质)的 γ-羧化作用,未羧化的骨钙素不能与钙有效结合。但目前研究认为即使华法林与骨折风险之间存在因果关系,其影响也很小。当需要抗凝时,骨折风险通常不影响药物的选择。

5)局部变态反应、皮肤坏死和全身性变态反应 LMWH 和 UFH 可引起局部变态反应、皮肤坏死和全身性变态反应。其中局部变态反应多为迟发型超敏反应,病变大多为湿疹样或瘙痒性红斑,可以换用另一种 LMWH,不过不同 LMWH 制剂之间的交叉反应已有报道。皮肤坏死罕见,最终进展为明显皮肤坏死的损伤,最初可能与局部变态反应的表现相似,但皮肤坏死通常不会出现瘙痒。全身性变态反应非常罕见,包括速发型超敏反应、中毒性表皮坏死松解症和嗜酸性粒细胞增多症等,可表现为发热、全身性荨麻疹、皮损、呼吸困难以及高血压或低血压。可换用化学性质不相关的产品,例如比伐卢丁、阿加曲班、DOAC 或磺达肝癸钠。

4. 围术期抗凝药物的调整

短暂停用抗凝药物会增加血栓栓塞风险,而维持抗凝会增加有创操作相关的出血风险,这些都会增加死亡率。围术期抗凝管理方法需考虑上述风险并选取一个平衡点,同时还需考虑所用抗凝药物的具体特性。

1)评估血栓栓塞风险 血栓栓塞风险越高,越应注意缩短停用抗凝药物的时间。对于近期出现 DVT 或 PTE 的患者,则主要根据确诊以来的时长评估血栓栓塞风险。如果血栓栓塞风险短时增加(如近期脑卒中、近期 PTE),倾向于尽可能等到风险降回基线水平后再手术。近 3 个月内发生血栓事件(如 DVT、PTE)的患者以及高风险遗传性易栓症并有 VTE 史的患者出现围术期 VTE 的风险最高。因此,需要手术的患者如果近 3 个月内曾出现 VTE,延迟择期手术可能有好处,即使只推迟几周。相关数据显示,近期发生 VTE 的患者在最初 3~4 周内复发的风险最高,在之后的 2 个月逐渐下降。如没有抗凝治疗,早期的 VTE 复发风险在50% 左右,使用华法林治疗 1 个月可使风险降低至 8%~10%,治疗 3 个月可使风险降低至4%~5%。

2) 评估出血风险 较高的出血风险意味着更需要围术期止血,因而需要停用抗凝药物更长时间。出血风险由手术的类型和紧急程度决定,某些疾病对出血风险也有影响,合并因素(如年龄较大、肾功能下降)和影响止血的药物(如阿司匹林)对出血风险可能也有影响。一般来说,出血风险高的手术必须停用抗凝药物。血栓栓塞风险高或非常高时,应尽可能缩短无抗凝的时间,有时需要使用桥接药物。出血风险低的手术通常可以不停用抗凝药物。常见操作出血风险程度大致可分为以下四个级别。①极高危:神经外科手术(脑或脊髓手术)、心脏手术(搭桥或换瓣)。②高危:大血管手术(如腹主动脉瘤)、泌尿系统大手术(前列腺切除术、膀胱癌手术)、下肢骨科大手术、膝关节置换术、肺叶切除、肠管吻合术、永久起搏器或除颤器置入术、部分有创操作(肾活检、前列腺活检、宫颈锥切、心包穿刺术、结肠息肉切除术)。③中危:其他腹部手术、其他胸科手术、其他骨科手术、其他血管手术。④低危:腹腔镜下胆囊切除术、腹腔镜下腹股沟疝修补术、口腔操作、皮肤科操作、眼科操作、冠状动脉造影、胃镜或肠镜检查、部分有创操作(骨穿刺或活检、淋巴结活检、胸腹腔穿刺、关节穿刺)。⑤极低危:拔牙或洁牙、部分皮肤活检或肿物切除、部分白内障手术。

3) 中断抗凝药物的决策制订 有关继续使用和停用抗凝药物相对益处的对照数据十分有限,必须根据患者的具体情况平衡血栓栓塞和出血风险后再决定。在决策时没有评分系统可以代替临床判断。如果血栓栓塞极高风险是暂时的(如近 3 个月内的缺血性脑卒中),应尽量尝试延迟择期手术,直到血栓栓塞风险降至基线水平。如果患者在短期内血栓栓塞风险高或非常高而又不能推迟手术,应缩短不用抗凝药物的时间,以尽可能降低 VTE 复发风险。这一般包括尽量推迟术前停用平常所用抗凝药物的时间,尽可能早地恢复用药,如果患者使用华法林,还应在术前和(或)术后常规抗凝药物未达治疗浓度的时间段使用桥接药物。如果患者在不久前(此前 4 周内)发生过急性 VTE,因手术或重大操作需暂停抗凝,且预计术后超过 12 h 才能使用治疗剂量的抗凝药物,可放置临时 IVCF,例如,在急性 VTE 之后 4 周内必须在全身或椎管内麻醉下手术的患者,大多需要放置 IVCF,而因小操作(如中心静脉置管)需临时停止抗凝的患者不必放置 IVCF,只需停用 1 剂抗凝药物即可。如果拟定的手术时间距离发生VTE 有 4 周以上,则不必放置 IVCF。

(1) 针对华法林抗凝患者的停药方案:如果停用华法林合适,通常在择期手术前 5 日停药(即术前 6 日时最后一次给药),并尽可能在术前 1 日检测 PT/INR。如果 INR>1.5,给予患者低剂量口服维生素 K(如 1~2 mg)以加速 PT/INR 的正常化,并在第 2 天复查。在 INR≤1.4 时进行手术。停药会导致几日时间内抗凝药物未达治疗剂量。据估计,如果在术前 5 日停华法林并在术后尽早恢复,患者会有 8 日左右 INR 处于亚治疗范围(术前 4 日和术后 4日)。因此,对于血栓栓塞风险高或非常高的患者,可应用桥接药物。一般只对血栓栓塞风险高或非常高且需要停用华法林的患者使用桥接药物抗凝。在这些情况下,在术前 3 日开始使用桥接药物,如皮下注射治疗剂量的 LMWH。如果没有可能增加出血风险的意外手术事件,可在术后 12~24 h 恢复华法林,通常在术后当晚或手术次日晚间恢复给药。术后剂量与术前剂量相同。在围术期恢复华法林后,需要 5~10 日才能达到充分抗凝效果,即 INR>2。因此,在这期间一般会对血栓栓塞风险非常高的患者和部分风险高的患者使用肝素桥接。

（2）华法林与肝素的桥接：对于在急性 VTE 后 3 个月内手术的患者，在术前和术后进行桥接抗凝，一般使用治疗剂量的 LMWH（如依诺肝素 1 mg/kg，一日 2 次）。这是因为如果不抗凝，VTE 的复发率很高。对于发生急性 VTE 3 个月之后进行手术的患者，一般给予术后桥接，通常使用低剂量 LMWH 方案（如依诺肝素 40 mg，一日 1 次），但不给予术前桥接。对于拟行小手术/操作或日间手术的患者，不宜给予桥接。

（3）术前桥接抗凝时机：一般在计划手术术前 3 日（停用华法林 2 日后），当 PT/INR 降至治疗范围以下后开始肝素桥接。大部分皮下注射用 LMWH 的生物半衰期为 3～5 h，故可在计划手术或操作前 24 h 停用 LMWH。如果采用了一日 2 次的 LMWH 方案，停用术前 1 日晚间的肝素，如果使用的是一日 1 次的方案（如达肝素 200 U/kg），则在术前 1 日早晨使用每日总剂量的一半，这样可以确保在手术时不会有明显的残余抗凝效果，因为研究发现，停用治疗剂量 LMWH 后 24 h 的残余抗凝效果不佳，而且这也与 2012 年美国胸科医师学会（ACCP）发布的相关指南一致。静脉用 UFH 的半衰期在 45 min 左右，在使用治疗剂量的 UFH 时，持续使用到术前 4～5 h 停用。如果皮下注射 UFH，通常剂量是 250 U/kg，一日 2 次，最后一次在术前一晚给药。桥接的恢复需要推迟到充分止血之后，尤其是采用治疗剂量方案时；是否充分止血需根据切口部位、引流量和预期术后出血情况进行评估，必要时还可结合血红蛋白水平来判断。评估须根据手术类型和患者个体情况，对无法从表面上观察到持续出血的手术（如心脏、颅内手术）进行评估可能比较困难。

（4）术后恢复抗凝药物时机：术后适当推迟恢复抗凝药物的时间要优于过早进行术后桥接（会导致出血），因为一旦出血，反而会延长无抗凝间期并因此增加血栓栓塞风险。对于接受大手术或高出血风险操作的患者，应推迟到确保止血 72 h 后再给予治疗剂量的 UFH 或 LMWH。对于大多数使用桥接抗凝的低出血风险小型操作（如腹腔镜疝修补术），通常在操作后 24 h 即可恢复治疗剂量的 UFH 或 LMWH。

（三）血栓患者预后

1. DVT 的预后

DVT 在治疗性抗凝后通常预后较好，但部分患者可能出现血凝块进一步蔓延、复发，肺栓塞、血栓形成后综合征（静脉炎后综合征）等并发症。

DVT 后出现慢性静脉功能不全的症状和体征，静脉瓣关闭不全引起的反流和血栓阻塞引起的静脉高压共同导致了血栓形成后综合征。慢性静脉功能不全的症状和体征可能包括疼痛、静脉扩张、水肿、皮肤色素沉着和静脉性溃疡。

2. PTE 的预后

1）死亡 PTE 导致 9% 的孕产妇死亡，是孕产妇第 7 大致死原因。但对存在高危因素的孕产妇早期进行预防及治疗可明显降低病死率，目前我院孕产妇的肺栓塞死亡率为 0。

2）休克 休克可能为肺栓塞的首发表现或一种早期并发症（8% 的患者）。休克是早期死亡最常见的原因，尤其是前 7 日内的死亡，出现休克时的死亡风险为 30%～50%。死亡风险在出现休克后的头 2 h 内最高，会持续 72 h 或以上。

3）复发 前 2 周内 DVT 和 PTE 的复发风险最高，此后下降。此期间复发风险升高的主要预测指标为存在癌症和抗凝治疗未迅速达到治疗水平。

4）胸膜炎、肺泡炎和肺炎 确诊 1～2 周后，患者病情可能恶化，出现氧合恶化、呼吸衰竭、低血压、疼痛和（或）发热，提示进展性梗死和（或）叠加肺炎。虽然胸部 X 线片可能显示肺萎陷、肺不张或胸腔积液，支持存在进展性肺梗死和（或）叠加肺炎，但这些患者还应重复进行确定性影像学检查(最好采用最初的诊断性影像学检查方法),以鉴别进展性肺梗死和(或)叠加肺炎与肺栓塞复发。没有复发的患者应接受对症治疗,给予辅助供氧、镇痛药和静脉补液,并按需给予通气、升压药和(或)抗生素。

5) 脑卒中 研究表明,急性肺栓塞患者的脑卒中风险增加,这可能是卵圆孔未闭(patent foramen ovale,PFO)引起的反常栓塞所致。急性肺栓塞患者中脑卒中的患病率为7%~50%(平均<17%),伴PFO的肺栓塞患者的患病率更高(21%~64%,平均<33%)。因此,对于急性肺栓塞患者,应密切监测神经系统症状,出现脑卒中时应排查PFO。

6) 慢性血栓栓塞性肺动脉高压(CTEPH) CTEPH是PTE的一种罕见并发症,未溶解的血栓栓塞性病变引起肺动脉阻塞,从而导致肺动脉高压。对于抗凝治疗3个月后报告新发或持续性呼吸困难或运动不耐受的PTE患者,应安排临床随访和针对性诊断检查,以评估有无慢性血栓栓塞性疾病。

7) 其他 研究显示,肺栓塞与后来发生心血管事件和心房颤动的风险升高有关。

(四) 预防 VTE 的发生

正确评估VTE的风险因素有助于临床医生识别高危孕产妇,从而做出相应的预防措施,降低妊娠期和产褥期VTE的发病率和病死率。2020年《上海市产科静脉血栓栓塞症防治的专家共识》根据目前国外最新指南对VTE的发生风险程度进行评估(表1-7-6)。根据风险程度将影响分为极高危(≥4分)、高危(产前为3分或产后为2~3分)和低危(0~1分)3个等级。

表 1-7-6 孕产妇 VTE 危险因素评分表

危 险 因 素	评　分
产前因素	
年龄≥35岁	1
BMI 28.0~34.9 kg/m²	1
BMI≥35.0 kg/m²	2
产次≥3次	1
吸烟史	1
既往或孕期新发的VTE(大手术后发生除外),复发性VTE(≥2次)	4
大手术后发生VTE	3
遗传性易栓症,但未发生VTE	3
一级亲属有雌激素相关或无明显诱因的VTE家族史	1
内科并发症(如肿瘤、心力衰竭、系统性红斑狼疮(活动期)、多发性关节炎或炎症性肠病、肾病综合征、1型糖尿病肾病、镰状细胞病)和静脉注射吸毒	3
下肢静脉曲张	1
经体外辅助生殖技术或体外受精妊娠	1
多胎妊娠	1
孕前糖尿病	1

危 险 因 素	评　分
子痫前期	1
产后因素	
选择性剖宫产	1
产时剖宫产	2
子宫切除术	2
早产分娩	1
产后出血(出血量≥1000 mL 和(或)需要输血)	1
死胎	1
分娩时使用中位产钳或 K 氏产钳	1
产程延长(≥24 h)	1
临时因素	
卵巢过度刺激综合征	4
妊娠剧吐	3
妊娠期或产褥期有外科手术史(阑尾切除术、产后绝育手术、骨折复位手术),会阴修补术除外	3
制动(卧床时间≥48 h)或脱水	1
全身性感染	1

VTE 的综合预防策略包括健康促进、物理预防和药物预防 3 种策略。

(1)健康促进:进行健康宣传,适量运动,尽可能避免风险因素。

(2)物理预防:通过穿戴弹力袜、使用机械泵等促进外周血液循环通畅。

(3)药物预防:皮下注射 LMWH 预防血栓形成。低剂量和中等剂量 LMWH 可用于 VTE 风险较高者的预防。

①低剂量:低剂量 LMWH 采用固定剂量(达肝素 5000 U,皮下给药,每 24 h 1 次;依诺肝素 40 mg,皮下给药,每 24 h 1 次),体重极大或极小者需调整剂量。

②中等剂量:使用中等剂量 LMWH 是另一种预防策略,需随妊娠进展和患者体重增加而逐渐增加剂量(依诺肝素的最大剂量为 1 mg/kg,一日 1 次;达肝素最大剂量为 100 U/kg,一日 1 次)。

尽管现有的最佳证据支持对大多数人使用低剂量 LMWH 进行产前血栓预防,但有实验研究证实产前和产后使用低剂量 LMWH 的高风险者的 VTE 发生率高,这提示高风险者使用低剂量 LMWH 预防可能不够。故应进行基于 VTE 病史、患者体重和个人意愿的个体化风险评估。

③预防剂量 LMWH 应用时机:产前评估结果为 3 分者从妊娠 28 周开始应用;产前评估结果≥4 分者评估后即刻开始应用,持续至分娩前 24 h;产后评估结果为 2 分者应用至出院,产后评估结果≥3 分者应用至产后 7～10 天。明确 VTE 者需要长期行抗凝治疗,至少应用至产后 6 周,总疗程至少 3 个月;反复发生 VTE 者,需要考虑延长抗凝治疗时间,甚至终生抗凝治疗。

临床病例

患者,女,30岁。

【主诉】

双下肢小腿肌肉酸痛17天。

【现病史】

患者17天前(剖宫产术后第1天)出现双下肢小腿肌肉酸痛,不伴双下肢水肿、红肿、发热、发红、心慌、胸闷、胸痛、头晕、头痛、视力改变等特殊症状,行走及按压时酸痛感明显,休息后缓解,给予抗凝治疗(LMWH 4100 U皮下注射,q12 h),并给予华法林5 mg口服。15天前双侧下肢深静脉彩超提示"双下肢所查深、浅静脉未见明显异常"。13天前复查血浆D-二聚体6.93 μg/mL(↑)。12天前患者无明显双下肢不适,遂安排出院。出院后患者自诉卧床较多,活动较少。4天前无明显诱因再次出现双下肢小腿酸痛,活动时明显,不伴胸闷、呼吸困难等不适。于外院就诊,行双下肢彩超检查,结果提示"双侧小腿肌间静脉血栓形成(双侧小腿肌间静脉内可见数处低回声充填,其中左、右侧各一处,范围分别约为3.65 cm×0.38 cm、3.81 cm×0.54 cm)"。患者至我院门诊就诊,门诊以"双侧下肢静脉血栓形成"收入科。

【既往史】

既往体健,否认高血压、糖尿病、乙肝、结核等特殊病史,否认食物、药物过敏史,否认外伤史。个人史无特殊。无特殊家族病史。输血史:无。手术史:18天前行剖宫产术。

【入院查体】

T 36.2 ℃,P 89次/分,R 20次/分,BP 136/62 mmHg,SpO₂ 98%。双侧瞳孔正大等圆,对光反射可,颈软,双肺呼吸音清,未闻及明显干湿啰音,HR 89次/分,律齐,各瓣膜区未及异常杂音,腹部软,无压痛及反跳痛,四肢活动度可,双下肢无水肿,双下肢小腿肌肉压痛,生理反射存在,病理反射未引出。

【辅助检查】

19天前查双下肢彩超提示:左侧小腿肌间静脉稍增宽。今日双下肢彩超检查提示:双侧小腿肌间静脉血栓形成。

【初步诊断】

下肢静脉血栓形成。

【诊疗经过】

入科第1天 完善肺动脉、胸主动脉计算机体层血管成像(CTA):双下肺动脉分支内见条带状、斑片状充盈缺损。提示双下肺动脉分支栓塞。告病重,监测生命体征,完善相关检查(血常规、肝肾功能、电解质、凝血功能、蛋白C、蛋白S、抗心磷脂抗体、抗核抗体检查和狼疮抗凝物质检测,抗核抗体谱检查,同型半胱氨酸测定,抗β₂糖蛋白1抗体测定,心脏彩超等)。

治疗:给予抗凝治疗(LMWH 4100 U皮下注射q12 h+华法林5 mg口服qd)。

治疗过程中定期复查血常规以排查抗凝后出血情况,同时监测凝血功能以调整抗凝药物剂量。

入科后第 2 天 继续抗凝治疗(LMWH 4100 U 皮下注射 q12 h＋华法林 5 mg 口服 qd)，医学影像科会诊后行"下腔静脉滤器置入术"，术后低热(最高体温为 37.5 ℃)，予以加用头孢替唑钠 2 g bid 静脉输注抗感染治疗。检查结果回报：心肌标志物及心脏彩超均未见明显异常，狼疮抗凝物质检测正常，抗 β_2 糖蛋白 1 抗体测定、抗核抗体谱、抗核抗体、抗心磷脂抗体正常，同型半胱氨酸 19.8 μmol/L(↑)，蛋白 S 3.4%(↓)。故排除存在风湿免疫病，但患者同型半胱氨酸、蛋白 S 活性极低，属于高危易栓症人群。

入科后第 3 天 继续抗凝治疗(LMWH 4100 U 皮下注射 q12 h＋华法林 2.5 mg 口服 qd)。

入科后第 4 天 连续抗凝治疗 3 天后复查凝血常规＋D-二聚体示 TT 17.8 s，PT 12.9 s，INR 1.19，血浆 D-二聚体 6.62 μg/mL(偏高)，INR 未达到目标值，华法林用量更改为 5 mg 口服。

入科后第 5 天 无明显诱因出现畏寒、发热，最高体温 40.1 ℃，有乏力、肌肉酸痛，无鼻塞、流涕，无咳嗽咳痰，下肢疼痛好转。白细胞计数 10.19×10⁹/L(↑)，血红蛋白 122 g/L，血小板计数 163×10⁹/L，中性粒细胞绝对数 9.09×10⁹/L(↑)，超敏 C 反应蛋白(CRP)41.34 mg/L(↑)，降钙素原 0.090 ng/mL，患者白细胞、CRP 水平升高，提示感染。甲型/乙型流感病毒抗原检测阴性。更换抗生素为头孢哌酮他唑巴坦钠(2.0 g，q8h)，行经验性抗感染治疗，同时继续抗凝治疗(LMWH 4100 U 皮下注射 q12 h＋华法林 2.5 mg 口服 qd)，其中因头孢哌酮会增强华法林的抗凝作用，故将华法林剂量减少为 2.5 mg qd，连续服用 2 天。

入科后第 7 天 患者发热、乏力、肌肉酸痛等不适症状好转，复查血液分析(五分类)＋超敏 CRP：白细胞计数 5.71×10⁹/L，血红蛋白 108 g/L(↓)，超敏 CRP 62.76 mg/L(↑)。提示炎性指标好转。凝血常规：TT 15.7 s，PT 14.8 s(↑)，INR 1.37。提示 INR 仍未达标。治疗上将头孢哌酮他唑巴坦钠调整为 2.0 g bid 静脉输注。同时继续抗凝治疗(LMWH 4100 U 皮下注射 q12 h＋华法林 5 mg 口服 qd)。

入科后第 9 天 患者已无发热、乏力、肌肉酸痛等不适症状，复查：血液分析(五分类)＋超敏 CRP：白细胞计数 5.69×10⁹/L，血红蛋白 110 g/L(↓)，超敏 CRP 27.24 mg/L(↑)。感染指标明显好转。凝血功能：PT 19.4 s(↑)，INR 1.80，血浆 D-二聚体 1.68 μg/mL(↑)。患者 INR 仍未达标，坚持要求出院，嘱继续抗凝治疗：华法林片 3.75 mg po qd 定点服药。3 天后复查 INR，予以办理出院手续。

出院后 4 天 患者出现左侧腹股沟区疼痛，伴有低热，最高体温不超过 38 ℃，外院复查示凝血功能：INR 1.54。改为口服华法林 5 mg qd，自行服用头孢类抗感染治疗。

出院后 7 天：患者出现左下肢肿胀，伴有皮温减低，无下肢红肿、发红，无心慌、胸闷、胸痛、头晕、头痛、视力改变等，行走及按压时疼痛感明显，休息后缓解，未行特殊诊治，次日来我院复诊。

(1) 血液分析(五分类)＋超敏 CRP：白细胞计数 9.85×10⁹/L(↑)，血红蛋白 105 g/L(↓)，PLT 266×10⁹/L，中性粒细胞比例 83.2%(↑)，超敏 CRP 148.48 mg/L(↑)(提示血象及炎性指标偏高)。

(2) 心肌标志物未见明显异常。

(3) 凝血常规＋D-二聚体：TT 13.1 s，PT 26.9 s(↑)，INR 2.51，血浆 D-二聚体 1.41 μg/mL(↑)(提示 INR 达标)。

(4) 复查双侧下肢血管(动、深静脉)彩超：左侧部分髂静脉至股总静脉可见等回声及稍高回声充填，内未见血流信号显示，静脉管径增宽，其中股总静脉内径约 14.1 mm，探头加压时管腔不可完全压瘪，股总静脉远心端血栓随血流颤动。大隐静脉、股静脉及股深静脉内血流淤滞，可见明显血流云雾影。左侧下肢小腿中下段肌间静脉可见低回声充填，范围约（长）34.0 mm×（宽）4.8 mm，内未见血流信号显示，探头加压时管腔不可完全压瘪。右侧下肢小腿中下段肌间静脉可见数处低回声充填，其中两处范围分别约（长）35.6 mm×（宽）3.6 mm、（长）89.8 mm×（宽）6.7 mm，内未见血流信号显示，探头加压时管腔不可完全压瘪。左侧髂静脉可见等回声及稍高回声充填，向上延伸至下腔静脉分叉处，内未见血流信号显示。

检查结果：左侧髂静脉至股总静脉血栓形成，左侧远心端静脉血流淤滞，双侧下肢小腿中下段肌间静脉血栓形成。

（5）盆腔CTA＋CTV：a.下腔静脉、右侧髂总静脉、左侧髂总静脉及其属支、双侧髂外静脉及左侧髂内静脉管壁增厚、管腔内充盈缺损，考虑静脉血栓形成伴周围炎性改变。b.子宫呈术后改变，盆腔炎性改变，盆腔积液。后续患者行取栓术治疗，但最终仍出现了血栓后综合征。

【经验小结】

（1）对存在出血风险的DVT不予以抗凝治疗，亚抗凝治疗下可进展成肺栓塞。若不能早期识别，可能出现危及生命的低氧血症，甚至休克、死亡，故DVT患者突然出现胸闷、胸痛、呼吸困难时，若无禁忌，需紧急行CTPA检查。

（2）抗凝治疗前需排除禁忌。针对产后患者，需观察恶露量，完善血常规、子宫彩超检查以排除出血、血肿，评估出血、血栓风险。少量的出血不一定需要停止抗凝治疗。

（3）不同患者对华法林的敏感程度不同，对华法林较为敏感者抗凝效果佳，血栓复发风险低，但部分人群对华法林不敏感，这类人群需严格监控，维持INR在2～3之间，必要时甚至更换抗凝方式，否则出现亚抗凝治疗后血栓复发以及血栓后综合征风险较高，导致医疗花费高，且对患者的生活造成严重影响。CYP2C9、VKORC1等基因多态性会影响华法林的抗凝效果，有必要时可检测华法林相关基因，帮助调整用量。

（4）患者除了下肢的症状，还伴有反复高热，且行抗感染治疗后仍有体温反复。这类患者如果没有发现脓肿证据，需要排查有无脓毒性盆腔血栓性静脉炎（septic pelvic thrombophlebitis, SPT）。

盆腔静脉内皮损伤、静脉淤滞和血液高凝状态时可出现SPT。SPT是妊娠的一种罕见并发症。美国的一项调查研究显示，SPT的发生率是1/3000次分娩（阴道分娩中为1/9000，剖宫产中为1/800）。SPT多见于产妇，与阴道分娩相比，剖宫产后出现SPT的风险更高。有围产期或产后盆腔感染（如子宫内膜炎或绒毛膜羊膜炎）的女性发生SPT的风险较高。SPT在非妊娠女性或男性中的报道罕见。在这些病例中，SPT通常与其他盆腔感染（如盆腔炎性疾病）、盆腔手术、子宫肌瘤、促性腺激素的刺激或潜在的恶性肿瘤相关。SPT的血培养通常呈阴性，根据有限的数据，与SPT相关的病菌谱也与其他盆腔感染的相似，包括链球菌、肠杆菌科和厌氧菌。

SPT可能出现的临床表现：①卵巢静脉血栓性静脉炎：一些患者病情较严重，分娩或盆腔外科手术后1周内便出现发热和腹痛。腹痛位于受累静脉的一侧（通常为右侧），但可以在侧腰或背部感觉到。盆腔触诊有压痛，有些患者可能会出现从子宫中央向上腹部外侧延伸的有压痛的绳索状包块。患者可能有恶心、肠梗阻和其他胃肠道症状，不过通常较轻微。这种表现主要与累及卵巢静脉的SPT相关，通常在影像学检查中可见。②深部SPT：一些患者的表现可能更轻微，其发热出现在产后或术后早期（通常在3～5日，但也可能晚至分娩后3周）。患者通常病情不严重,发热或寒战可能是唯一的症状,患者在发热高峰期间期临床表现良好,无腹部或盆腔压痛。大多数 SPT 患者的发现过程往往是对推定诊断的子宫内膜炎或其他盆腔感染进行了恰当的抗生素治疗后仍有持续发热,最终采取针对 SPT 的抗凝治疗才见效,后期复查盆腔 CTV 时也显示存在盆腔炎表现。70%~100% 的 SPT 患者会出现白细胞增多,但这并不是一个特异性发现,单纯的产后状态下也可见白细胞增多。

SPT 治疗上需要抗感染联合抗凝治疗。①抗生素:对于 SPT 患者,建议使用具有抗链球菌、肠杆菌科和厌氧菌活性的胃肠外抗生素治疗。许多患者已经在使用抗生素(如庆大霉素加克林霉素或氨苄西林钠舒巴坦钠)治疗子宫内膜炎或其他推定诊断的盆腔感染。抗生素治疗的最佳持续时间尚不清楚,一般至少持续到患者临床症状好转(退热至少 48 h 和白细胞水平恢复正常),这通常需要数日至 1 周的时间。脓毒性栓子或血培养呈阳性等并发症通常需要治疗更长时间,一般需要治疗 1~2 周,但确切的时间尚不确定,具体取决于临床病程。对于血培养呈阳性的患者,可根据识别出的具体病原体调整治疗方案。②抗凝:建议除了抗生素治疗外还应进行全身抗凝治疗 SPT。抗凝可能会预防进一步的血栓形成,并且减少脓毒性栓子扩散,初始抗凝治疗时可使用 UFH 或 LMWH。对于没有明确血栓形成或已知的潜在高凝状态的患者,可在其退热 48 h 后停止抗凝治疗,对于明确有血栓形成的患者,抗凝治疗的最短疗程取决于血栓形成的程度。a. 对于有盆腔静脉分支血栓影像学检查证据的患者,继续使用 LMWH 进行抗凝治疗至少 2 周。b. 对于有盆腔广泛血栓形成(如血栓累及卵巢静脉、髂静脉或下腔静脉)或脓毒性栓子影像学检查证据的患者,继续使用 LMWH 或口服抗凝剂进行抗凝治疗至少 6 周。6 周的抗凝治疗对于与妊娠或其他短暂过程相关的盆腔静脉血栓形成是足够的。对于有盆腔外栓塞疾病或具有更多慢性血栓形成前危险因素的患者,其抗凝治疗时间应超过 6 周。病例中的患者就是易栓症人群,故抗凝治疗时间需要更长。

(刘俊廷)

第八节　妊娠合并系统性红斑狼疮

【疾病概述】

系统性红斑狼疮(systemic lupus erythematosus,SLE)是一种常见的自身免疫性结缔组织病,好发于育龄期女性,以 20~35 岁多见,我国女性整体发病率为 113/10 万。一般认为,SLE 患者合并妊娠时,妊娠将使 SLE 病情恶化,而 SLE 也会增加妊娠的并发症,因此,既往认为 SLE 患者不宜妊娠,但随着风湿免疫学科的发展和产科监护技术的提高,SLE 已不再是妊娠的禁忌证。由于该病好发于育龄期女性,其通常有强烈的生育要求,但 SLE 本身不影响患者的生育力,因此妊娠合并 SLE 患者人数趋于增多。

对于 SLE 患者,应根据患者的偏好、临床表现、疾病活动度和严重程度,以及合并症进行个体化治疗。患者需要在风湿免疫科医生指导下妊娠、孕期定期监测,以使非药物和药物治疗均达到最佳效果,从而实现治疗目标。SLE 患者的治疗目标是保证长期生存,实现尽可能低的疾病活动度,预防器官损伤,最大程度地减少药物毒性,提高生活质量,并教育患者自身在疾病管理中发挥作用。

妊娠妇女处于免疫系统的敏感时期，一旦发生妊娠合并自身免疫病，即需要多专科协作进行诊断和治疗，避免母体和胎儿并发症的发生。虽然目前大多数妊娠合并 SLE 的孕妇能成功分娩活产儿，但妊娠对于 SLE 患者仍然是一种高风险状态。

【临床思维】

（一）SLE 的诊断标准

目前普遍采用美国风湿病学会（American College of Rheumatology，ACR）1997 年推荐的分类标准：颊部红斑、盘状红斑、光过敏、口腔溃疡、累及 2 个或以上外周关节的非侵蚀性关节炎、浆膜炎、肾脏病变、神经病变、血液学异常、抗双链 DNA（dsDNA）抗体阳性等免疫学检查异常以及抗核抗体（antinuclear antibody，ANA）滴度异常。以上 11 项分类标准中，符合 4 项或者 4 项以上者，在排除感染、肿瘤和其他结缔组织病后，即可诊断为 SLE，特异度和敏感度分别达 95% 和 85%，免疫学检查异常和高滴度抗核抗体更具有诊断意义。

2019 年欧洲抗风湿病联盟（EULAR）和美国风湿病学会联合制定了新的 EULAR/ACR SLE 分类标准（详见表 1-8-1），即满足 ANA 滴度异常且累计加权评分≥10 分即可诊断 SLE，新标准让 SLE 的诊治更为清晰。

表 1-8-1　EULAR/ACR SLE 分类标准

临床领域及标准		定　义	权重
全身状况	发热	无其他原因可解释的发热，体温>38.3 ℃	2
皮肤病变	口腔溃疡	医生观察到的	2
	非瘢痕性脱发	医生观察到的	2
	亚急性皮肤狼疮	环形或丘疹鳞屑性皮疹（常分布在曝光部位）	4
	急性皮肤狼疮	颊部红斑或斑丘疹，有或无光过敏	6
关节病变	≥2 个关节滑膜炎或≥2 个关节压痛或≥30 分钟的晨僵	以关节肿胀和压痛为特征。如 X 线存在骨侵蚀或 CCP 抗体滴度超过 3 倍，则不计该项	6
神经系统病变	谵妄	意识改变或唤醒水平下降，症状发展时间为数小时至 2 天内，一天内症状起伏波动，认知力急性或亚急性改变，或习惯、情绪改变	2
	精神症状	无洞察力的妄想或幻觉，但没有精神错乱	3
	癫痫	癫痫大发作或部分/病灶性发作	5
浆膜炎	胸腔积液或心包积液	需影像学证据支持，如超声、X 线、CT、MRI	5
	急性心包炎	出现以下 2 项及以上：①心包胸痛（锐痛，吸气时加重，前倾位减轻）；②心包摩擦音；③心电图广泛 ST 段抬高或 PR 段偏移；④影像学检查提示新发或加重的心包积液	6

续表

临床领域及标准		定　义	权重
血液系统损害	白细胞减少	$<4\times10^9/L$	3
	血小板减少	$<100\times10^9/L$	4
	免疫性溶血	①存在溶血证据,网织红细胞数升高,血红蛋白水平下降,间接胆红素水平升高,LDH 水平升高;②Coombs 试验阳性	4
肾脏病变	蛋白尿>0.5 g/24 h	收集的 24 h 尿液蛋白定量>0.5 g 或尿蛋白肌酐比值提示 24 h 尿蛋白>0.5 g	4
	肾穿刺病理符合狼疮肾炎	Ⅱ 或 Ⅴ 型狼疮肾炎	8
		Ⅲ 或 Ⅳ 型狼疮肾炎	10
免疫学领域及标准	抗磷脂抗体方面	抗心磷脂抗体 IgG>40 GPL 单位或抗 β_2 糖蛋白 1 抗体 IgG>40 单位或狼疮抗凝物阳性	2
	补体方面	低 C3 或低 C4	3
		低 C3 和低 C4	4
	高度特异性抗体方面	抗 dsDNA 抗体阳性或抗 Sm 抗体阳性	6

注:入围标准:ANA 阳性史(Hep2 免疫荧光法,ANA≥1∶80)。对于每条标准,均需要排除感染、恶性肿瘤、药物等原因。既往符合某标准可以计分。标准不必同时发生;至少符合一条临床标准。在每个临床领域,只取最高权重标准得分计入总分。累计加权评分≥10 分可诊断 SLE。

(二)SLE 的孕前管理

1. 病情活动的危险因素　孕前 6 个月内及孕期狼疮病情活动,孕期新发 SLE,活动性狼疮肾炎或慢性肾病,既往不明原因妊娠丢失史合并抗磷脂抗体阳性,抗 dsDNA 抗体阳性,低补体水平,蛋白尿,血小板减少等。

2. 评估 SLE 是否活动

(1)SLE 无活动的临床表现为无皮疹、红斑、脱发、口腔溃疡、关节炎、血管炎、肌炎、浆膜炎、心脑肾和神经损害等,实验室指标稳定。

(2)SLE 活动期的临床表现为上述表现中的一种或多种,实验室检查提示血小板、白细胞、红细胞减少,尿蛋白增加,肾功能异常,抗 dsDNA 等抗体水平升高,补体水平下降等。

(3)根据各器官系统的损害程度,可分为轻重型活动,最严重者可导致狼疮危象危及生命,表现为急进性狼疮肾炎、严重的中枢神经系统损害、严重的溶血性贫血、血小板减少性紫癜、粒细胞缺乏症、严重心脏损害、严重狼疮性肺炎、严重狼疮性肝炎以及严重的血管炎等。

3. 妊娠时机　我国中华医学会风湿病学分会建议,SLE 患者必须满足以下条件时才可考虑妊娠。

(1)病情不活动且保持稳定至少 6 个月。

(2)泼尼松使用剂量为 15 mg/d(或相当剂量)以下。

(3)24 h 尿蛋白定量为 0.5 g 以下。

（4）无重要脏器损害。

（5）停用免疫抑制剂如环磷酰胺、甲氨蝶呤、雷公藤等至少6个月。

（6）对于服用来氟米特的患者,建议先进行药物消除后,再停药至少6个月后才可以考虑妊娠。

4. 妊娠禁忌证 严重的肺动脉高压(肺动脉收缩压>50 mmHg,或出现肺动脉高压的临床症状),重度限制性肺部病变(用力肺活量<1 L),心力衰竭,慢性肾衰竭(血肌酐>247.5 μmol/L),既往有严重的子痫前期或经过阿司匹林和肝素治疗仍不能控制的HELLP综合征,过去6个月内曾出现脑卒中,过去6个月内有重度的狼疮病情活动。

（三）SLE的孕期管理

1. 孕期SLE监测 对于妊娠合并SLE者,应由风湿免疫科和产科医生共同密切监测。风湿免疫科每个月复诊1次,如果出现病情活动趋势,可增加复诊频率。产科20周前每个月复诊1次,20～28周每2周复诊1次,28周后每周1次。产科检查内容如下。

（1）详细的病史与体格检查及专科检查。

（2）实验室检查:检查指标包括血常规、肾功能(尿酸、尿素氮、血肌酐)、肝功能、尿常规、电解质、尿蛋白/肌酐比值、补体成分及dsDNA抗体等。血液检查应每个月1次,对疾病的整体情况进行评估。

（3）超声检查:妊娠7～13周时核实孕周,16周后每个月复查以评估胎儿生长发育情况,排除胎儿发育畸形,必要时行胎儿超声心动检查以了解胎儿心脏受累情况;抗SSA抗体阳性患者,推荐增加胎儿超声心动图检查,16～26周每周1次,26周至分娩每2周1次。

（4）脐动脉血流速度监测:26周后每周监测1次。

（5）胎心监护:孕晚期加强胎心监护,指导患者自测胎动,如胎动及胎心异常,及时处理。严密监测血压,进行血液检测以评估病情是否活动,这样有利于完善治疗方案,决定终止妊娠的时机以及方式。

2. SLE患者妊娠期活动性的评估 妊娠期SLE发作的风险较高,复发的危险因素有妊娠前6个月内曾存在SLE的活动、妊娠前多次急性加重、狼疮性肾炎病史、妊娠期间中断治疗和出现合并症。妊娠期和产褥期SLE恶化的发生率为25%～60%。妊娠合并SLE患者自然流产率为14%,胎儿死亡率为12%。因此,必须尽早识别并治疗SLE活动,以降低孕妇狼疮危象和胎儿不良结局(胎儿丢失、早产和胎儿宫内生长受限)的风险。

目前,评估SLE活动的标准是SLE疾病活动性指数(systemic lupus erythematosus disease activity index,SLEDAI),详见表1-8-2,其将判断病情的各项指标按照受累程度分为2～3个等级积分,理论总积分为99分,但实际上大多数患者的积分均小于45分,活动积分在20分以上者则提示病情有明显活动。在实际的临床工作中常用以下的SLEDAI计分等级来判断SLE病情:0～4分为基本无活动;5～9分为轻度活动;10～14分为中度活动;≥15分为重度活动。评分决定了激素的使用剂量和免疫抑制剂的种类。

表 1-8-2　SLE疾病活动性指数(SLEDAI)

活动性指数	症　状	描　述
8	癫痫发作	最近开始发作的,排除代谢、感染、药物所致
8	精神症状	严重紊乱,干扰正常活动。排除尿毒症、药物影响

续表

活动性指数	症 状	描 述
8	器质性脑病	智力的改变伴定向力、记忆力或其他智力功能的损害并出现反复不定的临床症状,至少同时有以下两项:感觉紊乱、不连贯的松散语言、失眠或白天困倦、精神活动增多或减少。排除代谢、感染、药物所致
8	视觉受损	SLE视网膜病变,排除高血压、感染、药物所致
8	颅神经异常	累及颅神经的新出现的感觉、运动神经病变
8	狼疮性头痛	严重持续性头痛,麻醉性镇痛药无效
8	脑血管意外	新出现的脑血管意外。应排除动脉硬化
8	脉管炎	溃疡、坏疽、有触痛的手指小结节、甲周碎片状梗塞、出血或经活检、血管造影证实
4	关节炎	2个以上关节痛和炎性体征(压痛、肿胀、渗出)
4	肌炎	近端肌痛或无力伴CPK/醛缩酶升高,或肌电图改变或活检证实
4	管型尿	颗粒管型或RBC管型
4	血尿	>5 RBC/HP,排除结石、感染和其他原因
4	蛋白尿	>0.5 g/24 h,新出现或近期增加
4	脓尿	>5 WBC/HP,排除感染
2	脱发	新出现或复发的异常斑片状或弥散性脱发
2	新出现皮疹	新出现或复发的炎症性皮疹
2	黏膜溃疡	新出现或复发的口腔或鼻黏膜溃疡
2	胸膜炎	胸膜炎性胸痛伴胸膜摩擦音、渗出或胸膜肥厚
1	发热	>38 ℃,需排除感染因素
1	血小板减少	$<100\times10^9$/L
1	白细胞减少	$<3\times10^9$/L,需排除药物因素

注:CPK,肌酸激酶;RBC,红细胞;HP,高倍镜视野。

　　需要关注的是,由于妊娠期的生理变化可能与活动性疾病的特征有重叠,因此很难识别妊娠期疾病的活动性和突发性。妊娠期间常用的不列颠群岛狼疮评估组指数系统性红斑狼疮疾病活动性指数(SLEDAI)在评判SLE活动时存在局限性,检测结果可能因为症状或妊娠相关的生理变化而受影响,而妊娠本身就可能会影响检测指标的正常范围。比如,妊娠期间会出现皮肤症状、轻度膝关节积液和腰痛,这可能会影响疾病活动的评估。因此,临床医生需要密切观察孕妇病情变化,必要时增加检测指标,增加产检频次。基于丰富的临床经验而进行判断,有时是评估疾病活动的最佳选择。

　　3. 评估SLE常见的妊娠不良结局　妊娠合并SLE属于高危妊娠,妊娠不良结局(adverse pregnancy outcome,APO)风险增加,为7.8%～39.4%。这些妊娠不良结局包括容易并发狼疮性肾炎、子痫前期(preeclampsia,PE)、心力衰竭、广泛性肺间质炎等。此外,妊娠早期自然流产、妊娠中晚期早产、胎儿生长受限(fetal growth restriction,FGR)和死胎等发生率也明显增高。新生儿患先天性心脏传导阻滞、新生儿狼疮(neonatal lupus,NL)的风险增加。因此,在孕前、妊娠期和围产期需要产科医生、新生儿医生与熟悉风湿免疫病的医生共同管理、密切协作,才能最优化母亲和胎儿结局。SLE 常见的妊娠不良结局和危险因素见表 1-8-3。

表 1-8-3 SLE 常见的妊娠不良结局和危险因素

妊娠不良结局	发生率/%	危险因素
自发性流产或死产	20	狼疮活动和 APS、蛋白尿、血小板减少和妊娠早期高血压
早产	20~39.4	狼疮活动、长期使用高剂量的泼尼松(≥20 mg/d)治疗及高血压
子痫前期	7.8~14.7	高龄、既往子痫前期病史、高血压、糖尿病和肥胖
胎儿生长受限	12.9~28.5	妊娠期肾脏受累和狼疮活动
新生儿狼疮	15	SLE、SLE 并发干燥综合征

4. SLE 患者妊娠期常用药物

(1)糖皮质激素与钙剂:泼尼松、氢化泼尼松或甲基强的松龙在妊娠期可继续使用,既可低剂量使用以稳定病情,也可短时间内大剂量使用以治疗狼疮活动。妊娠期建议常规补钙,既可治疗糖皮质激素和肝素应用导致的骨质流失,又可降低 PE 风险。

在病情允许的前提下尽量使用最小剂量的泼尼松控制疾病,最好是 10 mg/d 以下。长期高剂量使用会增加糖尿病、高血压、PE、早产、FGR 的风险。若早产不可避免,建议给予单疗程(地塞米松 6 mg,每 12 h 1 次,共计 4 次;或倍他米松 12 mg/d,共计 2 天)促胎肺成熟,新生儿按是否合并早产、FGR、NL 等情况进行相应处理。

狼疮危象需采用甲泼尼龙大剂量冲击:甲泼尼龙 500~1000 mg 溶于 5% 葡萄糖注射液 250 mL,缓慢静滴(1~2 h/d),连用 3 天为 1 个疗程,然后 0.5~1 mg/(kg·d),5~30 天,必要时重复使用,疗程间隔期为 5~30 天。

(2)羟氯喹:孕前和妊娠期都被推荐常规用于 SLE 患者。无致畸作用,且可改善 APO 如减少疾病活动,降低抗 Ro/La 抗体阳性孕妇胎儿先天性心脏传导阻滞的风险。

(3)免疫抑制剂:硫唑嘌呤(azathioprine,AZA)、他克莫司和环孢素 A(cyclosporine A,CSA)在妊娠期都可以使用。妊娠期 AZA 常用剂量为 1~2 mg/(kg·d),若病情控制良好,可在妊娠 32 周减量以预防严重的新生儿白细胞减少和血小板减少,哺乳期妇女禁用。患者无高血压及肾功能损害时也可选用 CSA,剂量为 5 mg/(kg·d),分 2 次口服。AZA 和 CSA 可能会增加早产和 FGR 的风险。

肿瘤坏死因子-α 抑制剂作为一种新兴免疫调节药物,妊娠期使用的安全性有待充分评估;妊娠前使用环磷酰胺可能导致女性的卵巢储备功能减退,妊娠早期使用环磷酰胺可能具有致畸效应,妊娠中晚期使用尚未发现不良后果;甲氨蝶呤、麦考酚酸盐和来氟米特具有强烈的致畸效应,甚至引起自然流产或胎儿死亡,妊娠期禁用。如果使用来氟米特,需要停用 2 年后再妊娠。

理想情况下,应仅在使用妊娠期可用的药物使疾病处于缓解或稳定状态时尝试受孕,妊娠前可用 AZA 或他克莫司代替吗替麦考酚酯,也可用能够控制疾病活动的最低剂量的糖皮质激素。然而,如果妊娠发生在疾病活动期,则要针对胎儿和母体的安全性对药物进行调整。

(4)低剂量阿司匹林(low-dose aspirin,LDA):妊娠期的安全用量为 75~100 mg/d,既不增加新生儿不良结局,也不会增加母体出血或胎盘早剥风险,且与动脉导管过早闭合无关,但需考虑个体化差异。

SLE 是导致 PE 的高危因素,2018 年 ACOG 相关指南建议 SLE 孕妇从妊娠 12~28 周开始使用 LDA 直至分娩。

SLE 伴发高滴度抗磷脂抗体孕妇,建议妊娠期预防性使用 LDA;SLE 合并 APS 者在充分评估风险/效应后,孕前建议预防性使用 LDA。

(5) 低分子肝素(LMWH):合并 APS 时加用预防剂量肝素(首选 LMWH)、合并血栓性 APS 时使用治疗剂量肝素(首选 LMWH)至产后 6 周。对于应用预防剂量 LMWH 和治疗剂量 LMWH 的孕妇,分别需在计划性引产或剖宫产术前 12 h、24 h 停药;对于应用普通肝素(7500 U/次,≥2 次/天)者,需在计划性引产或剖宫产术前 12 h 停药。

(6) 抗高血压药:甲基多巴、拉贝洛尔、硝苯地平和肼屈嗪是妊娠期最常用的抗高血压药。血管紧张素转化酶抑制剂和血管紧张素 Ⅱ 受体阻滞剂在妊娠期是禁用的。应谨慎使用利尿剂。硝普钠是紧急控制难治性重度高血压的最后手段,应仅限于紧急情况下短时间使用。避免应用肼屈嗪、呋喃妥因等可能诱发狼疮的药物。

(四)SLE 的分娩管理

1. 分娩时机与方式　对于 SLE 病情稳定且无并发症者,可等待自然分娩,分娩过程中严密监测血压、血生化、胎心及产程进展,对分娩过程中病情发生变化且不能及时结束分娩者,建议立即剖宫产终止妊娠。若出现病情活动以及产科并发症,应提早终止妊娠,适当放宽剖宫产指征。

2015 年《系统性红斑狼疮诊断及治疗指南》建议终止妊娠的时机:①妊娠早期出现明显的 SLE 病情活动。②病情进行性加重,出现严重并发症危及母体安全,如重度子痫前期,血液系统受损,心、肾、肺、脑等器官出现损害等,经积极治疗无好转者,不论孕周大小,都应及时终止妊娠。③免疫学检查异常,如高滴度抗核抗体和补体水平下降,可影响胎盘功能,胎儿随时可能有宫内缺氧表现,或出现胎儿生长受限,经治疗未见好转,胎龄≥34 周时随时结束分娩,胎龄<34 周时可促胎肺成熟后结束分娩。④对于病情平稳者,如胎龄已满 38 周,建议终止妊娠,分娩方式根据产科评估决定。

2022 年《中国系统性红斑狼疮患者生殖与妊娠管理指南》建议终止妊娠的指征及方式:SLE 患者病情稳定、胎龄满 39 周且胎儿发育成熟时,建议终止妊娠;如无剖宫产指征,建议采取阴道试产。出现如下任意情况时,建议尽早终止妊娠:妊娠前 3 个月即出现明显的 SLE 病情活动、SLE 病情严重危及母体安全、妊娠期监测发现胎盘功能低下危及胎儿健康、重度妊娠期高血压、精神和(或)神经异常、脑血管意外事件、弥漫性肺部疾病伴呼吸衰竭、重度肺动脉高压、24 h 尿蛋白定量≥3 g。

综上所述,目前对于 SLE 合并妊娠者何时终止妊娠还没有明确定论,需要根据 SLE 病情严重程度及产科指征综合考虑。

2. 补充应激剂量的激素　过去 6 个月内接受超过 3 周的每日 20 mg 以上泼尼松或其等效剂量激素的患者,应认为其下丘脑-垂体-肾上腺轴功能受抑,若拟行手术终止妊娠(人流、中期引产或剖宫产),除当日常规口服激素剂量外,推荐在诱导麻醉前即刻给予经验性应激剂量的糖皮质激素,如术前氢化可的松 50 mg(或相当剂量),术后氢化可的松 25 mg q8 h(或相当剂量),第二天恢复至常规口服激素剂量。系统性红斑狼疮全孕期管理流程见图 1-8-1。

(五)SLE 的产后管理

1. 评估产褥期 SLE 是否恶化　相较于疾病处于静止期的女性,受孕时为活动性疾病和终末器官损伤严重的患者,产褥期 SLE 恶化的风险更大。因此,产后需要定期评估疾病活动性。

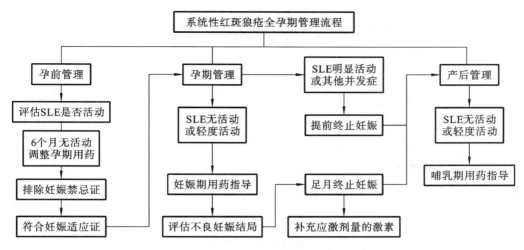

图 1-8-1 系统性红斑狼疮全孕期管理流程

在无并发症的分娩后 1 个月时,推荐进行以下实验室检查:血常规、肾功能、尿液分析、尿蛋白/尿肌酐比、抗 dsDNA 抗体、补体(CH50、C3、C4)。

产后有活动性 SLE 的产妇的治疗与非妊娠女性相同,由于许多治疗药物不可在母乳喂养时使用,对于有母乳喂养需求的产妇,需要就不同治疗方法的风险与获益进行深入讨论。

2. 哺乳期常用药物 鼓励大多数 SLE 产妇进行母乳喂养。口服泼尼松、羟氯喹、硫唑嘌呤、他克莫司和环孢素可行母乳喂养。部分风湿性疾病药物在妊娠期、哺乳期可以安全使用(表 1-8-4)。

表 1-8-4 风湿性疾病药物常见适应证及妊娠期、哺乳期安全使用一览表

药　物	常见适应证	妊娠期用药	哺乳期用药	备　注
糖皮质激素	需最低剂量的糖皮质激素来控制的疾病	安全	小剂量安全	泼尼松剂量超过 20 mg/d 时,建议丢弃用药后 4 h 内的母乳
羟氯喹	SLE、APS	安全	安全	RID 2%
非甾体抗炎药	—	孕 32 周后限制使用	布洛芬安全	妊娠晚期可能导致动脉导管过早关闭
阿司匹林	APS,预防 PE	低剂量安全	低剂量安全	
静脉用免疫球蛋白	原发性或继发性抗体免疫缺陷、皮肌炎和 APS	安全	安全	有无新生儿皮疹
环孢素 A	结缔组织病	最低剂量安全	安全	密切监测孕妇血压和肾功能
他克莫司	结缔组织病	安全	安全	
硫唑嘌呤	肾移植受者、炎症性肠病或近期活动性狼疮患者	安全	安全	英国风湿病学会、欧洲抗风湿病联盟推荐

续表

药　　物	常见适应证	妊娠期用药	哺乳期用药	备　　注
秋水仙碱	家族性地中海热、自身炎症性疾病和晶体性关节炎	安全	安全	
柳氮磺吡啶	炎症性肠病和类风湿关节炎	安全	足月儿安全	避免给早产儿、高胆红素血症或 G6PD 缺乏症的婴儿哺乳
TNF 抑制剂	结缔组织病	塞妥珠单抗全孕期安全；其他妊娠早期应停用	安全	宫内暴露时不在 6 月龄内接种活疫苗（如轮状病毒疫苗和卡介苗），但可以按标准程序接种灭活疫苗

注：G6PD，葡萄糖-6-磷酸脱氢酶。

治疗风湿性疾病药物的妊娠期使用风险分为母儿风险非常小、妊娠期允许选择性使用、中高度危害胎儿的风险和风险不详 4 类。评估哺乳期用药风险的方法通常是计算相对婴儿剂量（relative infant dose，RID），RID＝婴儿从母乳中摄取的剂量（mg/(kg·d)）÷母亲使用的剂量（mg/(kg·d)）。一般认为 RID＜10％说明安全。

3. 妊娠期的生理变化可能与活动性疾病的特征有重叠　妊娠的某些生理变化可能与活动性 SLE 的特征重叠，导致难以鉴别，详见表 1-8-5。例如，正常孕妇容易出现疲劳、水肿、黄褐斑、非炎症性关节痛、脱发、掌部红斑及实验室指标改变（轻度贫血、轻度血小板减少、ESR 升高和蛋白尿）。正常妊娠尿蛋白应维持在 300 mg/24 h 以下。基线时收集 24 h 尿液可有助于狼疮恶化与子痫前期及妊娠晚期的正常改变之间的鉴别。另外，正常妊娠期间，补体水平可能升高 10％～50％，并且即使有活动性 SLE，其水平似乎也可能保持正常。因此，补体水平的变化趋势比实际值往往更有价值。因此，必须结合临床背景解读实验室检查结果，对于仅有血清学阳性变化而无临床表现时以临床观察为主，增加监测频率。

表 1-8-5　妊娠和 SLE 的重叠特征

特　　征	妊　娠　改　变	SLE 活动
临床特征	面部潮红	光敏皮疹
	掌部红斑	口腔或鼻腔溃疡
	非炎症性关节痛	炎性关节炎
	疲劳	疲劳、嗜睡
	轻度水肿	中度至重度水肿
实验室特征	轻度贫血	免疫性溶血性贫血
	轻微的血小板减少症	血小板减少症、白细胞减少症、淋巴细胞减少症
	ESR 轻度升高	炎症标志物水平升高

既往建立的狼疮活动量表,例如狼疮活动性指数(LAI)、SLE 疾病活动性指数(SLEDAI)和系统性狼疮活动性测量(SLAM),最初应用的应用对象不包括妊娠合并 SLE 的患者。为了减少生理性妊娠和 SLE 恶化的混杂特征,1999 年系统性狼疮国际合作诊所的成员提出了三项改良妊娠评分工具,即 SLE 妊娠疾病活动指南、妊娠期 LAI(LAI-P)和修改后的 SLAM(m-SLAM)。最近,又引入了另外两项妊娠适应评分工具,分别是改良欧洲共识狼疮活动测量和不列颠岛屿狼疮评估 2004 组。

鉴于 SLE 临床表现具有明显异质性,不同症状及免疫学特征可逐渐出现,增加了早期识别的难度。在医学领域,基于机器学习的人工智能技术为系统性红斑狼疮(SLE)的早期诊断提供了新的解决方案:系统性红斑狼疮风险概率指数(systemic lupus erythematosus risk probability index,SLERPI)。SLERPI 评分可以帮助临床医生早期识别 SLE 以及重症狼疮患者,早期干预,早期治疗,改善患者的预后。简易 SLERPI 评分详见表 1-8-6。

表 1-8-6 简易 SLERPI 评分

条　目	分　值
盘状红斑或斑丘疹	3
亚急性皮肤红斑狼疮或盘状红斑狼疮	2
脱发	1.5
黏膜溃疡	1
关节炎	2
浆膜炎	1.5
白细胞减少至<4.0×10^9/L(至少 1 次)	1.5
免疫性血小板减少或自身免疫性溶血性贫血	4.5
神经异常	1.5
蛋白尿定量(24 h)>0.5 g	4.5
抗核抗体阳性	3
C3 或 C4 减低	2
免疫学异常(任何一种自身抗体阳性:抗 dsDNA 抗体、抗 Sm 抗体、抗磷脂抗体[a])	2.5
肺间质病变[b]	−1
总分>7 分可诊断系统性红斑狼疮[c]	

注:[a].包括抗 β_2 糖蛋白 1 抗体、免疫球蛋白 G、免疫球蛋白 M、免疫球蛋白 A 抗体阳性;[b] 影像学如高分辨 CT 提示的肺泡、远段支气管或小叶间隔的炎症和纤维化;[c] 当总分>7 时(最大值 30.5),诊断的灵敏度、特异度和准确率分别为 94.2%、94.4% 和 94.2%。SLERPI 评分:系统性红斑狼疮风险概率指数;该评分系统适用于临床怀疑系统性红斑狼疮者,指出现或曾经出现上述异常,并且排除其他原因(如药物、感染、恶性疾病或其他可解释异常的情况)。

4. 妊娠合并 SLE 活动时终止妊娠的指征　妊娠出现 SLE 活动表现并非是终止妊娠的强制性指标,但应缩短妊娠期检查间隔时间,并与风湿免疫科医生共同治疗原发病。孕前已确诊的 SLE 患者,需在孕前病情稳定后再妊娠,妊娠期仍需药物控制。

由于 SLE 可在孕前、妊娠期及产后发病,故对于妊娠期新发病例,应加强免疫指标的监测,抗核抗体滴度升高、血清补体水平下降及 ESR 加快等均提示 SLE 活动状况,需及时处理;妊娠合并 SLE 患者血栓栓塞和疾病复发可发生在产后 6 个月内,产后仍需进行监测和治疗。

5. 根据 SLE 疾病活动度和疾病严重程度调整治疗　疾病活动度指某个时间点基础炎症过程表现的程度和强度,分为间歇性病情加重(或复发-缓解性疾病,两次加重之间存在疾病静止期)、慢性活动性疾病(就器官受累模式而言)、静止性疾病三种疾病模式。疾病严重程度指器官功能障碍的类型和水平及其后果,常描述为轻度、中度和重度。

由于 SLE 几乎可累及任何器官系统,所以临床和实验室评估时必须对所有器官系统进行检查。确定合适的治疗方案需要准确评估疾病活动度和严重程度,并清楚了解患者对既往、目前疾病表现和治疗措施的反应。

轻度活动 SLE 患者出现发热、皮疹和关节痛,并且感觉日益疲劳。实验室检查提示明显的轻度白细胞减少症、血小板减少。可用羟氯喹治疗,联合或不联合非甾体抗炎药和(或)短期使用低剂量糖皮质激素(等效于≤7.5 mg/d 泼尼松)。

中度活动 SLE 患者出现具有显著但不危及器官的疾病(如全身、皮肤、肌肉、骨骼或血液系统的表现)。实验室评估显示急性期反应物水平升高。患者可能需要短疗程的泼尼松治疗。患者通常对羟氯喹联合每日 5～15 mg 泼尼松(或等效的其他糖皮质激素)短期治疗有反应。一旦羟氯喹或氯喹见效,通常逐渐减量泼尼松。常需要使用糖皮质激素的免疫抑制剂控制症状。

重度活动继发于重要器官(如肾和中枢神经系统)受累而出现严重表现的患者,通常需要初始阶段的强化免疫抑制治疗(诱导治疗)来控制疾病并阻止组织损伤。实验室评估:C3 及 C4 水平明显降低,抗 dsDNA 抗体水平和急性期反应物水平升高。危及生命时使用静滴免疫球蛋白、血浆置换和大剂量激素短期治疗,急性期发病患者连用 3 日 0.5～1 g/d 甲泼尼龙静脉"冲击"疗法,较稳定患者使用剂量为 1～2 mg/(kg·d),或与其他免疫抑制剂联用。

除有禁忌证外,任何活动程度和类型的 SLE 患者均应使用羟氯喹治疗。羟氯喹有助于缓解全身症状、肌肉骨骼表现和皮肤黏膜表现,同时有助于减少激素用量。对于上述药物的个体化调整方案建议咨询风湿免疫科医生。

6. 孕期发现 SLE 的治疗时机　越早开始治疗,持续缓解并改善疾病预后的概率就越大,这一点是已经被证实并达成共识的。越晚开始治疗,需要的治疗力度越大,不论是疾病损伤还是药物损伤都更大,从而更易导致不良的治疗结局。狼疮治疗的最佳时间窗是发病以后 3～5 个月内,否则治疗缓解率下降,临床复发率和发展为终末期肾病的概率增加。孕期发现 SLE 时,需要结合孕周和分娩意愿尽早启动治疗。

7. 孕期 SLE 的其他注意事项　妊娠合并 SLE 患者应适当运动,避免过度疲劳,保持充足睡眠,注意营养均衡,保证充足的蛋白质摄入,尤其应注意钙和维生素 D 的摄入(至哺乳期结束),戒烟,避免应用可能诱发狼疮的药物。外出注意防晒,暴露于紫外线可能加剧或诱发 SLE 全身性表现。

接受免疫抑制治疗之前应接受适当的免疫接种,比如流感疫苗和肺炎球菌疫苗。乙肝疫苗、四价人乳头瘤病毒疫苗对稳定性 SLE 患者安全且有效。对于接受免疫抑制治疗的患者,麻疹、腮腺炎、风疹、脊髓灰质炎、水痘、带状疱疹和牛痘(天花)等减毒活疫苗可导致 SLE 并发症。

临床病例

患者,女,36 岁。

【主诉】

孕 28^{+1} 周,不规则下腹痛伴见红 15 h。

【现病史】

末次月经 2019 年 12 月 3 日,因"继发性不孕"移植冷冻胚胎 2 枚。妊娠早期无明显恶心、呕吐等早孕反应,孕 4 个月余感胎动至今,2020 年 3 月 21 日因"先兆流产"保胎治疗,孕 16 周开始使用 LMWH 至今,今日(2020 年 6 月 17 日)上午 9 点皮下注射最后 1 针。孕期不定期产检,产检 2 次,2020 年 5 月 14 日产检发现血压 146/86 mmHg。孕期经过顺利,无头昏、乏力、心慌、胸闷、下腹胀痛、皮肤瘙痒等不适。现孕 28^{+1} 周,于昨晚 10 点开始出现不规则下腹胀痛,自觉胎动正常,今晨来院,门诊测量血压 146/99 mmHg,以"孕 28^{+1} 周,不规则下腹痛伴见红 15 h"急诊入院。孕期来,精神、饮食、睡眠可,大小便无异常,体重随孕周逐渐增加。

【既往史】

体健,否认乙肝病史,否认心、肺、肝、肾病史,否认高血压、糖尿病病史等,未发现药物过敏,否认手术外伤史。确诊系统性红斑狼疮 10 年,药物控制稳定一年后怀孕,孕期继续服用美卓乐(甲泼尼龙片 12 mg)、赛能(硫酸羟氯喹 200 mg bid)、他克莫司(1 mg bid)至今,其间复查病情稳定。生育史:G4P0A3。否认双胎家族史,此孕为试管婴儿。

【入院查体】

T 36.5 ℃,P 78 次/分,R 20 次/分,BP 140/100 mmHg,双肺呼吸音清,未闻及干湿啰音,HR 78 次/分,心律齐,无病理性杂音,腹隆,无压痛及反跳痛,双下肢无水肿。专科查体:腹围 89 cm,宫高 30 cm,胎心 140 次/分、152 次/分,宫口开 2 cm,胎膜存,先露臀,可触及胎儿足趾,骨盆无明显异常。

【辅助检查】

2020 年 6 月 4 日,本院 B 超提示:双活胎,双臀位。A 胎:双顶径 6.2 cm,腹围 20 cm,羊水平段 4.2 cm,脐动脉血流 3.09,胎儿估重 711 g。B 胎:双顶径 6.5 cm,腹围 20.8 cm,羊水平段 4.4 cm,脐动脉血流 2.32,胎儿估重 832 g。两胎儿间可见羊膜分隔光带,A 胎儿单脐动脉(左侧缺如)。

【初步诊断】

①早产临产;②系统性红斑狼疮;③妊娠期高血压;④双胎妊娠;⑤珍贵儿;⑥G4P0A3,孕 28^{+1} 周待产(双臀位)。

【诊疗经过】

入院当天 完善相关辅助检查,因"双胎、早产临产、珍贵儿"行急诊剖宫产术。因为 SLE 药物干扰凝血功能,麻醉方式选择全麻。入院当天以左骶前(LSA)位助娩一活女婴,Apgar 评分为 9～10 分,体重 1120 g,身长 35 cm,脐带真结;于 2020 年 6 月 17 日 14:38 以臀位(RSA)位助娩一活女婴,Apgar 评分为 7～9 分,体重 830 g,身长 30 cm,胎盘自然娩出,完整,20 cm×20 cm×2 cm,800 g。脐带长 55 cm/60 cm。羊水量约 500 mL/500 mL。术中补液 1500 mL,给予地塞米松 5 mg,血压波动于 110/70 mmHg 左右,出血约 300 mL,尿量约 200 mL,色清。术毕脉搏 70 次/分,血压 110/70 mmHg,术后转 ICU。

术后当天 神志清楚,精神可,无心慌、胸闷,无恶心、呕吐等,查体 T 37.6 ℃,P 95 次/分,R 19 次/分,BP 140/95 mmHg,SpO_2 100%,双肺呼吸音清,未闻及干、湿啰音,HR 95 次/分,心律齐,各瓣膜区未闻及异常杂音,腹部软,伤口敷料干燥,恶露量少于月经量,腹腔引流管引出少许血性液体,双下肢活动自如。子宫收缩良好,阴道少量出血,导尿管通畅,尿色清。术后使用克林霉素抗感染,完善相关检查,监测生命体征和恶露,促进胃肠道功能恢复。

术后第1天　发热。

术前:白细胞计数 23.0×10⁹/L(↑),血红蛋白 94 g/L(↓),PLT 141×10⁹/L,超敏 C 反应蛋白 4.35 mg/L(↑)。D-二聚体 4.50 μg/mL(↑)。

术后:白细胞计数 20.49×10⁹/L(↑),血红蛋白 88 g/L(↓),PLT 140×10⁹/L,超敏 C 反应蛋白 25.24 mg/L(↑),ESR 71.00 mm/h(↑),尿中红细胞 21.00 个/μL(↑)。

术后卧床,活动少,D-二聚体水平高。有 SLE 病史,孕期使用激素,因此有较高的血栓风险。进行下肢气压治疗以预防血栓并加用预防剂量 LMWH 抗凝。ESR 快(术前无数据对比),今继续以甲泼尼龙片 12 mg、硫酸羟氯喹 200 mg(bid)、他克莫司 1 mg(bid)治疗,已复查狼疮相关抗体补体,待追踪结果。既往有青霉素及头孢皮试阳性病史(具体表现不详),现头孢曲松皮试阳性,长期口服激素及免疫抑制剂等药物。最高体温 38.9 ℃,容易合并严重感染,改用美罗培南抗感染,留取生殖道分泌物培养＋菌种鉴定,监测患者体温、炎症指标变化。

术后第2天　未排气排便,未诉腹胀等不适。查体:体温最高 38.3 ℃,P 100 次/分,R 20 次/分,BP 134/88 mmHg,SpO₂ 100%。腹部伤口敷料干燥,未见明显渗血渗液,恶露量少于月经量。继续使用美罗培南抗感染,下肢气压治疗联合 LMWH 预防深静脉血栓,规律口服 SLE 药物。

术后第3天　查体:体温最高 37.7 ℃,P 92 次/分,R 18 次/分,BP 127/88 mmHg。体温较前好转,考虑抗感染治疗有效,继续抗感染治疗,密切监测患者体温,动态复查炎症指标变化。复查子宫双附件:彩超示子宫前壁切口可见 4.2 cm×3.0 cm 低回声区,宫腔宽 0.8 cm,内回声不均,内未见明显异常血流信号。腹壁切口及胸腹腔积液彩超未见明显异常。下肢静脉彩超示:右下肢小腿肌间静脉局限性增宽(内径 6.8 mm),管腔通畅,探头加压时管腔可完全压瘪。调整抗凝药物为治疗剂量 LMWH,定期复查双下肢静脉彩超。

术后第4天　无发热,已通气通便。查体:T 36.8 ℃,P 86 次/分,R 18 次/分,BP 121/79 mmHg。腹部伤口敷料干燥,未见明显渗血渗液,恶露量少于月经量。D-二聚体 1.57 μg/mL(↑),血红蛋白 84 g/L(↓),超敏 C 反应蛋白 56.96 mg/L(↑),总蛋白 49.6 g/L(↓),白蛋白 22.4 g/L(↓),前白蛋白 0.07 g/L(↓),ESR 125.00 mm/h(↑)。治疗药物同前。

术后第5天　无发热。查体:T 36.8 ℃,P 95 次/分,R 19 次/分,BP 135/93 mmHg。腹部伤口敷料干燥,未见明显渗血渗液,恶露量少于月经量。

术后第6天　无发热,诉双侧乳房胀痛。查体:T 36.4 ℃,P 105 次/分,R 20 次/分,BP 138/92 mmHg。腹部伤口敷料干燥,未见明显渗血渗液,恶露量少于月经量。抗 dsDNA 抗体阴性,抗 SS-A52 抗体 168.00 AU/mL(↑),抗 SS-A60 抗体 303.00 AU/mL(↑),抗线粒体抗体 35.00 AU/mL,抗增殖细胞核抗原抗体 7.00 AU/mL,抗硬皮病抗体 11.00 AU/mL,抗核糖体抗体 4.00 AU/mL,抗 Sm 抗体 30.00 AU/mL,抗 SSB 抗体 8.00 AU/mL,抗 RNP 抗体 117.00 AU/mL,抗 Scl-70 抗体 7.00 AU/mL,抗 Jo-1 抗体 5.00 AU/mL,抗着丝点抗体 4.00 AU/mL,抗组蛋白抗体 24.00 AU/mL,抗核小体抗体 13.00 AU/mL。生殖道分泌物培养＋菌种鉴定＋药敏试验:未培养出细菌。治疗药物同前,腹部切口拆线。患者涨奶,拟请康复科会诊,协助治疗。转风湿免疫科随诊。

【经验小结】

（1）患者长期服用 SLE 药物，需要监测药物带来的不良反应，有母乳喂养需求时需及时与医生沟通并筛选合适药物，这样既能控制 SLE 病情又能满足母乳喂养需求。

（2）患者受孕时 SLE 无活动，无多器官损伤，孕期服药规律，定期随诊，无狼疮活动表现，这种患者产褥期 SLE 恶化的风险低，SLE 疾病活动性指数（SLEDAI）较分娩前无明显增加。术后发热不考虑为 SLE 活动，考虑感染，加强抗生素治疗后好转。

（甘　泉）

第九节　妊娠剧吐与韦尼克脑病

【疾病概述】

妊娠剧吐（hyperemesis gravidarum，HG）是指妊娠早期孕妇出现严重持续的恶心、呕吐，并引起脱水、酮症甚至酸中毒，需要住院治疗。有恶心、呕吐的孕妇中通常只有 $0.3\%\sim1.0\%$ 发展为妊娠剧吐，是否需要住院治疗常作为临床上诊断妊娠剧吐的重要依据之一。妊娠剧吐是基于典型临床表现的排除性诊断，最常用的诊断标准：非其他原因引起的持续呕吐、急性饥饿指标呈阳性（通常为大量酮尿）、体重下降超过孕前体重的 5%，可能伴有电解质和甲状腺、肝脏功能等的异常。

韦尼克脑病（Wernicke encephalopathy，WE）又称为韦尼克-科尔萨科夫综合征，是一种由维生素 B_1 缺乏引起的急性中枢神经系统代谢性疾病。一般在妊娠剧吐持续 3 周后发病，为严重呕吐造成严重缺乏维生素 B_1 所致，约 10% 妊娠剧吐患者并发该病，主要特征为眼肌麻痹、视力障碍，步态和站立姿势受影响，个别可发生木僵或昏迷。

从流行病学角度来看，妊娠剧吐是妊娠期恶心呕吐的极端情况。孕妇妊娠剧吐的发生率是 $0.3\%\sim3\%$。妊娠期恶心呕吐是一种常见的症状，恶心的发生率可高达 $50\%\sim80\%$，而呕吐和干呕的发生率达 50%。在随后的妊娠中，恶心呕吐的复发概率在 $15\%\sim81\%$。

国外报道，尸检发现韦尼克脑病的患病率为 $2\%\sim3\%$，临床诊断率仅为其 $20\%\sim40\%$（其中酒精性韦尼克脑病生前诊断率仅为 20%，非酒精性韦尼克脑病的误诊率更高，生前诊断率仅为 16%）。该病险恶，即使积极治疗，死亡率仍高达 10%，而未治疗的死亡率高达 50%，韦尼克脑病与孕产妇死亡或者永久性的神经系统疾病相关。妊娠剧吐并发韦尼克脑病的发病特点主要包括长期的呕吐病史、出现神经系统相关症状。因该诊断为排除性诊断，必须与感染性脑病、血管性脑病等相鉴别。

妊娠期恶心呕吐病因尚不清楚，有各种假设，包括激素刺激、适应进化的需求、心理倾向等。

韦尼克脑病可发生于任何年龄，与维生素 B_1 缺乏相关。维生素 B_1 不仅是葡萄糖代谢的重要辅酶，还是核糖合成、脂肪代谢、支链氨基酸代谢和髓鞘维持等生理功能的关键因子。凡是能引起维生素 B_1 摄入、吸收不足或体内代谢障碍及消化增加的因素（如慢性酒精中毒、妊娠剧吐、急性胰腺炎、胃肠道因术后长期静脉输液而无水溶性维生素 B_1 补充和营养不良等）均可导致韦尼克脑病的发生。当脑内维生素 B_1 水平降至低于基线的 20％时，患者就会出现维生素 B_1 缺乏的临床症状，持续 4 天以上的会导致神经毒性水肿、代谢和氧化应激的生化级联反应。

【临床思维】

1. 妊娠剧吐的高危因素 胎盘体积增加（如晚期葡萄胎、多胎妊娠）的妇女，妊娠剧吐的风险也增加。其他的高危因素包括晕动病史、偏头痛史、家族史（遗传学）或妊娠剧吐史。

家族倾向：有妊娠剧吐史的女性的女儿和姐妹更可能出现妊娠剧吐，胎儿性别为女性的情况也是如此。

2. 妊娠剧吐的诊断 几乎所有的妊娠剧吐均发生于孕 9 周以前，典型表现为孕 6 周左右出现恶心、呕吐，并随妊娠进展逐渐加重，至孕 8 周左右发展为持续性呕吐，不能进食，极为严重者可出现嗜睡、意识模糊、谵妄甚至昏迷、死亡。孕妇体重下降，下降幅度甚至超过发病前的 5％，出现明显消瘦、极度疲乏、口唇干裂、皮肤干燥、眼球凹陷及尿量减少等症状。

3. 妊娠剧吐对母体的影响 尽管目前妊娠剧吐导致死亡的报道很罕见，已有报道的严重并发症包括韦尼克脑病、脾破裂、食管破裂、气胸和急性肾小管坏死。妊娠剧吐导致的韦尼克脑病（维生素 B_1 缺乏所致）与孕产妇死亡或永久性神经系统残疾相关。除了增加住院率外，妊娠剧吐可导致一些女性出现严重的心理疾病，甚至做出终止妊娠的决定。一项对与妊娠剧吐相关的心理疾病发病率的系统回顾显示，妊娠剧吐妇女的抑郁和焦虑评分明显较高。然而，这一发现受限于不同研究之间较高的异质性。

4. 妊娠期恶心呕吐的量化评估 妊娠期恶心呕吐专项量化评分（pregnancy-unique quantification of emesis，PUQE）和妊娠剧吐水平预测评分系统可用于妊娠期恶心呕吐和 HG 严重程度的分类（表 1-9-1）。

表 1-9-1 妊娠期恶心呕吐对生活质量影响的量化改良量表

1. 一天当中，您感觉胃部不适或恶心的时间有多久？				
从未 （1分）	1 h 或更少 （2分）	2～3 h （3分）	4～6 h （4分）	多于 6 h （5分）
2. 一天当中，您会呕吐几次？				
7 次或更多 （5分）	5～6 次 （4分）	3～4 次 （3分）	1～2 次 （2分）	从未 （1分）
3. 一天当中，您会干呕（没有内容物）几次？				
从未 （1分）	1～2 次 （2分）	3～4 次 （3分）	5～6 次 （4分）	7 次或更多 （5分）

注：总分为 1、2、3 项得分之和。其中，轻度≤6分；中度 7～12 分；重度≥13 分。适用于轻中度妊娠期恶心呕吐和 HG。

5. 早期治疗妊娠期恶心呕吐 妊娠剧吐是妊娠早期最常见的住院指征，也是仅次于早产的妊娠期住院原因。有效的药物治疗是合理的，近年关于止吐治疗合适时机的共识有些改变。推荐早期治疗妊娠期恶心呕吐，以防止其进展为妊娠剧吐。在一项随机对照试验中，对前次妊娠有严重恶心呕吐史的女性，在妊娠剧吐出现之前即开始止吐治疗，比在症状出现后才开始应用多西拉敏（抗敏安）和维生素 B_6（吡哆醇），恶心呕吐的严重程度有所减轻。

6. 妊娠剧吐的鉴别诊断 妊娠剧吐为排除性诊断，应仔细询问病史，排除可能引起呕吐的其他疾病,如胃肠道感染(伴腹泻)、胆囊炎、胆道蛔虫、胰腺炎(伴腹痛,血浆淀粉酶水平升高达正常值的 5～10 倍)、尿路感染(伴排尿困难或腰部疼痛)、病毒性肝炎(肝炎病毒学阳性,肝酶水平升高达 1000 U/L 以上)或孕前疾病(如糖尿病引起的呕吐、艾迪生病)。应特别询问是否伴有上腹部疼痛及呕血或其他病变(如胃溃疡)引起的症状(表 1-9-2)。

表 1-9-2 妊娠剧吐的鉴别诊断

鉴别疾病类型	胃肠道疾病	泌尿生殖系统疾病	代谢性疾病	神经失调	其他疾病	妊娠相关疾病
鉴别疾病名称	胃肠炎 胃轻瘫 贲门失弛缓症 胆道疾病 肝炎 肠梗阻 消化性溃疡 胰腺炎 阑尾炎	肾盂肾炎 尿毒症 卵巢扭转 肾结石 子宫平滑肌瘤变性	糖尿病酮症酸中毒 卟啉病 艾迪生病 甲亢 甲状旁腺功能亢进	假性脑瘤 前庭病变 偏头痛 中枢神经系统肿瘤 淋巴细胞性垂体炎 脑血管疾病	药物中毒或过敏反应 心理因素	妊娠期急性脂肪肝 子痫前期

7. 妊娠剧吐患者需做的检查

(1)尿液检查:饥饿状态下机体动员脂肪组织供给能量,使脂肪代谢的中间产物酮体聚积,尿酮体检测阳性;同时测定尿量、尿比重,注意有无蛋白尿及管型尿;进行中段尿细菌培养以排除泌尿系统感染。

(2)血常规:因血液浓缩致血红蛋白水平升高,可达 150 g/L 以上,血细胞比容达 45% 以上。

(3)生化指标:血清钾、钠、氯水平降低,呈代谢性低氯性碱中毒,67% 的妊娠剧吐孕妇肝酶水平升高,但通常不超过正常上限值的 4 倍或 300 U/L;血清胆红素水平升高,但不超过 4 mg/dL(1 mg/dL＝17.1 μmol/L);血浆淀粉酶和脂肪酶水平升高,可达正常值 5 倍;若肾功能不全,则出现尿素氮、肌酐水平升高。

(4)动脉血气分析:二氧化碳结合力下降至小于 22 mmol/L,通常在纠正脱水、恢复进食后迅速恢复正常。

(5)眼底检查:妊娠剧吐严重者可出现视神经炎及视网膜出血。

(6)头颅 MRI:增强磁共振显示对称性 T2 和 FLAIR 序列高信号。

8. 住院治疗指征 ①无法耐受口服药物;②院外治疗无效;③生命体征不稳定;④精神状态萎靡;⑤体重持续下降。

9. 住院治疗方案 包括静脉补液、补充多种维生素、纠正脱水及电解质紊乱、合理使用止吐药物、防治并发症。

10. 一般处理及心理支持治疗 应尽量避免接触容易诱发呕吐的气味、食品或添加剂。避免早晨空腹,鼓励少量多餐,两餐之间饮水、进食清淡干燥及高蛋白食物。医务人员和家属应给予患者心理疏导,告知妊娠剧吐经积极治疗 2～3 天后,病情多迅速好转,仅少数孕妇出院后症状复发,需再次入院治疗。

11. 妊娠剧吐患者的补液治疗

（1）每天静脉滴注葡萄糖注射液、葡萄糖氯化钠注射液、生理盐水及平衡液共 3000 mL 左右，其中加入维生素 B_6 100 mg、维生素 B_1 100 mg、维生素 C $2\sim3$ g，连续输液至少 3 天（视呕吐缓解程度和进食情况而定），维持每天尿量≥1000 mL。可按照葡萄糖 $4\sim5$ g＋胰岛素 1 U＋10% KCl $1.0\sim1.5$ g 配成极化液输注以补充能量，但应注意先补充维生素 B_1 后再输注葡萄糖注射液，以防发生韦尼克脑病。常规治疗无效不能维持正常体重者可考虑鼻胃管肠内营养，肠外静脉营养由于其潜在的母体严重并发症，只能在前述治疗无效时作为最后的支持治疗。

（2）一般补钾 $3\sim4$ g/d，严重低钾血症时可补钾至 $6\sim8$ g/d。注意观察尿量，原则上每 500 mL 尿量补钾 1 g 较为安全，同时监测血清钾水平和心电图，酌情调整剂量。根据代谢性酸中毒情况适当补充碳酸氢钠或乳酸钠溶液，常用量为每次 $125\sim250$ mL。

12. 妊娠期恶心呕吐的药物治疗途径　妊娠期恶心呕吐的孕妇无法耐受口服药物时，选择其他用药途径可能更有益。除了口服和静脉途径外，有几种药物还有其他用药途径。如一些吩噻嗪类药物（异丙嗪和普鲁氯嗪）有直肠栓剂，5-羟色胺（5-HT）受体拮抗剂有口服剂型（昂丹司琼）和透皮贴剂（格拉司琼）。关于使用持续性皮下微泵给予甲氧氯普胺或昂丹司琼治疗妊娠期恶心呕吐的证据有限。此外，所选患者中有 11% 出现了副作用。目前，与传统疗法包括住院治疗相比，使用持续性皮下微泵的止吐疗法并没能节省开支。

13. 药物治疗的注意事项　对于所有药物，每次都应权衡潜在风险、益处、副作用和成本，同时使用多种止吐剂时尤当谨慎。同时使用多巴胺受体拮抗剂（如甲氧氯普胺）和各种吩噻嗪类药物（如异丙嗪、普鲁氯嗪或氯丙嗪）可能增加锥体束外系效应（如迟发性运动障碍）的风险或罕见的精神抑制性恶性综合征（一种危及生命的反应，包括高热、精神错乱、肌肉僵硬和自主神经系统不稳定等症状）。5-HT 受体拮抗剂（如昂丹司琼）与吩噻嗪类药物（如氯丙嗪）联合使用，可能导致 QT 间期延长。

14. 妊娠剧吐时止吐药物的选择　由于妊娠剧吐发生于妊娠早期，正值胎儿最易致畸的敏感时期，因而止吐药物的安全性备受关注。

（1）一线药物：维生素 B_6（吡哆醇），多西拉敏（抗敏安）。

（2）二线药物：多巴胺受体拮抗剂（如甲氧氯普胺），吩噻嗪类（如异丙嗪或氯丙嗪）。

（3）三线药物：抗组胺药（如苯海拉明），5-HT 受体拮抗剂（如昂丹司琼）。

（4）四线药物：甲泼尼龙。

妊娠剧吐的用药流程见图 1-9-1。

15. 韦尼克脑病患者补充硫胺素（维生素 B_1）的方法　有充分的证据表明，硫胺素可用于治疗可疑或明显的韦尼克脑病，但有关剂量、给药途径和治疗时间的证据尚不足。由于硫胺素的有害副作用最常见于多次给药后，且肌内注射时所需的硫胺素剂量患者相当痛苦，所以建议用生理盐水或 5% 葡萄糖注射液稀释后静脉滴注。在治疗过程中需注意，在未充分补充硫胺素情况下大量使用糖水，可导致韦尼克脑病病情进一步加重。《妊娠剧吐的诊断及临床处理专家共识（2015）》对于妊娠剧吐患者建议尽早补充硫胺素，推荐剂量 100 mg/d，可多次给药，以预防韦尼克脑病的发生。若妊娠剧吐患者出现神经系统相关症状，可能并发韦尼克脑病，应做出针对性处理，包括尽快经静脉大剂量补充硫胺素、适时终止妊娠等。目前指南推荐方案为硫胺素 200 mg，静脉注射，2 次/天；酗酒者，可予以硫胺素 500 mg 静脉注射，3 次/天，2 天后予以 500 mg 静脉注射或肌内注射，1 次/天，连用 5 天。另一指南建议尽早使用大剂量硫胺素，推荐剂量 200 mg（2 次/天），严重患者可 500 mg（3 次/天），用 2 天后，改 500 mg（1 次/

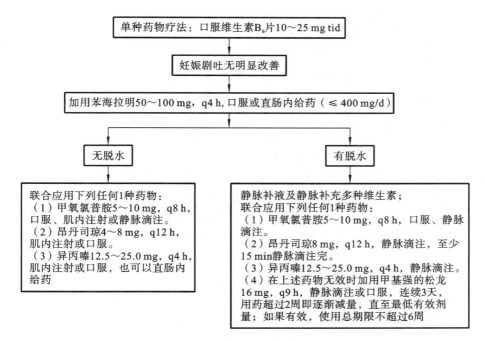

图 1-9-1 妊娠剧吐的用药流程

注:①应用该流程时必须排除其他原因引起的呕吐;②在任何步骤,如果有指征应考虑肠内营养;③建议任何需要水化和呕吐超过 3 周的患者每日补充硫胺素 100 mg,连续 2~3 天,其次,补充多种维生素;④在孕 10 周前使用糖皮质激素可能会增加胎儿唇裂风险。

天)。对于病情稳定,硫胺素肠外治疗结束后患者,仍建议继续每日口服 100 mg,直到症状和体征不再改善为止。

16. 可以准确识别硫胺素缺乏症患者的实验室检测 目前包括硫胺素焦磷酸等的红细胞转酮酶活性测定已被高效液相色谱(high-performance liquid chromatography,HPLC)分析直接测定人血液的硫胺素及其磷酸酯所取代,成人硫胺素的正常范围为 60~220 nmol/L,最低可检测水平为 3~35 nmol/L。怀疑患者有韦尼克脑病时,应在服用硫胺素前采集血样(2 mL EDTA 抗凝血液),并避光。在特殊情况下,即在硫胺素转运蛋白基因突变的情况下,正常的硫胺素水平并不一定能排除韦尼克脑病。有临床数据表明,口服盐酸硫胺素对增加血硫胺素或治疗韦尼克脑病无效,目前尚未确定治疗韦尼克脑病的硫胺素的临界血药浓度。

17. 妊娠期恶心呕吐的营养支持治疗 妊娠期恶心呕吐的早期干预可能有助于防止病情进展至妊娠剧吐,长期无法耐受口服液体或出现脱水症状的患者,应予静脉输液以纠正酮症酸中毒和防治维生素缺乏症。长期恶心呕吐者应给予葡萄糖和维生素治疗,硫胺素应先于葡萄糖给药,以预防韦尼克脑病。肠内管饲喂养(鼻饲或鼻肠管饲)可为药物治疗不敏感和体重下降的妊娠剧吐孕妇提供营养支持,可作为一线治疗。置入中心静脉导管有可能导致严重并发症,不建议作为妊娠剧吐治疗药物输注的常规途径,只在孕妇出现明显并发症时才给予考虑。

18. 妊娠剧吐引起的甲亢的治疗 60%~70%的妊娠剧吐孕妇可出现短暂甲亢,这种情况局限于孕 20 周前,其特点为 FT_4 水平升高以及 TSH 水平抑制(TSH<0.4 mU/L)。已证实人绒毛膜促性腺激素(HCG)是妊娠期甲状腺的刺激物,因为 β-HCG 的 β 亚单位结构与 TSH 化学结构相似,妊娠后 β-HCG 水平升高,刺激甲状腺分泌 T_4,继而反馈性抑制 TSH 水平。此种情况常为暂时性,多数并不严重,一般无需使用 ATD。原发性甲亢患者很少出现呕

吐,而妊娠剧吐孕妇也没有甲亢的临床表现(如甲状腺肿大)或甲状腺抗体。应在孕 20 周复查甲状腺功能,甲状腺激素水平通常会恢复正常。

19. 妊娠剧吐患者终止妊娠的指征 ①体温持续高于 38 ℃;②卧床休息时心率>120 次/分;③持续黄疸或蛋白尿;④出现多发性神经炎及神经性体征;⑤有颅内或眼底出血经治疗不好转者;⑥出现韦尼克脑病。在终止妊娠作为唯一选择前,应考虑使用止吐药、类固醇皮质激素,给予肠内和肠外营养以及纠正电解质或代谢紊乱等所有可用治疗措施。

20. 妊娠剧吐的预后和预防 一些研究认为,妊娠剧吐孕妇的子代低出生体重的风险并未增加,且围产儿结局与无妊娠剧吐者相比无显著差异。而最近一项大样本研究报道,妊娠早期发生妊娠剧吐的孕妇发生子痫前期的风险轻微升高;妊娠中期(12~21 周)因妊娠剧吐入院者,孕 37 周前发生子痫前期的风险上升 2 倍,胎盘早剥风险增高 3 倍,小于胎龄儿风险增高 39%;提示在妊娠中期仍然持续剧吐可能与胎盘功能异常有关。对大多数妊娠剧吐患者而言,临床经过多为良性,经过积极正确的治疗,病情会很快得以改善并随着妊娠进展而自然消退,母儿预后总体良好。

推荐孕前 3 个月服用复合维生素方案,可能降低妊娠剧吐的发生率及其严重程度。

一项研究发现,在一次妊娠过程中恶心呕吐严重的女性,约 2/3 在下次妊娠时有相似的症状,而在一次妊娠过程中恶心呕吐较轻的女性,约 1/2 在下次妊娠时症状加重。

临床病例

孕妇,30 岁。

【主诉】

停经 3 个月余,恶心呕吐约 2 个月,加重 4 天。

【现病史】

患者在当地医院因"妊娠剧吐"住院治疗,住院期间能进少量流质饮食,给予补液等对症处理。1 个多月后患者因社会因素出院。回家进食后仍有恶心呕吐等不适,每日进少量流质饮食,近 4 天患者出现嗜睡,偶有胡言乱语,不能自行下床。为求进一步诊治来我院,门诊测血压 159/94 mmHg,心率 118 次/分,门诊以"妊娠剧吐"收入我科。自起病以来,患者精神差,纳差,夜间睡眠安静,大小便正常,体力、体重下降明显。

【既往史】

G2P0A1,2 年前于当地医院行人流术。

【辅助检查】

颅脑 MR 平扫:双侧尾状核及丘脑、脑干背侧、岛叶皮质对称性异常信号影,考虑韦尼克脑病(图 1-9-2)。

【初步诊断】

①妊娠剧吐;②韦尼克脑病? ③窦性心动过速;④妊娠期高血压疾病。

【诊疗经过】

入院后完善相关检查,给予补充大量硫胺素、营养支持、抑酸护胃(止吐、纠正内环境)、控制血压治疗。1 周后患者症状好转,转成人内科继续治疗后治愈出院。出院后患者口服复合维生素,饮食、精神状态可,于孕足月顺利分娩。

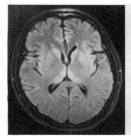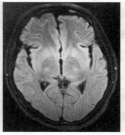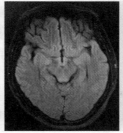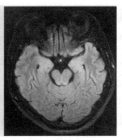

图 1-9-2　患者颅脑 MR 平扫结果

【经验小结】

90％的韦尼克脑病患者会出现程度不等的精神症状,多表现为各种精神状态变化,包括空间定向障碍、头晕、精神错乱、嗜睡、冷漠、记忆力减退、注意力不集中、昏迷、死亡等,仅有 10％～16.5％的患者表现为典型的三联征(眼颤、意识障碍、共济失调)。对于妊娠剧吐的妊娠期女性,应特别注意识别精神状态的改变,早期诊治非常重要,首选头颅 MRI 检查,其敏感性达53％、特异性93％,典型的影像学表现为乳头体、丘脑、第三脑室、第四脑室、导水管周围、延髓、小脑半球及小脑蚓部对称性异常信号。诊断学检查不应使治疗延迟,疑似韦尼克脑病时应早期、足量补充硫胺素,可改善临床症状,降低病死率。特别需要注意的是,葡萄糖分解代谢会进一步消耗硫胺素和镁,韦尼克脑病患者在输注葡萄糖后症状会明显加重。临床怀疑患者缺乏硫胺素时,应在输注葡萄糖之前补充硫胺素,在补充硫胺素的同时应补充镁离子。妊娠合并韦尼克脑病是否需要终止妊娠需根据患者自身情况决定。

(郭欢欢)

第十节　妊娠与急性心力衰竭

【疾病概述】

急性心力衰竭(AHF)是由于急性心脏病变引起心排血量急剧减少,导致组织器官灌注不足和急性淤血综合征,伴有血浆利钠肽水平的升高。孕产妇急性起病,变化迅速,识别延迟和救治失策容易导致不良结局。妊娠合并心脏病是导致孕产妇死亡的前 3 位病因之一,妊娠期急性心力衰竭病情发展很快,危及母儿安全,应引起产科临床医生的高度重视。

妊娠期血流动力学变化:产前由于雌激素和黄体酮的增加以及肾素-血管紧张素-醛固酮系统的激活,心排血量和血浆容量持续增加,母体全身血管阻力降低。血压最初下降,但在妊娠晚期升高。子宫机械压迫下腔静脉可发生在妊娠中期和晚期,可能使回流到右心室的静脉血减少,引起体位性低血压并加重下肢水肿。这些变化在有多胎妊娠的妇女中更明显。

产时和产后心排血量、心率、血压及血浆容积均有显著变化。虽然心率和血压在产后48 h内通常会下降,但由于体液转移,在产后 3～6 天血压可能会再次升高。在此期间,临床医生应监测患者的高血压并发症和相关的液体超负荷。产妇血流动力学一般在分娩后 3～6 个月恢复至妊娠前状态。

【临床思维】

1. 心力衰竭的诊断　心力衰竭根据发生部位可分为左心衰竭、右心衰竭和全心衰竭。临床上以急性左心衰竭多见,又称心源性哮喘,主要症状是呼吸困难,出现以肺水肿为主要表现的各种临床症状,随着心力衰竭进展而进行性加重,开始表现为咳嗽、胸闷、阵发性呼吸困难或端坐呼吸,进而出现重度呼吸困难,频率可达每分钟30～40次,面色青灰,口唇发绀,烦躁不安伴大汗,严重者咳粉红色泡沫样痰、意识不清甚至休克,是严重的急危重症,抢救是否及时与患者预后密切相关。

听诊可闻及心率明显加快,两肺满布湿啰音,心尖部第一心音减弱,出现第三心音奔马律。BNP 和 NT-proBNP 水平明显增高。X 线检查提示肺门蝴蝶影并向周围扩展,KerleyB 线,心界扩大,心尖冲动减弱。超声心动图提示左心房、左心室肥大,搏动减弱,基础心脏病形态学改变,左室射血分数(LVEF)<50%。心电图提示窦性心动过速或各种心律失常、心肌损害,左心房、左心室肥大。动脉血气分析提示低氧血症、呼吸性碱中毒、代谢性酸中毒。

急性心力衰竭排除诊断:2016 年欧洲心脏病学会(ESC)急性心力衰竭相关指南指出,BNP 或 NT-proBNP 测定有助于临床心力衰竭的诊断、疾病严重程度的评估、心力衰竭危险分层及预后的评估。利钠肽敏感性较高,阴性预测价值突出,BNP<100 pg/mL、NT-proBNP<300 pg/mL 可以排除心力衰竭。利钠肽可指导心力衰竭治疗,特别是无结构性心脏病的心力衰竭。伴随心力衰竭治疗的改善,BNP 和 NT-proBNP 水平下降,与临床结果的改善相关。

2. 产科急性心力衰竭的治疗　产科急性心力衰竭是妊娠合并心脏病患者的严重心血管并发症。治疗早期应迅速调整体位,纠正低氧,降低前负荷/后负荷以改善肺水肿症状并及时终止妊娠,监测有无心律失常,稳定血流动力学状态,维护重要脏器灌注和功能,预防血栓栓塞,同时进一步寻找心力衰竭的病因及诱因,及时给予处理,改善预后,见图 1-10-1。

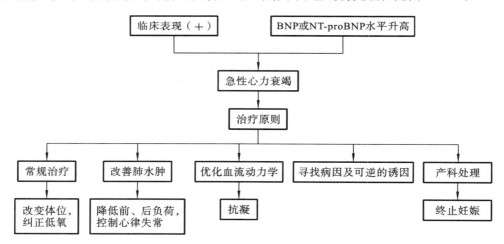

图 1-10-1　急性心力衰竭诊断与治疗流程图

(1)改变体位与监测:患者取坐位或半坐卧位,两腿下垂,以减少静脉回流。保持此体位10～20 min,可使肺血容量降低 25%。同时开放静脉通道,行心电监测、胎心监护(了解胎儿宫内情况)。

(2)氧疗:给予鼻导管、普通面罩、储氧面罩吸氧以维持目标血氧饱和度(妊娠期不低于95%,产妇不低于90%);如果上述氧疗无效,出现 R>25 次/分、SaO_2<90%,尽早联系呼吸内

科或 ICU 使用无创机械通气（包括高流量氧疗）；如果病情继续恶化（意识障碍、呼吸节律异常或 R<8 次/分、自主呼吸微弱或消失、$PaCO_2$ 进行性升高）、不能耐受无创机械通气或存在无创机械通气禁忌证，应及时进行气管内插管，行有创机械通气。

（3）改善肺水肿：使用利尿剂降低容量超负荷。容量超负荷是充血性心力衰竭发病机制中的核心因素。使用利尿剂，特别是袢利尿剂是心力衰竭治疗的基石。对于有液体潴留的心力衰竭患者，利尿剂是唯一能有效消除液体潴留的药物。恰当使用利尿剂是其他治疗心力衰竭的药物取得成功的关键和基础。不恰当地大剂量使用利尿剂会导致血容量不足，发生低血压、肾功能不全及电解质紊乱。

（4）使用降压扩管药物优化血压：高血压是导致心力衰竭发生、发展的重要原因之一，降压治疗可大幅度降低高血压患者心力衰竭的发生率，也可减少高血压合并心力衰竭患者的心血管事件，降低病死率，改善预后。

（5）控制心律失常：常见的心律失常为房性早搏和阵发性室上性心动过速。通常房室结折返性心动过速可通过药物治愈。心房颤动和扑动常发生于有结构性心脏病的妇女。心房颤动患者妊娠期控制心室率的药物有洋地黄、β 受体阻滞剂；若无效或存在禁忌证，可用胺碘酮；持续心肌缺血或心动过速时，可谨慎使用美托洛尔或艾司洛尔。及时获得床边心电图检查结果后联系心血管内科医生会诊以共同诊疗。

（6）优化血流动力学。

①正性肌力药：由于此类药物可诱发心动过速、心律失常、心肌缺血等。使用原则为有指征使用、密切监测、动态评估、个体化调整和及时停药。

血压正常、无器官组织低灌注的急性心力衰竭者不宜使用；低血压患者，若不能排除低血容量或其他可纠正因素，需先去除这些因素再权衡使用。急需纠正的心肌收缩功能障碍（如症状性低血压伴低心排血量或低灌注，吸氧、利尿和血管扩张剂治疗后仍有肺水肿）患者可使用正性肌力药。在持续心电、血压监测的前提下，应根据临床反应对药物使用的剂量和速度进行个体化调整，当器官灌注恢复和（或）淤血减轻时则应尽快停用。

②血管收缩药：对于应用正性肌力药后仍出现心源性休克或合并明显低血压状态的患者，需要使用血管收缩药。急性心力衰竭的严重阶段是心源性休克。

心源性休克的诊断标准如下。a. 持续性低血压：收缩压降至 90 mmHg 以下，且持续 30 min 以上，需要循环支持。b. 组织低灌注状态：可有皮肤湿冷、苍白和发绀，尿量显著减少（<30 mL/h）甚至无尿，意识障碍，代谢性酸中毒。c. 血流动力学障碍：肺毛细血管楔压≥18 mmHg，心脏指数≤2.2 L/(min·m²)（有循环支持时）或≤1.8 L/(min·m²)（无循环支持时）。

心源性休克时应首选去甲肾上腺素维持收缩压，效果不佳时使用肾上腺素，可以使血液重新分配至重要脏器，增加心排血量，使外周血管收缩，从而使血压升高。同时使用床旁超声、脉搏指示连续心排血量监测、肺动脉导管监测等筛查引起休克的其他原因。

③使用抗凝药物：妊娠伴随着生理和解剖结构的变化，增加了血栓栓塞的风险，具体表现包括高凝状态、静脉淤滞、静脉血流出减少、子宫扩张对下腔静脉和盆腔静脉的压迫作用、活动能力降低。妊娠会改变凝血因子的水平，而凝血因子通常与止血有关。这些变化的总体影响是使血栓栓塞的风险增加。先前未接受抗凝治疗或无抗凝禁忌证者，可应用低分子肝素降低深静脉血栓和肺栓塞风险。根据病情轻重和缓急选择下肢静脉血管超声、心肌标志物检查、超声心动图、CTPA 筛查。

(7) 病因及可逆的诱因。

① 妊娠期基础疾病：甲亢、贫血、结构性心脏病、快速型心律失常（室性心动过速、心房颤动等）或严重缓慢型心律失常。

② 围产期新发疾病：子痫前期、脓毒症（肺炎、肾盂肾炎、感染性心内膜炎、脓毒血症等所致）、心肌病（应激性心肌病、围产期心肌病等）、心肌梗死、急性肺栓塞、羊水栓塞。

③ 围产期近期治疗：抗宫缩治疗等。

(8) 产科处理：在我国专家共识中，根据心脏病是否伴有低氧血症、肺动脉高压、泵射血功能减退、主动脉扩张、二尖瓣瓣膜狭窄或者关闭不全等危险因素，将妊娠风险分为五级。患者不存在上述严重问题的心脏病时，如存在简单的房间隔缺损、室间隔缺损、不伴有结构异常的功能性心律失常等时，妊娠相对安全，发生严重心血管并发症的风险较低，且不会增加孕产妇死亡风险，可以继续妊娠，并可至足月分娩。存在上述严重问题的心脏病需要分级，如肺动脉高压可以分为轻度肺动脉高压（<50 mmHg）、中度肺动脉高压（50~80 mmHg）、重度肺动脉高压（≥80 mmHg）；泵射血功能减退可以分为轻度左心功能障碍（LVEF 40%~50%）、中度左心功能不全（LVEF 30%~39%）和严重的左心功能不全（LVEF<30%）；二尖瓣瓣膜狭窄可以分为轻度二尖瓣狭窄（瓣口面积>1.5 cm²）、中度二尖瓣狭窄（瓣口面积为 1.0~1.5 cm²）和重度二尖瓣狭窄（瓣口面积<1.0 cm²）等，分别归类为妊娠风险Ⅲ、Ⅳ和Ⅴ级。Ⅲ级可以妊娠，但要严密随访；Ⅳ~Ⅴ级的妊娠风险极大，妊娠会增高母儿死亡率，不建议妊娠，尤其是Ⅴ级，强烈要求终止妊娠。

对于心脏病患者，妊娠风险分级Ⅲ级且心功能Ⅰ级可以妊娠至 34~35 周终止妊娠，如果有良好的监护条件，可妊娠至 37 周再终止妊娠。如果出现严重心脏并发症或心功能减退则提前终止妊娠。心脏病妊娠风险分级Ⅳ级但仍然选择继续妊娠者，即使心功能Ⅰ级，也建议在妊娠 32~34 周终止妊娠。部分患者经过临床多学科评估可能需要在妊娠 32 周前终止妊娠，如果有很好的综合监测实力，可以适当延长孕周；出现严重心脏并发症或心功能减退则及时终止妊娠。心脏病患者妊娠风险分级Ⅴ级属妊娠禁忌证，一旦诊断，需要尽快终止妊娠（详见表 1-10-1）。

表 1-10-1 不同心脏病患者妊娠风险分级联合心功能分级的分娩时机

心脏病患者妊娠风险分级	心功能分级	分 娩 时 机
Ⅰ级	Ⅰ级	36~37 周终止妊娠
Ⅱ级		
Ⅲ级	Ⅰ级	34~35 周终止妊娠，如果有良好的监护条件，可妊娠至 37 周再终止妊娠
	Ⅱ~Ⅳ级	提前终止妊娠
Ⅳ级	Ⅰ级	32~34 周终止妊娠
	Ⅱ~Ⅳ级	提前终止妊娠

注：如果出现严重心脏并发症或心功能减退，则提前终止妊娠。

终止妊娠可以纠正妊娠所导致的血流动力学改变，改善心功能。心力衰竭一旦控制，在胎儿能够存活的情况下应积极终止妊娠；若心力衰竭难以控制，即使胎儿无法存活也应及时终止妊娠。分娩方式建议剖宫产术。产后 3 天,尤其 24 h 内仍是心力衰竭的高发期。应加强产后生命体征监护,控制补液量(<1000 mL/d)和补液速度(<80 mL/h),减轻心脏负荷,继续使用抗心力衰竭药物以及进行预防感染治疗。产后根据是否存在严重原发心脏病和心功能状态与心内科共同决定是否适合母乳喂养,并由产科医生和心内科医生共同随访 6 周。

3. 右心衰竭的识别   右心衰竭患者主要因体循环回流障碍导致器官淤血,引起功能障碍。患者常主诉腹胀、食欲缺乏、恶心呕吐、尿少及下肢水肿。查体可见颈静脉、舌下静脉等表浅静脉膨胀;右心增大或全心增大,可伴有三尖瓣关闭不全杂音,收缩期颈静脉搏动;可出现胸腔积液,以右侧多见;有时可出现心包积液;肝大伴触痛,偶有脾大,可出现腹腔积液、黄疸;大多数右心衰竭患者有不同程度的发绀,尤其在肺源性心脏病及先天性心脏病患者中较明显;下肢水肿常见,为凹陷性水肿,晨轻晚重,严重时皮下水肿可延及胸腹部。严重水肿除了心力衰竭因素外,往往与营养不良、低蛋白血症有关。

4. BNP 或 NT-proBNP 升高与心力衰竭的诊断   年龄、性别和 BMI 是影响血浆利钠肽主要的生理因素;缺血性脑卒中、肾功能不全、肝硬化伴腹腔积液、肺血栓栓塞症、甲状腺疾病、严重感染与脓毒症等都可引起血浆利钠肽浓度升高;药物如 β 受体阻滞剂、ACEI 等也可影响血浆利钠肽浓度。因此,应充分结合临床,对检查结果做出合理解读。

5. 妊娠合并心脏病患者的围产期注意事项

(1)所有确诊或疑似患有心血管疾病的孕产妇都应由妊娠心脏小组进一步评估,必要时使用与产科有关的心脏病药物以及与心脏病有关的产科药物。妊娠心脏小组包括产科医生、母胎医学专家、心内科专家、麻醉师、心外科专家、介入性心脏病专家、心脏成像专家、电生理学家、急诊医生、危重病学专家、新生儿科专家、遗传学家、心理健康专家、助产士或制药师。建议所有患有中至高风险心脏病的孕妇(修改后的世界卫生组织风险等级为Ⅲ和Ⅳ级)转到适宜水平的医院。

(2)若围产期出现呼吸短促、胸部不适、心悸、心律失常等症状和(或)已确诊心血管疾病,无论有无症状,都必须通过问诊、超声心动图、心肌标志物检查评估孕妇心功能分级和是否合并结构性心脏病、急性冠脉综合征、围产期心肌病。

(3)在妊娠期间获得基线 BNP 水平对高风险或已患有心脏病(如扩张型心肌病和先天性心脏病)的孕妇可能是有益的。随着孕周的增加,定期评估心功能分级和 6 min 步行距离(6 min 步行距离<150 m 为重度心力衰竭,150~450 m 为中度心力衰竭,>450 m 为轻度心力衰竭)及监测 BNP 或 NT-proBNP 的动态变化有助于临床心力衰竭的诊断、疾病严重程度的评估、心力衰竭危险分层及预后的评估。纽约心脏病协会(NYHA)心功能分级见表 1-10-2。

表 1-10-2   纽约心脏病协会(NYHA)心功能分级

心功能分级	心脏状态	临床表现
Ⅰ级	心功能具有完全代偿能力	几乎与正常人没有区别,完全能正常工作、学习及生活,甚至能胜任较重的劳动或体育活动
Ⅱ级	心脏代偿能力已开始减退	在较重活动(如快步走、上楼或提重物)时,会出现气急、水肿或心绞痛,但休息后即可缓解。属轻度心力衰竭
Ⅲ级	心脏代偿能力已减退	轻度活动,如上厕所、打扫室内卫生、洗澡等时会出现气急等症状,属中度心力衰竭

续表

心功能分级	心脏状态	临 床 表 现
Ⅳ级	心脏代偿能力已严重减退	休息时仍有气急等症状。在床上不能平卧,生活不能自理,而且常伴有水肿、营养不良等症状。属重度心力衰竭,不仅完全丧失了劳动力,而且还有生命危险

（4）心脏病孕妇病情稳定时可以在妊娠 39 周时终止妊娠,可阴道试产,是否剖宫产由产科指征决定。

（5）先天性心脏病孕妇妊娠期心功能随访频率取决于先天性心脏病的严重程度及风险评估。

2018 年 ESC 妊娠期心血管疾病管理指南指出:

①对于 mWHOⅠ级患者,妊娠期的心功能随访可能仅需要 1 或 2 次。

②对于 mWHOⅡ级患者,推荐妊娠早、中、晚期各随访 1 次。

③对于介于 mWHOⅡ～Ⅲ级的患者,推荐每 2 个月随访 1 次。

④对于 mWHOⅢ级患者,推荐每月随访 1 次或每 2 个月随访 1 次。

⑤对于 mWHOⅣ级患者,推荐每月随访 1 次。如病情变化,可适当增高随访频率。

2016 年我国《妊娠合并心脏病的诊治专家共识》推荐每次检查时应询问患者自觉症状,是否有胸闷、气促、乏力、咳嗽等,有无水肿,加强心率(律)和心肺的听诊。定期复查血红蛋白、心肌酶学、肌钙蛋白、利钠肽(BNP 或 NT-proBNP)、心电图(或动态心电图)、超声心动图、血气分析、电解质等,复查频率根据疾病情况而定。

6. 急性左心衰竭时利尿剂的应用　利尿剂分为袢利尿剂、噻嗪类利尿剂、保钾利尿剂、血管加压素 V2 受体拮抗剂四大类。产科常用的利尿剂是袢利尿剂中的呋塞米。无严重肾功能受损时,呋塞米注射液的利尿作用相当于口服剂型的 2 倍(即静脉用呋塞米 10 mg＝口服呋塞米 20 mg)。液体潴留明显时,静脉用剂型作用更强。利尿剂治疗过程中血肌酐水平一过性短暂增高(最多增高 0.5 mg/dL)较常见,但并不是所有患者都需要停用袢利尿剂或者减少剂量,尤其是在充血性心力衰竭仍然存在的情况下。

临床上常根据患者病情、肾损伤标志物决定初始静脉注射呋塞米的剂量。比如,胱抑素 C 水平升高但肌酐水平在正常范围时初始剂量为 10 mg,胱抑素 C 水平升高且肌酐水平升高时初始剂量为 20 mg。

利尿剂用于急性心力衰竭伴肺循环和(或)体循环明显淤血以及容量负荷过重的患者时,可降低心脏前负荷。如呋塞米起始剂量为 20～40 mg,给药方式可以是静脉推注或持续静滴,每日总量不超过 200 mg;噻嗪类利尿剂如氢氯噻嗪 25～50 mg,每日 2 次。

袢利尿剂的后续剂量应根据患者对初始剂量的反应来调整。患者初次使用后 2 h 内尿量应该明显增加,如果对初始剂量没有反应,可即刻增加剂量。由于袢利尿剂的剂量反应曲线呈对数特性,因此,通常需要剂量加倍以改善利尿剂反应。同时寻找急性肾损伤的其他原因。如果对初始剂量有反应,观察急性左心衰竭的症状和体征有无同步改善,必要时寻找导致呼吸衰竭的其他原因。

7. 急性心力衰竭时降压药物的应用　国内临床常用药物包括硝酸酯类药物、硝普钠、乌拉地尔等。

（1）硝酸酯类药物:如硝酸甘油可扩张静脉容量血管、降低心脏前负荷,较大剂量时同时降低心脏后负荷,在不减少每搏量和不增加心肌氧耗的情况下减轻肺淤血。

使用方法:硝酸甘油 15 mg 加入 50 mL 生理盐水中,以 2～4 mL/h(10～20 μg/min)的速度开始泵入,以后每 5～10 min 递增 1～2 mL/h(5～10 μg/min),最高剂量为 200 μg/min,直至心力衰竭症状缓解或收缩压降至 130 mmHg 左右。为使合并高血压孕妇的胎盘灌注血压不低于 130/80 mmHg,当收缩压为 90～110 mmHg 时应谨慎使用。长期(>48 h)使用可产生药物耐受性,需要更换为其他降压药物。

(2)硝普钠:可均衡扩张动脉和静脉,同时降低心脏前、后负荷。使用时注意氰化物和硫氰酸盐中毒,特别是肾功能不全者。通常产妇的疗程不超过 72 h,孕妇使用时不宜超过 4 h。降压速度和强度超过硝酸甘油,需要密切监测用药后血压的迅速变化,建议有监护条件的科室使用,监测动脉血压。

使用方法:硝普钠 18 mg 加入 50 mL 生理盐水中,以 2～4 mL/h(12～24 μg/min)的速度开始泵入,以后每 5～10 min 递增 1～2 mL/h(6～12 μg/min),直至心力衰竭症状缓解或收缩压降至 130 mmHg 左右。为使合并高血压孕妇的胎盘灌注血压不低于 130/80 mmHg,当收缩压为 90～110 mmHg 时应谨慎使用。应现配现用,24 h 未用完者必须更换药液,避光保存和使用。使用者易发生反跳现象,故撤药宜缓慢。

(3)乌拉地尔:可阻断突触后 α_1 受体,降低外周阻力;激活中枢 5-HT$_{1A}$ 受体,减弱延髓心血管中枢的交感反射,从而降低外周交感张力,降低心脏负荷和肺动脉平均压。

使用方法:乌拉地尔 50 mg 加入 50 mL 生理盐水中,以 2～4 mL/h(12～24 μg/min)的速度开始泵入,以后每 5～10 min 递增 1～2 mL/h(6～12 μg/min),直至心力衰竭症状缓解或收缩压降至 130 mmHg 左右,可使合并高血压孕妇的胎盘灌注血压不低于 130/80 mmHg。

8. 急性心力衰竭正性肌力药的应用 正性肌力药又称为强心药,分为洋地黄类、β 受体激动剂、磷酸二酯酶抑制剂、钙离子增敏剂四大类。使用最佳剂量的利尿剂和血管扩张剂后心力衰竭无改善,或患者存在低心排血量低灌注的情况时应使用正性肌力药。

(1)洋地黄类:产科常用西地兰。西地兰是快速强心药,能加强心肌收缩,减慢心率与传导,但作用快而蓄积性小,治疗量与中毒量之间的差距大于其他洋地黄类强心苷。

使用方法:西地兰 0.4 mg+5% 葡萄糖注射液 20 mL 缓慢静脉注射,以后每 2～4 h 给 0.2～0.4 mg,24 h 总量小于 1.2 mg。低钾血症患者慎用,多次使用时需要观察有无洋地黄中毒表现,急性心肌梗死早期不宜使用。

(2)β 受体激动剂:主要作用于心肌 β 受体,直接增强心肌收缩力。多巴胺 3～5 μg/(kg·min)静滴可激活心脏 β_1 受体,多巴胺>5 μg/(kg·min)静滴可激活心脏 β_1 受体和外周血管 α 受体;多巴酚丁胺 2～20 μg/(kg·min)静滴可激活心脏 β_1 受体。一旦组织灌注恢复、充血性心力衰竭症状改善,应立即停用。一般持续用药时间不超过 7 天。

(3)磷酸二酯酶抑制剂:通过抑制磷酸二酯酶活性,使 Ca^{2+} 内流增加,从而增强心肌收缩力。代表药物为米力农,负荷剂量为 25～75 μg/kg 静脉注射(>10 min),维持 0.375～0.75 μg/(kg·min)静滴,用药 3～5 天。

(4)钙离子增敏剂:通过改变钙结合信息传递而起作用。本品直接与肌钙蛋白相结合,使钙离子诱导的心肌收缩所必需的心肌纤维蛋白的空间构型得以稳定,从而使心肌收缩力增强,而心率、心肌耗氧无明显变化。同时,通过激活三磷酸腺苷(ATP)敏感的钾通道,使血管扩张,具有强力的扩血管作用,对治疗心力衰竭有利。代表药物为左西孟旦,负荷剂量为 6～12 μg/kg 静脉注射(>10 min),0.05～0.2 μg/(kg·min)维持静滴 24 h。低血压时不给予负荷剂量。

9. 心脏病患者备孕的条件 心脏病女性最好在孕前接受心脏病专家的评估,以便诊断和评估怀孕对心血管的影响。患者需要了解怀孕可能导致心功能下降,而这种下降在产后可能无法恢复到怀孕前水平;有可能出现孕妇死亡;与不存在心血管疾病的孕妇相比,患者出现与遗传因素有关的胎儿先天性心脏病、胎儿生长受限、早产、胎儿宫内死亡和围产期新生儿死亡的概率更高。因此,如果患有严重的心脏病(包括射血分数小于 30％ 或 Ⅲ／Ⅳ 级心力衰竭、严重瓣膜狭窄、马方综合征合并主动脉扩张超过 45 mm、二叶式主动脉瓣合并主动脉扩张超过 50 mm、肺动脉高压),应避免怀孕或考虑人工流产。

10. 可以怀孕的心脏病患者妊娠期检查注意事项 计划怀孕的年龄应尽可能早,40 岁以上的孕妇死于心脏病的风险是 20 岁以下孕妇的 30 倍。

孕前糖尿病或者超重或肥胖患者妊娠期定期进行体育活动,有助于控制血糖和体重,应定期查血糖和体重变化。

慢性高血压患者继续口服妊娠期安全的降压药物,对于子痫前期高风险者,建议在妊娠 12～28 周开始持续每日服用低剂量阿司匹林至分娩,妊娠期定期检查血压。

高风险或已患有心脏病(如扩张型心肌病和先天性心脏病)的孕妇在妊娠期间检查基线 BNP 水平和超声心动图,便于后续动态评估。

所有胸痛的孕妇和产妇都应该接受标准的肌钙蛋白和心电图检测,以评估是否存在急性冠脉综合征。

由于严重贫血可能与心力衰竭和心肌缺血有关,每 3 个月检查 1 次血红蛋白或血细胞比容水平。如果发现贫血,增加监测次数。

对于患有先天性心脏病的女性,在妊娠 18～22 周时需要筛查胎儿超声心动图,因为胎儿先天性心脏缺陷的风险估计为 4％～10％。应考虑通过连续的临床检查或超声检查评估胎儿生长,因为胎儿生长受限发生在许多类型的母体先天性和后天性心脏病变中。

11. 心脏病患者的产后随访 建议在分娩后 7～10 天对有高血压疾病的女性进行随访,或在分娩后 7～14 天对有心脏病的女性进行随访。

确定避孕措施时需要结合患者的怀孕计划和个人偏好,以及对患者的潜在疾病和避孕措施的相对风险和益处进行评估。宫内节育器是高风险心血管疾病女性非永久性避孕的推荐选择。

临床病例

患者,女,27 岁。

【主诉】

妊娠 33^{+5} 周,血压升高 1 天。

【现病史】

平素月经规则,末次月经 2016 年 9 月 5 日,预产期 2017 年 6 月 12 日。停经 30 天查尿 HCG 阳性,提示妊娠,妊娠早期有轻微恶心、呕吐等早孕反应,后逐渐缓解,孕 4 个月余感胎动至今。妊娠期定期产检,产检 9 次,早期 B 超提示三胎妊娠。2017 年 4 月 28 日产检发现血压升高,最高达 154/95 mmHg,尿蛋白(＋＋＋),门诊给予硝苯地平 10 mg 口服。妊娠期无头昏、乏力、心慌、胸闷、下腹胀痛、皮肤瘙痒等不适。半个月前双足踝部水肿,压之凹陷。无阴道流血、流水,自觉胎动正常,遂以"妊娠33⁺⁵周,妊娠期高血压疾病"收入院。妊娠期间,精神、饮食、睡眠可,大小便无异常,体重随孕周逐渐增加。

【既往史】

体健,否认特殊病史,G1P0A0,否认三胎家族史,此孕为自然受孕。

【入院查体】

T 38.0 ℃,P 88 次/分,R 20 次/分,BP 118/78 mmHg,双肺呼吸音清,未闻及干湿啰音,HR 88 次/分,律齐,无病理性杂音,腹隆,无压痛及反跳痛,双下肢Ⅰ度水肿。产检:宫高 49 cm,腹围 112 cm,胎心率 149 次/分、142 次/分、140 次/分,宫缩不规则,先露头,胎膜存,宫口未开,骨盆外测量无异常。

【辅助检查】

2017 年 4 月 17 日,本院 B 超提示三活胎,二头一横,BPD 8.3 cm/8.4 cm/8.2 cm、AFV 4.2 cm/5.2 cm/5.2 cm、脐动脉 S/D 2.2/2.2/2.5、胎儿估重 1981 g/2009 g/1641 g。

2017 年 4 月 6 日,本院查心电图无异常。

2017 年 4 月 28 日,本院查尿常规示尿蛋白(+++)。

【初步诊断】

①三胎妊娠;②G1P0A0,妊娠33⁺⁵周待产;③子痫前期重度;④产前发热。

【诊疗经过】

入院第 1 天　完善相关检查。

入院第 2 天　2017 年 4 月 28 日因"三胎、子痫前期重度、产前发热"在腰硬联合麻醉下行子宫下段剖宫产术,于 2017 年 4 月 28 日 21:21 以 LOT 位助娩一活男婴,Apgar 评分 9~10 分,体重 2250 g,身长 45 cm,于 2017 年 4 月 28 日 21:22,以 LSA 位助娩一活男婴,Apgar 评分 9~10 分,体重 2180 g,身长 44 cm;于 2017 年 4 月 28 日 21:23,以 LOT 位助娩一活女婴,Apgar 评分 9~10 分,体重 1740 g,身长 42 cm。宫体注射催产素 20 U、卡前列素氨丁三醇注射液(欣母沛)250 μg,静滴催产素 20 U、卡贝缩宫素注射液(巧特欣)100 μg。术中出血约 400 mL,补液 1500 mL,血压波动于 90~120/65~85 mmHg 之间。

剖宫产术后 2 h,产妇胸闷,偶咳嗽。查体:P 150 次/分,R 35 次/分,BP 169/120 mmHg,SpO₂ 75%。心律齐,心率增快,满肺湿啰音。考虑急性心力衰竭,予半坐卧位,吸氧,呋塞米 20 mg 入管,转入 ICU。

入 ICU 查体:烦躁,端坐呼吸,呼吸急促,查体:T 38.2 ℃、P 165 次/分、R 30 次/分、BP 175/125 mmHg、SpO₂ 67%(2 L/min 鼻导管吸氧),口唇及四肢末端发绀明显,双肺满布湿啰音。

入 ICU 处理:立即予以无创机械通气,限制液体,静脉泵入乌拉地尔(40 mg/h),缓慢推注西地兰(0.4 mg)、呋塞米(40 mg),静滴氨茶碱(0.25 mg),2 h 后产妇呼吸平稳、血压恢复(113/65 mmHg)、心率部分恢复(124 次/分),入 ICU 2 h 尿量约 500 mL,双肺听诊湿啰音较前明显好转。给予抗生素、口服降压药物(硝苯地平缓释片 30 mg bid),血压稳定后停止静脉泵入乌拉地尔,术后 24 h 排除产科出血情况后给予低分子肝素(LMWH)抗凝。

术后第 1 天　产妇自诉感轻微咽部不适,无烦躁、端坐呼吸、呼吸急促。查体:T 36.6 ℃,

P 86 次/分,R 14 次/分,血压 135/92 mmHg,SpO₂ 95%(2 L/min 鼻导管吸氧),扁桃体呈Ⅱ度肿大,肺部听诊提示左肺呼吸音稍粗,可闻及少量湿啰音,腹部伤口敷料干燥、无渗血,恶露量少于月经量,24 h 静脉入量约 1509 mL,尿量约 3223 mL(呋塞米 40 mg)。

回顾分析如下。①分娩前实验室检查:血液分析中超敏 C 反应蛋白 5.81 mg/L,白细胞计数 15.70×10⁹/L,中性粒细胞比率 85.0%,炎性指标上升,提示患者术前已有感染;胱抑素 C 2.76 mg/L,较高;术前凝血功能、肝功能等未见异常。

②分娩后实验室检查:白细胞计数 23.58×10⁹/L,超敏 C 反应蛋白 138.43 mg/L,总蛋白 54.3 g/L,白蛋白 22.7 g/L,BNP 245.6 pg/mL,胱抑素 C 2.07 mg/L,降钙素原 10.380 ng/mL,D-二聚体 23.16 μg/mL(较高),镁 1.14 mmol/L(较高,考虑与产妇输入硫酸镁相关,但硫酸镁预防子痫的有效浓度为 1.8~3.0 mmol/L,继续监测)。

术后第 3 天 产妇神志清楚,精神状态可,无发热,进流质饮食后无恶心、呕吐等,下床活动后无心慌、胸闷,导尿管拔除后小便自解。查体合作:T 36.5 ℃、P 83 次/分、R 16 次/分、BP 135/90 mmHg、SpO₂ 96%(未吸氧),双肺呼吸音清,未闻及明显干湿啰音,HR 83 次/分,律齐,各瓣膜区未闻及异常杂音,腹部膨隆,腹部伤口敷料干燥、清洁,触及子宫底位于脐下一横指,恶露量小,四肢活动度可,双下肢水肿较前明显缓解。昨日静脉入量约 815 mL,尿量约 995 mL(经导尿管)和 2170 mL(拔除导尿管后),恶露量约 30 mL。转回产科病房。

术后第 7 天 产妇一般情况好,饮食如常,大小便正常。查体:T 36.4 ℃,双乳软、未扪及结节,乳量多,腹软,无压痛,腹部伤口拆线,无渗血、渗液,伤口周围无红肿、无硬结,Ⅱ/甲级愈合。子宫底位于脐下四指,阴道少量血性恶露,色暗红,无异味。伤口拆线,愈合好,无感染,产科办理出院。

出院后半年和 1 年随访 母婴一般情况好,未见近远期并发症。

【经验小结】

(1)所有确诊或疑似患有心血管疾病的孕妇和产妇应由妊娠心脏小组进一步评估,为怀孕、分娩和产后制订多学科协作治疗计划。对于所有孕妇,特别是医疗资源有限地区的孕妇,如果涉及多学科咨询或紧急转移的需要,应建立省市县乡镇转诊机制。

(2)妊娠期高血压疾病性心脏病以左心衰竭为主,多发生于妊娠晚期或产后。妊娠 32~34 周、分娩期及产褥早期为重度妊娠期高血压疾病患者发生心力衰竭的高发时期。妊娠 32~34 周孕妇循环血量增加达峰值。分娩期为心脏负担最重的时期,第二产程尤为显著,宫缩以及产妇屏气可使心脏前、后负荷急剧增加、肺循环阻力增加。产褥早期因子宫缩复以及组织间液吸收,血容量可增加 15%~25%,另外,术后麻醉效应逐渐消退,交感神经阻滞解除及外周阻力急剧增加,造成产后 24 h 是心力衰竭高发期,需要密切监测心脏前、后负荷。对于出现急性心力衰竭患者,及时使用药物降低心脏负荷,同时需要筛查是否存在其他引起心力衰竭的先天性心脏病、继发性心脏病(如继发于甲亢、严重贫血、主动脉夹层和急性冠脉综合征)和妊娠特有的心脏病。

(3)需重视妊娠期高血压疾病患者早期心力衰竭症状的识别:①轻微活动即出现胸闷、心悸、气促;②休息时 HR>110 次/分,R>20 次/分;③夜间出现端坐呼吸;④肺底持续少量湿啰音,咳嗽后不消失;⑤体重迅速增加而水肿程度不加重或不对称;⑥超声心动图示射血分数降低,心脏舒张功能受损,左心室壁增厚,左心房增大,甚至出现心包积液。

此外,对于妊娠期高血压疾病患者,应加强产后管理。产后严密监测、充分镇痛,防止血压急剧升高。硬膜外镇痛可减轻疼痛导致的高血压反应,并阻滞部分交感神经,降低外周血管阻力,减少回心血量,对妊娠期高血压疾病患者可能更有利。

（4）每家助产机构应选择一种适合的静脉血栓栓塞风险评估方案,以降低产后静脉血栓栓塞的发生率。目前的证据不足以建议在剖宫产术后普遍采用静脉血栓栓塞药物预防,但对于血栓高风险患者,需要使用下肢气压治疗和（或）低分子肝素预防 DVT。

（甘　泉）

第二章
产科罕见急重症疾病

第一节　HELLP 综合征

【疾病概述】

HELLP 综合征是指妊娠高血压综合征伴有血管内溶血、肝酶水平升高以及血小板减少的一组临床综合征,是妊娠期高血压疾病的严重并发症,是孕产妇及围生儿死亡的重要原因之一。

HELLP 综合征的主要病理改变与妊娠期高血压疾病相同,表现为全身小血管痉挛基础上发生血管内皮功能失调、内皮胶原组织暴露,进而凝血途径激活,同时血小板激活、聚集,微血管血栓形成,血管内溶血,组织缺血,肝脏等器官受损。HELLP 综合征的机制尚不清楚,免疫因素及内皮功能损伤均影响 HELLP 的发生发展,目前被认为是多系统、多因素间的相互作用。

HELLP 综合征的发生率一般为 0.5%～0.9%,其中重度子痫前期占 10%～20%,胎儿死亡率为 7%～20%,孕产妇死亡率为 1%～24%(平均为 5%)。经产妇和年龄大于 35 岁的产妇为高危人群。HELLP 综合征常发生于妊娠中晚期至产后数日的任何时间,发病高峰期一般在妊娠 27～36 周(发病率约占 70%)或产后 48 h 内(约占 30%)。并发肝包膜下破裂出血者为严重的类型,罕见,发生率为 1/225 万～1/45 万,孕产妇死亡率高达 18%～86%。2017年 12 月至 2021 年 11 月,我院共收治孕产妇约 8 万人,HELLP 综合征临床治愈率 100%。

【临床思维】

1. HELLP 综合征的典型临床表现、早期症状及严重并发症

(1)典型临床表现:①全身不适、恶心、呕吐;②右上腹疼痛;③可伴有黄疸、头痛;④严重凝血功能障碍,可出现血尿、消化道出血。

(2)早期症状:①头痛;②恶心和呕吐;③右上腹压痛;④血压升高;⑤肩膀、颈部和上身疼痛;⑥视力改变导致头痛;⑦严重疲劳,休息后无法改善;⑧呼吸困难或深呼吸时疼痛;⑨癫痫发作;⑩流血或流鼻血,出血并没有迅速停止;⑪血尿、消化道出血;⑫体重迅速增加,或者面部、手臂或腿肿胀。

(3)严重并发症:心、肺、脑功能障碍,凝血功能紊乱,急性呼吸窘迫综合征,肾衰竭,肝包膜下血肿甚至肝破裂,胎盘早剥,视网膜剥离。

2. HELLP 综合征的实验室诊断标准

(1) 血管内溶血:外周血涂片中可见破碎、球形等异形红细胞,血清总胆红素≥20.5 μmol/L。

(2) 肝酶水平升高:ALT≥40 U/L 或 AST≥70 U/L,LDH≥600 U/L。

(3) 血小板减少:PLT<100×10⁹/L。

3. HELLP 综合征的分型

(1) 根据诊断标准可分为:①完全性 HELLP 综合征(上述 3 项实验室诊断标准全部符合);②不完全性 HELLP 综合征(即上述实验室诊断标准有 1 或 2 项符合)。

(2) 按 PLT 分为 3 级。①Ⅰ级:PLT≤50×10⁹/L。②Ⅱ级:PLT(50~100)×10⁹/L。③Ⅲ级:PLT(100~150)×10⁹/L。

孕产妇严重并发症发生率:Ⅰ级为 40%~60%,Ⅱ级为 20%~40%,Ⅲ级约为 20%。普遍认为血小板及 LDH 水平可预示疾病严重程度。

4. HELLP 综合征常见的鉴别诊断

(1) 腹痛相关的疾病:胃肠炎、胆囊炎、肾结石、肾盂肾炎、急性胰腺炎等。

(2) 与血小板减少相关的疾病:血栓性血小板减少性紫癜、特发性血小板减少性紫癜、溶血性尿毒综合征、系统性红斑狼疮、抗磷脂综合征等。

(3) 与黄疸相关的疾病:妊娠急性脂肪肝、妊娠病毒性肝炎、妊娠期肝内胆汁淤积等。

(4) 意识障碍时:应优先与子痫、癫痫、脑血管意外相鉴别。

常见的鉴别诊断如下。

(1) 溶血性尿毒综合征:最重的临床表现出现在分娩之后,其特点为严重的肾脏损伤,出现血尿、蛋白尿。患者初次发病通常由妊娠诱发,由补体缺陷所致,通过检测 C3、C4 水平和 H 因子活性可明确诊断。

(2) 血栓性血小板减少性紫癜:实验室检查提示贫血,外周血涂片可见破碎红细胞,PLT 多低于 20×10⁹/L,血清胆红素及 LDH 水平升高,BUN 和 Cr 水平升高。与 HELLP 综合征鉴别的主要实验室检查是血浆 ADAMTS 13 活性及抑制物或 IgG 抗体水平。

(3) 特发性血小板减少性紫癜:一种自身免疫病。妊娠前患者即有血小板减少,皮肤黏膜有出血史。实验室检查:血小板减少,抗血小板抗体阳性。

(4) 系统性红斑狼疮:临床表现为多系统(包括血液、消化系统等至少 2 个系统)损伤。实验室表现:血小板减少,部分患者肝酶水平升高,自身抗体筛查可明确诊断(抗 dsDNA 的特异性达 95%,抗 Sm 特异性高达 99%)。

(5) 重症肝炎:消化道症状重,肝功能明显异常,胆酶分离,血清检出肝炎病毒抗原抗体。

(6) 妊娠合并胆囊炎、胆石症时可出现右上腹痛,实验室检查结果中转氨酶、血小板一般正常,B 超可见胆石或炎症表现。

5. HELLP 综合征的合并症 在鉴别诊断的同时,也不排除存在合并症的可能,因此对于存在胎儿生长受限者,应及早监测胎盘灌注状况和进行凝血与免疫相关指标检查。怀疑其他自身免疫病时,可以进行免疫抗体谱的全面检测,包括狼疮抗凝物、ANA、抗 dsDNA 抗体、抗 ENA 抗体谱及与抗磷脂抗体等,警惕 HELLP 综合征与系统性红斑狼疮或抗磷脂综合征同时存在的可能。当 HELLP 综合征伴有抗磷脂综合征时极易发展为灾难性的抗磷脂综合征,需要进行积极的抗凝治疗及多学科管理。注重血脂检查及血栓的排查,进行血脂检测(包括

TC、TG、LDL～C、HDL～C、ApoA、ApoB 等)有利于抗凝剂和抗氧化剂的临床选择和预防性应用。另外,对于存在甲状腺功能障碍者要关注患者的糖代谢和脂代谢方面的检测及相关抗体检测;对于子痫前期的监测指标以及重度子痫前期的防范是降低 HELLP 综合征发生率的关键。在处理子痫发作时,应根据患者具体情况和医生的指导,采取相应的措施,可参考子痫抢救流程图(图 2-1-1)。

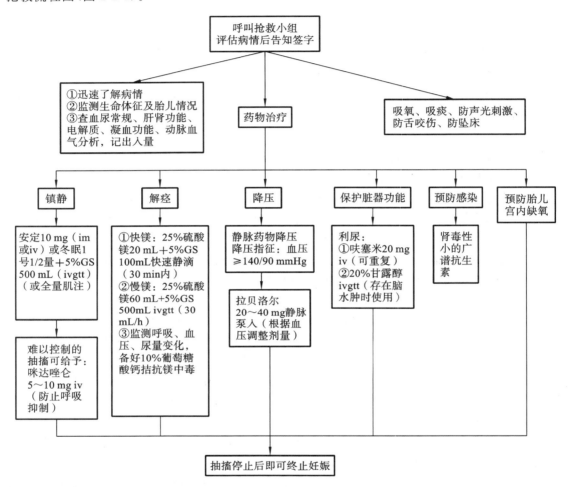

图 2-1-1　子痫抢救流程图

6. HELLP 综合征产前内科处理原则

(1)控制血压。①孕妇未并发脏器功能损伤时,收缩压控制在 130～155 mmHg,舒张压控制在 80～105 mmHg。②孕妇并发脏器功能损伤时,则收缩压应控制在 130～139 mmHg,舒张压应控制在 80～89 mmHg。关键点:产前血压不低于 130/80 mmHg,避免影响胎盘灌注。

(2)糖皮质激素的应用。

①产前:促进胎肺成熟,地塞米松(6 mg/12 h 肌注)。

②产后:可升高患者 PLT,同时加快 ALT、AST、LDH 水平和尿量等的恢复。

另外 HELLP 综合征出现水钠潴留时,不建议使用地塞米松,可选择甲泼尼龙;在 HELLP 综合征合并感染性休克时建议选用氢化可的松。

重点:糖皮质激素并不能降低孕产妇死亡率,使用糖皮质激素的目的是延缓病情发展,稳定实验室指标。临床密切观察病情变化十分重要。

（3）输注血小板。

①PLT＞50×10⁹/L 并且不存在过度失血或血小板功能异常时，不建议预防性输注血小板，且应严密观察，动态复查血小板变化。

②PLT＜50×10⁹/L 时可考虑应用糖皮质激素；地塞米松 10 mg 静注，q12 h（血小板最早在应用糖皮质激素 12 h 后逐渐恢复）。

③PLT＜50×10⁹/L 且迅速下降或者存在凝血功能障碍时应备血小板；PLT＜20×10⁹/L 时建议分娩前输注血小板。

7. HELLP 综合征产科处理原则

（1）终止妊娠：①孕龄≥34 周或胎肺已成熟、胎儿窘迫、先兆肝破裂及病情恶化者，应立即终止妊娠。②病情稳定、妊娠＜34 周、胎肺不成熟及胎儿情况良好者，可延长 48 h，使用糖皮质激素促胎肺成熟，然后终止妊娠。

（2）分娩方式：HELLP 综合征不是剖宫产的指征，可酌情放宽剖宫产指征。

（3）麻醉方式：因血小板减少，有局部出血危险，禁忌阴部阻滞剂及硬膜外麻醉。阴道分娩时宜采用局部浸润麻醉，剖宫产时采用局部浸润麻醉或全身麻醉。PLT＞75×10⁹/L 时可考虑阴道分娩；PLT＜50×10⁹/L 时建议剖宫产。

8. HELLP 综合征产后治疗重点

（1）持续控制血压（参考妊娠期高血压疾病）。

（2）解痉治疗：终止妊娠后应继续静脉滴注硫酸镁以预防子痫（参考妊娠期高血压疾病）。

（3）凝血功能异常治疗：对症输注成分血（参考产后出血）。

（4）利尿剂的应用：术中、术后均应注意控制液体量及输液速度，适时给予利尿剂（呋塞米 20 mg iv），监测每小时出入量，防止术中发生心衰及肺水肿等。

（5）对症治疗，保护脏器功能：如出现 Cr 水平逐渐升高、少尿，评估患者肾功能，建议早期予以 CRRT。

（6）镇痛、镇静药物治疗：患者神志烦躁、疼痛或难以入眠时，需给予镇痛、镇静治疗。

①镇痛药物：a. 阿片类（吗啡、芬太尼、瑞芬太尼、舒芬太尼、氢吗啡酮、美沙酮、布托啡诺、地佐辛）；b. 非阿片类（对乙酰氨基酚、吲哚美辛、布洛芬等）。

②镇静药：a. 苯二氮䓬类（地西泮、劳拉西泮、咪达唑仑、艾司唑仑）；b. 非苯二氮䓬类（佐匹克隆）；c. 右美托咪定。

（7）当 HELLP 综合征患者出现明显的凝血机制异常时，应考虑免疫性相关疾病的存在，如 HELLP 综合征合并抗磷脂综合征时，按照临床治疗经验给予相应的免疫抗体指标检测，同时根据病情加用抗凝治疗。此时，低血小板并非抗凝治疗的禁忌，而血小板为何降低却是需要思考的问题。补充血小板的同时，可予以抗凝。

9. HELLP 综合征患者行血液净化治疗的时机 严重的 HELLP 综合征患者会出现少尿或溶血尿，需动态监测肾功能及尿量。一旦患者使用利尿剂效果欠佳，出现少尿或无尿，且胱抑素 C 及肌酐水平呈升高趋势，建议尽早行 CRRT。

血浆置换联合内科综合治疗能够明显改善患者的临床症状，逆转迅速恶化的各项理化指标，降低病死率，提高治愈率，是救治 HELLP 综合征并发 MODS 的有效手段。重症 HELLP 综合征患者如产后持续肝脏衰竭，可采用人工肝支持系统或血液净化技术短暂地代替肝脏功能。血浆置换的停止时间以 PLT 为准，PLT 开始上升并达到 100×10⁹/L 且病情稳定的患者可以停药。通常认为实验室指标恢复趋势要比实验室指标本身更加重要。

10. 应用床边重症超声急会诊流程(CCUE)的好处　CCUE 方案是经典的心肺超声检查方案,由心脏扩展的目标导向的创伤超声检查(eFATE)方案和肺部 BLUE-plus 方案构成,检查心脏 5 个切面和肺双侧 10 个切面。HELLP 综合征患者应用 CCUE 方案的益处如下。

(1) 能实现心肺功能的早期床旁评估,判断患者的容量状态。

(2) 能帮助医生了解患者整体情况、血流动力学特征以及肺部病理生理变化,指导临床快速决策。

(3) 有效评估患者的预后。

11. 妊娠期发现肝功能异常时的诊断思路　妊娠期肝功能异常诊断流程图见图 2-1-2。

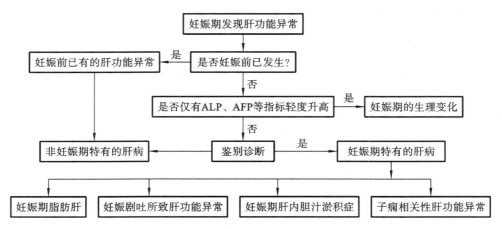

图 2-1-2　妊娠期期肝功能异常诊断流程图
注:ALP,碱性磷酸酶;AFP,甲胎蛋白。

12. 妊娠晚期患者需要关注的指标

(1) 凝血指标。

(2) 超声:胎儿生长情况、羊水量、脐动脉阻力大小、脐动脉螺旋指数等。

(3) 血常规、肝功能。

(4) 胎盘生长因子:预防子痫前期发生。

(5) 免疫相关指标:注意原发病病情活动及与妊娠并发症相关的免疫指标的监测。

重点关注血小板及血小板之外的凝血功能(包括新血栓四项)、肝肾功能、尿蛋白、胎儿生长各项指标(包括生物物理评分、S/D 值、大脑中动脉血流等)。

13. 分娩前后管理原则

(1) 对于高危人群,加强产检及妊娠期管理,及早识别,及早干预。

(2) 适时终止妊娠是最为有效的 HELLP 综合征治疗方法。

(3) HELLP 综合征在产后 2 天内大多会得到明显控制或好转,但仍应动态监测生命体征及实验室指标,尤其是凝血功能的变化;若病情无缓解或加重以及伴有全身多器官功能衰竭或障碍,应在产后 24～72 h 根据病情进行 CRRT 或血浆置换。产后还应时刻注意预防静脉血栓栓塞症。

14. HELLP 综合征的转诊指导

(1) 确诊 HELLP 综合征或者疑似 HELLP 综合征的患者应当按照危重孕产妇转诊救治体系立即转诊到三级综合性医疗机构(有救治条件的医院)。

（2）转出前应及时联系好转诊医院,在保证孕产妇生命安全的情况下进行转诊,转诊护送需配备有熟悉病情且具有抢救经验的医务人员并携带必要的抢救物品和设备,以及相关病历资料等,途中控制血压,预警子痫的发作。条件允许时也可由转诊医院派专业团队及救护车前往转诊。

（3）有合并症和病情不稳定者,不具备转诊条件时,应当及时上报,就地抢救,或通过远程专家会诊(电话或网络)或及时邀请转诊医院指派专家赴现场进行会诊,指导抢救。

15. HELLP 综合征的预防

（1）关注并及时发现高危人群,尤其是高龄和前次妊娠有类似疾病发生者,应进行孕前风险评估,建议提前进行全面体格检查,做好孕前咨询及健康教育,调整饮食,控制体重,进行适度锻炼。

（2）既往有妊娠不良结局、子痫高危因素、合并胎儿生长受限(FGR)、胎盘早剥、合并肾脏疾病(如急慢性肾小球肾炎、肾病综合征等)、合并自身免疫病(如系统性红斑狼疮、抗磷脂综合征等)、合并糖尿病等的孕妇,建议从妊娠 12 周起,最晚不超过妊娠 16 周,每日口服小剂量阿司匹林至妊娠 26～28 周。

（3）每日补钙 $1.5～2$ g,进行规范的产前检查,重视妊娠期体重管理。

（4）严密监测胎盘生长因子、胎盘蛋白 13、可溶性内皮因子、可溶性 fms 样酪氨酸激酶 1 等指标,及时发现异常者;子宫动脉搏动指数和阻力指数持续升高或出现子宫动脉舒张早期切迹等病理波形,对预测子痫前期以及子痫的发生有重要指导意义,可以监控。

16. HELLP 综合征患者再次怀孕时的注意事项

（1）既往有过 HELLP 综合征、重度子痫前期(尤其是早发型重度子痫前期)、子痫、合并妊娠不良结局的妇女,再次妊娠时有较高的复发风险。研究表明,HELLP 综合征患者,再次妊娠时子痫前期发病率可达 43%,HELLP 综合征再发率可达 27%,应当重视。做好孕前宣教,避免高龄及超高龄怀孕,注意安排合理的妊娠间隔时间。

（2）前次妊娠有不良结局者,若产后血压稳定或正常,建议半年后再考虑妊娠;剖宫产者建议术后 2 年后再妊娠。对于孕前有基础疾病者,如自身免疫病、肾病、糖尿病者,妊娠期需到专科进行基础疾病评估,病情稳定、BMI 控制至正常范围后再准备妊娠。

（3）预防性补钙和服用阿司匹林,补充维生素 C 和维生素 E,通过抗氧化治疗降低子痫前期发病风险,确保各项实验室指标正常。

总之,HELLP 综合征是一种严重的妊娠并发症,多数为子痫前期的严重阶段,主要表现溶血、肝酶水平升高和血小板减少,涉及全身多系统,起病急骤,病情凶险,危及母儿生命,是孕产妇及围生儿死亡的重要原因之一。HELLP 综合征存在隐匿性和不典型性发病,临床上实验室检查作为诊断 HELLP 综合征的重要手段,因此要求实验室不仅要及时精准地提供检测指标的结果,还要有开展相关鉴别诊断的检测项目,从而满足临床诊疗的需求。另外,HELLP 综合征的发生发展中,产科医生绝对是发现异常的第一人,因此,定期产检是对孕产妇的要求,而对患者严密监测、认真阅读实验室相关指标则是对产科医生的最基本要求,早识别、早诊断、早治疗及适时终止妊娠,可降低母儿不良结局发生率,改善母儿预后,从而为母儿健康保驾护航。

病例一

女,28 岁。

【主诉】

顺产后血压升高,伴酱油色尿 18 h。

【现病史】

2020 年某日上午患者在当地医院顺产一活男婴,产后 1 h 无诱因出现血压升高至 220/120 mmHg,伴酱油色尿,当地医院立即给予硝苯地平 20 mg(口服,每日两次)联合拉贝洛尔 100 mg(口服,每日三次)降压,同时完善实验室检查(血常规:WBC 21×10^9/L,Hb 156 g/L,PLT 115×10^9/L。肝肾功能:AST 918 U/L,ALT 764 U/L,Cr 77 μmol/L,胱抑素 C 1.63 mg/L。凝血功能:APTT 49.3 s,TT 25.9 s。尿常规:尿蛋白(+++),尿潜血(+++)。降压效果欠佳,8 h 后转入当地上级医院,症状进一步加重伴少尿(酱油色尿 50 mL/h),复查的化验结果见表 2-1-1,考虑"HELLP 综合征",因患者病情凶险,当地医院救治条件有限(无血液透析机),6 h 后转入我院。自起病以来,患者精神差,纳差,睡眠欠佳,未解大便,小便量少,体力、体重下降明显。

【既往史】

体健,否认慢性病史,无食物、药物过敏史,否认手术外伤、输血史。疫情前规律产检未见异常;疫情期间未产检。生育史:22 岁结婚,孕 2 产 2,均为顺产。

【入院查体】

T 36.5 ℃,HR 84 次/分,R 23 次/分,BP 178/130 mmHg,SpO_2 98%,神志清楚,轻度恶心,无呕吐,全身皮肤及巩膜轻度黄染,未见出血点,双肺听诊呼吸音清,未闻及干湿啰音,心脏未闻及明显病理性杂音,腹软,下腹部稍隆起,全腹无明显压痛及反跳痛,肝脾肋下未触及,下肢无明显水肿,宫底平脐,阴道少量恶露,恶露量少于月经量,留置导尿管(转运途中 3 h 油色尿 30 mL)。

【辅助检查】

患者在当地医院与我科入院时的检查结果见表 2-1-1。

表 2-1-1 当地医院与我科入院时的检查结果

检查项目	实验室指标	当地医院	我
血常规	WBC($\times10^9$/L)	21	
	C 反应蛋白/(mg/L)	25	
	Hb/(g/L)	15.6	
	PLT($\times10^9$/L)	115	
肝功能	ALT/(U/L)	764	
	AST/(U/L)	918	
	LDH/(U/L)	1909	
凝血功能	APTT/s	49.3	
	TT/s	25.9	
肾功能	Cr/(μmol/L)	77	
	胱抑素 C/(mg/L)	1.63	

续表

检查项目	实验室指标	当 地 医 院	我 院
尿常规	尿蛋白	+++	++
	尿潜血	+++	+++
	WBC	+++	+
其他	降钙素原/(ng/mL)	/	5.3
	BNP/(pg/mL)	/	744
	D-二聚体/(μg/ml)	/	69

【初步诊断】

①完全性 HELLP 综合征;②MODS(急性肝衰竭、急性肾功能不全、凝血功能异常、心功能不全);③妊娠期高血压疾病。

【诊疗经过】

转入我院(凌晨 4:00)再次完善各项检查(血常规、C 反应蛋白、肝肾功能、凝血功能、D-二聚体、降钙素原、血气分析、血栓弹力图、心电图等),予以心电监护、吸氧、动脉血压监测,维持生命体征稳定。给予控制血压(乌拉地尔静脉泵入)、解痉(硫酸镁)、抗感染(头孢替唑钠)、护肝(天晴苷美)、激素(地塞米松)、纠正凝血功能异常(备血小板 1 人份)、利尿(呋塞米 100 mg 加入 50 mL 静脉微量泵,20 mg/h 泵入,尿量增加,颜色逐渐变淡)治疗,维持水、电解质及容量平衡。

入科约 1 h 患者突发意识不清,四肢强直性抽搐,双眼上视,牙关紧闭,口唇发绀,HR 130 次/分,BP 170/100 mmHg,SpO₂ 80%(鼻导管 6 L/min),04:53 时给安定 10 mg iv,04:56 时咪达唑仑 3 mg iv,04:58,抽搐停止,GCS 14 分(E4V5M5)。镇静镇痛评分:RASS+1 分,CPOT 5 分(瑞芬太尼 100 μg/h+丙泊酚 50 mg/h)。

入科 5 h 后再次出现四肢抽搐,意识丧失,口唇发绀,HR 120 次/分,SpO₂ 80%(面罩吸氧 6 L/min),立即静注咪达唑仑 5 mg,大约 5 min 后抽搐停止。患者意识不清,呈打鼾状,HR 95 次/分,SpO₂ 92%(面罩吸氧 10 L/min),BP 76/52 mmHg,GCS 5 分(E1V1M3),PaO₂/FiO₂ 130,立即进行气管插管并予以呼吸机支持,进行深静脉穿刺,予以去甲肾上腺素并逐渐加量至(50 μg/min),监测中心静脉压,血压维持在 100/60 mmHg。患者无尿,予以 CRRT(CVVH 模式,枸橼酸抗凝治疗 72 h 无间断),病情变化迅速,凝血功能紊乱,不排除合并 DIC 可能,予以对症输血(共计红细胞 8 U、冷沉淀 10 U、血浆 800 mL、血小板 2 人份、白蛋白 60 g)。炎性指标明显升高,不排除感染性休克可能,更换抗生素为舒普深 3 g q8 h,更换激素为甲泼尼龙 80 mg qd,3 天后逐渐减量。转入我科 4 天来各项指标变化见表 2-1-2。

表 2-1-2 患者治疗期间化验指标

化验指标	第 1 天	第 2 天	第 3 天	第 4 天
PLT(×10⁹/L)	37	57	79	127
LDH/(U/L)	4376	4261	3233	1521
ALT/(U/L)	1817	3086	2962	1801
Cr/(μmol/L)	207	102	79	70

续表

化验指标	第1天	第2天	第3天	第4天
Hb/(g/L)	110	81	70	120
SOFA 评分	19	11	6	1

血液净化治疗连续72 h后顺利下机,治疗第4天呼吸机顺利脱机,拔管,患者病情好转,转入亚重症区巩固治疗。

入院11天:治愈出院。

出院1个月后:患者精神好,未诉不适,复查血常规、肝肾功能、凝血功能等均未见异常。

【经验总结】

HELLP综合征是一种以妊娠为始动因素诱发的与妊娠期高血压类似的疾病。临床诊疗上应高度重视其"进展性、演变性"的疾病特点,做到早发现,早诊断,积极综合治疗,适时终止妊娠。为HELLP综合征患者选择麻醉方案时应根据患者的PLT、凝血功能、循环情况和基础疾病等综合决策。急危重症患者多选用全身麻醉,但同时需要联合产科、麻醉科、ICU和儿科等多学科积极处理,以最大程度地保障母儿安全。如存在救治条件不足,应争分夺秒地转诊至有救治条件的上级医院。另外,HELLP综合征患者本身自我感知的症状并不具备特异性,临床医生需要扩展临床思维,做好鉴别诊断。

临床病例二

患者,女,32岁。

【主诉】

孕 35^{+6} 周,上腹部不适伴呕吐4次,头痛半天。

【现病史】

平素月经规律,末次月经2021年7月14日。定期在我院产检。患者于孕 35^{+6} 周当日14:00,进食辛辣食物后出现上腹部不适,伴恶心、呕吐4次,头痛不适。19:30患者来我院就诊,首测血压120/70 mmHg,22:32时无明显诱因出现全身抽搐、意识不清、牙关紧闭、口吐白沫,持续约60 s,血压164/109 mmHg。

【既往史】

患者既往无高血压及糖尿病病史,其父亲及爷爷有高血压病史。孕产史为G1P0。孕 5^{+1} 周时,促甲状腺激素4.88 mU/L,诊断为妊娠合并甲状腺功能减退症;孕 13^{+4} 周,血常规、肝功能正常,子痫前期风险评估为低风险;孕 25^{+2} 周时,糖耐量检查提示餐后1 h血糖10.36 mmol/L,补充诊断妊娠期糖尿病。无药物过敏史,无其他手术及外伤史。无不良嗜好。否认家族遗传史。

【辅助检查】

影像学检查:孕 13^{+3} 周时,NT超声:双顶径24 mm,头臀长72 mm,NT 1.5 mm,提示胎儿与孕周相符;孕 23^{+3} 周时,行胎儿系统畸形筛查超声,结果未见明显异常;孕 30^{+5} 周时行成人心脏B超检查:左心室顺应性减低,余未见明显异常。

实验室急查结果:PLT 89×10^9/L,外周血涂片可见破碎红细胞、盔形红细胞、球形红细胞等异形红细胞,尿液呈浓茶色、潜血(＋＋＋)、蛋白质(＋＋),ALT 1172 U/L,AST 871 U/L,LDH 1671 U/L,α-羟丁酸 781 U/L,肌酸激酶 213 U/L,肌酸激酶同工酶 87 U/L。

【初步诊断】

①HELLP 综合征;②子痫。

【治疗经过】

立即给患者开通气道,紧急行剖宫产术终止妊娠。术后分娩一活男婴,重 1800 g,评估为极低体重儿。Apgar 评分:1 min 评 9 分;羊水清,即转入新生儿科观察。患者术后血压升高,波动在 172~212/128~149 mmHg 之间,PLT 持续下降至 27×10⁹/L,评估后输注 1 个治疗量血小板,0.9%氯化钠注射液(250 mL)＋地塞米松注射液(10 mg)静脉输注,进行对症治疗。输血后,复查血浆 D-二聚体为 12.84 μg/mL,PLT 逐渐上升,肝酶水平逐渐下降,并恢复至正常水平,最终病情好转,出院。

【经验小结】

我国 HELLP 综合征诊断标准:微血管内溶血(LDH 水平升高),外周血涂片中可以见到破碎红细胞、球形红细胞,胆红素＞20.5 μmol/L,血红蛋白水平轻度下降,转氨酶水平升高(ALT≥40 U/L 或 AST≥70 U/L),PLT 减少(PLT＜100×10⁹/L)。根据此标准,综合本案例检验数据进行分析,具体如下。

(1)患者出现肝酶水平升高、血小板减少,高度警惕 HELLP 综合征。

(2)LDH 水平升高,是诊断 HELLP 综合征微血管内溶血的敏感指标,常在间接胆红素水平升高和血红蛋白水平降低前出现。

(3)尿液分析:呈浓茶色、潜血(＋＋＋)、蛋白质(＋＋),提示血管内溶血。

(4)本实验室主动进行外周血涂片检查(可见破碎红细胞、盔形红细胞等异形红细胞)并及时与临床沟通,了解患者病情,以排查微血管内溶血,协助临床诊断。

(5)由于 HELLP 综合征、HUS、TTP 患者均会出现微血管病性溶血性贫血、血小板减少及肾衰竭三种症状,但 HUS 及 TTP 无血压升高表现。建议实验室今后新增"血浆 ADAMTS 13 及 vWF"检测项目,从而更有利于通过数据辅助临床将 HELLP 综合征与 HUS 及 TTP 进行鉴别(表 1-6-9)。

PLT 及 LDH 水平可预示疾病严重程度。目前公认的终止妊娠时机为孕 34 周,但发生胎儿窘迫及肝破裂、DIC 时应紧急终止妊娠。终止妊娠的方式视孕妇宫颈成熟度、患者病情以及胎儿宫内情况而定,HELLP 综合征不是剖宫产的指征。相反,HELLP 综合征患者存在发生切口血肿和感染的风险。在临床工作中,可酌情放宽 HELLP 综合征患者剖宫产的指征。

本案例提示,在实验室检测中,不仅应该保证实验的准确性,更应该积极与临床沟通,通过了解患者的临床表现,以丰富的实验诊断知识作为支撑,主动为临床提供更优的实验组合方案;对于这类高度疑似 HELLP 综合征的患者,实验室需要主动提供相关的实验室检查,对于实验室无法提供的检测项目,也要尽可能通过鉴别诊断,结合实验室数据以及相关临床表现进行仔细鉴别,以协助临床尽早做出正确诊断。

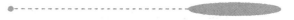

(张文凯)

第二节　妊娠期急性脂肪肝

【疾病概述】

妊娠期急性脂肪肝(acute fatty liver of pregnancy,AFLP)又称产科急性假性黄色肝萎缩、妊娠特发性脂肪肝、妊娠期肝脏脂肪变性等,是产科的一种罕见、特有的严重并发症,危及孕产妇及胎儿生命。该病起病急骤,常迅速进展至肝衰竭,甚至可引起多脏器功能损害,是妊娠期特发性肝病之一,临床表现与暴发性肝炎相似。

根据目前已发表的文献报道,AFLP 多见于妊娠晚期,以妊娠 28～40 周(平均 35 周)为多,发病率为 1/7000～1/13000,现在估计的患病率为每 10000 次分娩 1～3 例。近年来,由于 AFLP 的早期识别、早期诊断及治疗水平的提高,该病的孕产妇病死率已从 80％降至 7.4％,但在发展中国家的死亡率仍高。AFLP 患者围产期胎儿死亡率变化很大,为 10％～20％,大多数病例是由死产引起的。母体疾病的严重程度与胎儿并发症的发生率或严重程度没有明确的相关性。

目前 AFLP 的发病机制是近年来病理产科的研究热点之一,主要的几种观点如下。

(1) 胎儿脂肪酸氧化障碍:与母亲的急性脂肪肝有关,是 AFLP 的病理生理学突破之一。

(2) 妊娠期脂肪酸合成的增加及代谢的减少也导致脂肪酸大量堆积,诱导 AFLP 的发生。

(3) 其他:临床表明,妊娠期高血压与 AFLP 的发病关系密切。另外,对肝脏有损害的药物或毒素可直接损害肝脏。也有研究在 AFLP 患者的肝细胞胞质中发现细菌、真菌、单纯疱疹病毒或钩端螺旋体的存在,表明 AFLP 可能与感染有关。

【临床思维】

1. AFLP 的高危因素　初产妇、男性胎儿、多胎妊娠、子痫前期及既往 AFLP 病史、妊娠合并其他肝脏疾病(如肝内胆汁淤积症等)、脂肪酸氧化障碍、糖尿病等代谢性疾病、肥胖。

2. AFLP 的早期症状　AFLP 起病隐匿,早期症状通常无特异性,起病初期常常与消化系统疾病混淆或者漏诊。

(1) 消化道症状:厌食、数天至数周的乏力不适,可进展为恶心、呕吐、腹痛、黄疸、头痛、烦渴、瘙痒、水肿、腹腔积液、脑病、高血压和皮肤黏膜出血。

(2) 不同程度意识障碍:主要为急性肝衰竭的表现,黄疸逐日加深后可出现性格改变,如情绪激动、精神错乱、狂躁、嗜睡等,以后可有扑翼样震颤,逐渐进入昏迷。

(3) 低血糖:因为肝功能受损,肝糖原生成缺乏、消耗增加,常出现低血糖。重度低血糖有时也会成为昏迷的原因,必须严密观察血糖变化,警惕低血糖昏迷。

3. AFLP 高危孕妇门诊筛查时机　建议高危孕妇 35～37 周在门诊产检时筛查 AFLP,一线筛查指标包括血常规、肝功能、肾功能、凝血功能。上消化道表现、肝脏超声检查、低血糖等可作为评估病情的指标。妊娠期任何孕周出现明显的乏力、恶心、呕吐等消化道症状者应立即在产科门诊筛查 AFLP。

4. AFLP 的诊断标准　目前 AFLP 的诊断推荐 Swansea 标准,其诊断 AFLP 的敏感度和特异度分别为 100％、57％。Swansea 标准包括 14 项,在排除其他疾病的可能后,符合其中 6 项及以上指标即可确诊 AFLP(表 2-2-1)。不推荐将肝活检作为常规诊断手段,因多数患者常并发凝血功能障碍,肝穿刺的出血风险极大。

5. AFLP 的鉴别诊断 AFLP 缺乏特异性临床表现,需与许多妊娠相关或非妊娠相关疾病相鉴别,HELLP 综合征、子痫前期、急性病毒性肝炎、妊娠期肝内胆汁淤积症、药物性肝病、原发性肝病以及系统性红斑狼疮加重等,也需要与其他导致肝衰竭的疾病鉴别。主要从疾病时间、临床症状以及实验室检查方面进行鉴别(表 2-2-2)。

(1) HELLP 综合征和子痫前期:临床上最容易与 AFLP 混淆的疾病,并且部分 AFLP 患者合并子痫前期或 HELLP 综合征。HELLP 综合征患者肝损害程度较 AFLP 轻,罕有发展至肝衰竭者,因此极少出现低血糖和高血氨,这也是 HELLP 综合征与 AFLP 的鉴别要点(表 2-2-3)。

表 2-2-1 Swansea 标准(符合 6 条及以上即可诊断 AFLP)

项 目	指 标
临床症状	呕吐、腹痛、烦渴/多尿、脑病
实验室检查	WBC$>11\times10^9$/L AST 或 ALT>42 U/L 血清 TBil>14 μmol/L 血氨>47 μmol/L 尿酸>340 μmol/L 血糖<4 mmol/L PT>14 s 或 APTT>34 s Cr>150 μmol/L
超声检查	腹腔积液/亮肝
病理检查	肝活检显示微泡性脂肪变性

表 2-2-2 AFLP 鉴别诊断 1

疾 病	常见起病时间	临 床 表 现	鉴 别 点	ALT/AST	胆红素
妊娠剧吐	妊娠早期	纳差,严重恶心、呕吐、脱水、低钾	凝血功能正常,少有肾损伤,严重者有韦尼克脑病	正常至↑	正常至↑
子痫前期	妊娠中晚期	高血压、头痛、蛋白尿、抽搐、肾衰竭、肺水肿	起病较 AFLP 缓慢,无进行性黄疸及低血糖,予以解痉、降压治疗	正常至↑↑	正常
HELLP 综合征	妊娠中晚期	高血压、溶血、上腹部不适、呕吐、恶心,部分与先兆子痫的症状重叠	常有肝酶水平升高,PLT 减少,但很少有凝血功能异常,无低血糖,且少发意识障碍	↑↑	正常至↑

疾 病	常见起病时间	临 床 表 现	鉴 别 点	ALT/AST	胆红素
妊娠期肝内胆汁淤积症	妊娠晚期	皮肤瘙痒、黄疸、脂肪泻、吸收不良、胎死宫内	胆汁酸＞10 μmol/L,无多脏器损害,终止妊娠后一般皮肤瘙痒1～3天可消失,肝功能1～2周可恢复	正常至↑	正常至↑
AFLP	妊娠晚期	恶心、呕吐、腹痛、脑病,可有高血压	常有凝血功能异常和肾损伤,可有低血糖、血氨升高,少有头痛、视力障碍	↑↑	↑↑↑
急性病毒性肝炎	可变	恶心、呕吐、黄疸	血清病毒学指标阳性	↑↑↑↑	↑↑↑

注:↑,轻度升高,上限～3倍;↑↑,中度升高,3～5倍;↑↑↑,重度升高,5～20倍;↑↑↑↑,极重度升高,大于上限20倍。

表 2-2-3　AFLP 鉴别诊断 2

项 目	AFLP	HELLP	子痫前期
临床症状	进行性黄疸、恶心呕吐 可有高血压 少有头痛视力障碍	黄疸 高血压 头痛、视力障碍	无进行性黄疸 水肿和高血压最常见 可有抽搐
实验室检查	胆红素/转氨酶/肌酐/白细胞明显升高 LDH可正常,血氨可升高 PT/APTT升高,纤维蛋白原下降 PLT正常/下降 DIC多见	胆红素/转氨酶/肌酐升高 LDH升高 凝血正常 PLT下降 DIC少见	胆红素/肌酐/转氨酶升高 LDH可正常,血氨正常 凝血正常 DIC少见 尿蛋白升高
组织学检查	肝脏/肾脏等器官脂肪变性	肝细胞局灶性坏死、出血、毛玻璃样变	纤维蛋白沿窦状隙沉积,末梢小血管和汇管区出血,缺血后肝细胞坏死

（2）妊娠期重症肝炎:可在短期内发展至肝衰竭,一般检测中血清肝炎病毒相关标志物呈阳性,血清转氨酶水平极度升高(＞1000 U/L),晚期表现为胆酶分离。尿液中胆红素、尿胆原及尿胆素呈阳性,白细胞多正常,肾功能异常出现较晚,低血糖及高尿酸较少见。超声或CT检查可发现肝脏缩小,肝细胞病理学检查提示肝细胞广泛性坏死,肝小叶结构破坏,但无明显急性脂肪变。

（3）与其他导致肝衰竭的疾病进行鉴别:可完善病因及病情评估、相关实验室检查(包括PT/INR、纤维蛋白原、LDH、肝功能、血脂、电解质、血肌酐、尿素氮、血氨、动脉血气和乳酸、内毒素、嗜肝病毒标志物、铜蓝蛋白、自身免疫性肝病相关抗体、球蛋白、脂肪酶、淀粉酶、血培养、痰或呼吸道分泌物培养,尿培养);进行腹部(肝、胆、脾、胰、肾,腹腔积液)超声波检查,拍胸部 X 线片,检查心电图,定期监测评估。有条件的单位可完成血栓弹力图、凝血因子 V、凝血因子 Ⅷ 检查和人类白细胞抗原(human leucocyte antigen,HLA)分型等。

6. AFLP 的早期诊断 消化道症状联合肝、肾、凝血功能异常常用于早期识别 AFLP。

妊娠晚期恶心和呕吐、腹胀、乏力、纳差等消化道症状需要被重视。应完善肝功能检查,以免误认为是胃炎等消化道疾病而错失早期发现 AFLP 的时机。

虽然临床医生已经熟悉了 AFLP 诊断标准,但更需要的是早期识别,早期终止妊娠,这对患者预后极为重要。超声检查和病理检查都不是诊断 AFLP 的必需条件,有的患者为脂肪肝合并妊娠,她们的超声也会有"亮肝"及肝脏脂肪变性的表现,但并非 AFLP。

7. AFLP 患者终止妊娠的时机 因为 AFLP 呈进行性恶化,所以一旦确诊为 AFLP,需采取最快的分娩方式终止妊娠,这是改善母儿结局的唯一手段。根据孕周,决定是否需要糖皮质激素促胎肺成熟治疗。剖宫产术分娩可获得更好的母儿结局,是 AFLP 孕妇的主要分娩方式。也可在积极纠正凝血的情况下选择阴道分娩。

阴道分娩仅限于宫颈条件成熟、胎儿不大、已临产、估计短期内能阴道分娩的 AFLP 孕妇,在阴道分娩不可避免的情况下进行。因为 AFLP 孕妇大多有严重凝血功能障碍,分娩前,应积极补充新鲜冰冻血浆、冷沉淀、纤维蛋白原等纠正异常的凝血功能。分娩中,持续行胎心监护评估胎儿宫内情况,同时动态监测凝血功能,限制性行会阴切开术,胎儿娩出后立即采取预防产后出血的各项措施。若出现产后出血,处理同凝血功能异常的孕妇,在积极输血纠正凝血功能的情况下,阶梯式行止血治疗。

8. AFLP 患者的产前风险评估 AFLP 往往累及全身多个系统器官,多系统指标的联合评估是管理 AFLP 孕妇的重要手段。TBil 水平升高、凝血功能严重异常、血清肌酐水平升高、PLT 降低及发病时长与 AFLP 孕妇的预后密切相关。血乳酸水平升高是严重肝衰竭孕妇死亡率的重要预测因子。

产前风险评估指标:凝血酶原活动度 $<40\%$(或 INR >1.5)、血清 TBil $>171~\mu mol/L$、PLT $\leqslant 50\times 10^9/L$、血清肌酐 $\geqslant 133~\mu mol/L$、血清乳酸 $\geqslant 5~mmol/L$ 和病程超过 1 周。AFLP 符合上述其中 1 条,考虑为重症,此类孕妇应作为极高危患者进行管理,建议产前转诊至省级孕产妇救治中心。

9. AFLP 患者的产前治疗及监测 有条件的地区,患者应入住重症监护室,分娩前给予及时的生命支持疗法以稳定病情,最大限度地予以对症支持治疗及多学科协作治疗。

(1)纠正凝血因子功能障碍:纤维蛋白原水平低,则输注冷沉淀;APTT 或 PT 明显延长,则输注血浆;PLT 低,则补充血小板,可补充维生素 K_1。

(2)测血糖:若血糖 $<4~mmol/L$,则补充 10% 或 50% 葡萄糖注射液,然后每小时测血糖;若无低血糖,则每 $4\sim 6~h$ 监测血糖。

(3)禁食,做术前准备,应用广谱抗生素预防感染,持续进行胎儿监测。

(4)启动多学科团队(MDT):产科、感染科、麻醉科、ICU、新生儿科、输血科共同评估病情严重程度,制订 AFLP 孕妇的手术和麻醉方案。

10. AFLP 患者的围产期并发症 重症 AFLP 孕妇多存在严重肝衰竭,常合并 DIC、急性肾损伤、MODS 等并发症,少数孕妇也可出现高血压、子痫、胰腺炎、凝血功能障碍、急性肝衰竭、急性肺水肿、代谢性酸中毒、低蛋白血症。

11. AFLP 患者的产后病情评估 分娩过程是 AFLP 患者临床症状和各项生化指标迅速恶化的高发期。血常规、肝功能、肾功能及凝血功能是围产期病情变化的重要预测指标。AFLP 孕妇根据病情的轻重,可分为轻症和重症。

(1) 轻症者:分娩后 3～4 天复查上述监测指标,并动态监测指标的变化,警惕轻症者转为重症。病情进行性恶化或合并严重并发症者,按照重症进行监测。

(2) 重症者:病情往往变化迅速,至多间隔 24 h 监测上述指标,根据病情调整监测频次。

12. AFLP 患者的产后治疗 多学科配合、对症处理、给予营养支持、预防感染等综合治疗是孕妇尽早度过危险期和尽快恢复肝、肾等重要器官功能的有效措施。

(1) 警惕严重产后出血:临床病例提示,尽管分娩时子宫收缩尚可,但常常出现产后阴道出血不止,临床处理时难度很大,需要警惕严重产后出血。术中可以在宫腔填塞纱条和(或)进行 B-Lynch 缝合压迫止血。如果患者凝血功能障碍严重,医疗机构也不具备子宫动脉栓塞止血治疗技术,可适当放宽子宫切除的指征,或将患者转诊至具备综合救治能力的医院。

(2) 纠正凝血功能障碍:重型患者因肝衰竭,产后可持续存在凝血功能障碍,需要继续针对缺乏的凝血物质输成分血,同时补充维生素 K_1。

(3) 纠正贫血:贫血多是因为溶血,需多次输红细胞对症治疗。

(4) 在产后 1～2 天,每 12～24 h 进行一次血常规及肝肾功能检测,了解肝肾功能和代谢紊乱情况。

(5) 低血糖者,每小时监测血糖,静脉输注葡萄糖以避免低血糖。

(6) 应用广谱抗生素预防感染:若出现感染征象,及时调整抗感染治疗方案,进行病原学检查;注意消毒隔离,加强口腔护理、肺部及肠道管理,预防医院内感染。

(7) 观察有无消化道出血:术后暂禁食,给予奥美拉唑等质子泵抑制剂类药物预防消化道出血。

(8) 患者卧床休息,减少体力消耗,病情稳定后可适当活动。

(9) 加强病情监护:评估神经状态,监测血压、心率、呼吸频率、血氧饱和度,记录腹围变化、24 h 尿量、排便次数,性状等。

(10) 进行血气分析,纠正水、电解质及酸碱平衡紊乱,尤其是肾功能不全的病例,特别要注意监测血清镁水平,以避免镁中毒。

(11) 人工肝治疗:对于重症 AFLP 患者,及时合理使用人工肝治疗可能是有效改善临床结局的重要措施。人工肝治疗指征(符合 1 项即可)如下。

①加重的中枢神经系统障碍,如出现昏迷或感知异常。

②持续的凝血功能障碍,需要持续输注大量的血浆或冷沉淀、红细胞。

③严重的肾功能障碍,水、电解质紊乱。

④心肺功能进行性下降。

⑤严重的体液紊乱,包括大量腹腔积液、水肿、少尿或无尿和(或)体液超负荷。

13. AFLP 患者护肝药物的应用 可以应用抗炎护肝药物、肝细胞膜保护剂、解毒保肝药物以及利胆药物。

不同护肝药物分别通过抑制炎症反应、解毒、免疫调节、清除活性氧、调节能量代谢和改善肝细胞膜稳定性、完整性及流动性等途径,减轻肝脏组织损害,促进肝细胞修复和再生,减轻肝内胆汁淤积,改善肝功能。

14. AFLP 患者肝性脑病的治疗

（1）将肝性脑病患者安置在安静的环境中，密切评估病情变化。

（2）应用乳果糖或拉克替醇，口服或高位灌肠，可酸化肠道，促进氨的排出，调节微生态，减少肠源性毒素的吸收。

（3）酌情使用支链氨基酸（BCAA）或 BCAA 与精氨酸混合制剂以纠正氨基酸失衡。

（4）酌情选择精氨酸、门冬氨酸、鸟氨酸等降氨药物。

（5）肝性脑病患者不建议常规应用镇静药物，抽搐患者可酌情使用半衰期短的苯妥英钠或苯二氮䓬类镇静药物。

（6）建议肝性脑病患者维持气道通畅。

（7）人工肝治疗。

（8）肝性脑病患者可能合并颅内高压时，应请神经专科医生协助评估。

15. AFLP 患者的产后营养治疗 调整蛋白质摄入及营养支持，一般情况下蛋白质摄入量维持在 $1.2\sim1.5$ g/(kg・d)，肝性脑病患者蛋白质摄入量为 $0.5\sim1.2$ g/(kg・d)，在危重期给予营养支持时能量摄入量推荐 $25\sim35$ kcal/(kg・d)，病情稳定后推荐 $35\sim40$ kcal/(kg・d)。

病情改善后，可给予标准饮食。告知患者在白天少食多餐，夜间也加餐（复合碳水化合物），仅严重蛋白质不耐受患者需要补充 BCAA。

16. AFLP 患者糖皮质激素的应用 肝衰竭早期，若病情发展迅速且无严重感染、出血等并发症者，可酌情短期使用糖皮质激素治疗，比如甲泼尼龙 $1.0\sim1.5$ mg/(kg・d)，治疗中需密切监测，及时评估疗效与并发症。颅内高压者慎用。

17. AFLP 患者的预后评估 完全康复所需的时间取决于疾病的严重程度。大部分 AFLP 孕妇终止妊娠后的临床症状和实验室指标可逐渐恢复正常，一般 $1\sim3$ 周病情可以得到明显改善，但偶尔也有可能持续 5 周。小部分 AFLP 孕妇分娩后病情继续加重而出现不良临床结局。与 AFLP 预后高度相关的因素有 TBil、凝血酶原活动度、国际标准化比值（INR）、PLT 及血清肌酐异常。术后肝功能、肾功能、凝血功能恶化，恢复时间延迟或持久不恢复的 AFLP 孕妇更容易预后不良，应积极转至上级医院进行救治。重症 AFLP 患者，如产后持续肝衰竭，可采用人工肝支持代替肝功能。如经血浆置换治疗 $2\sim4$ 周，肝功能、凝血功能障碍等仍不能纠正，则提示预后很差，可能无法挽救生命，必要时可考虑肝移植治疗，但肝移植不作为首要推荐。

18. AFLP 的产妇及胎儿出院后随访事项

（1）产妇：出院后每周随访肝功能，确认母亲肝功能恢复正常所需要的时间。对于因为基因问题而导致脂肪酸氧化障碍的患者，后续妊娠再发 AFLP 的可能性升高。所以下次妊娠之前，AFLP 患者可通过基因筛查评估风险。

（2）胎儿：产科医生必须向新生儿科医生明确告知母体 AFLP 的存在，以确保对新生儿进行适当的随访，筛查和监测脂肪酸氧化障碍的体征和症状，以防出现低血糖和代谢紊乱的并发症。出院后随访便于及时发现新生儿潜在的遗传性代谢性疾病。

AFLP 孕妇的临床管理流程见图 2-2-1。

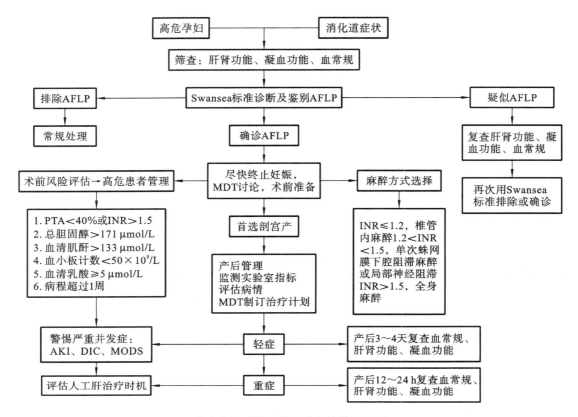

图 2-2-1　AFLP 孕妇的临床管理流程

临床病例

患者,女,28 岁。

【主诉】

腹痛 3 h,胎心监护异常 2 h。

【现病史】

孕 36^{+5} 周,3 h 前出现不规则下腹胀痛,无阴道流血、流水,来我院门诊查无应激试验 (NST)反应。孕期精神、饮食、睡眠可,大小便无异常,体重随孕周逐渐增加。

【既往史】

基础血压 121/76 mmHg,否认传染病史、输血史、手术外伤史、药物过敏史、家族遗传病史。婚育史及妊娠史:平素月经规律,孕 1 产 0,孕期产检规律。孕期产检时凝血功能正常。

【入院查体】

T 36.5 ℃,BP 140/83 mmHg,HR 96 次/分,R 20 次/分,神志清楚,精神差,全身皮肤黄染,皮肤黏膜无瘀点、瘀斑,心肺查体无特殊,双下肢无水肿。

产检:宫高 31 cm,腹围 92 cm,胎方位 LOA,胎心率 145 次/分,宫口未开。

【辅助检查】

入院当日超声:单活胎,胎儿 35^{+5} 周,子宫肌瘤可能。心电图:正常。

【初步诊断】

胎儿宫内缺氧,孕 1 产 0,孕 36^{+5} 周头位待产,妊娠合并子宫肌瘤。

【诊疗经过】

第 1 天产科入院

16:00 入产科,完善检查:血、尿常规,血生化,血型,不规则抗体筛查,胎心监护等。

16:25 胎心监护:不典型 NST,考虑存在胎儿宫内缺氧可能。提交急诊手术申请。

18:00 实验室检查提示肝、肾、凝血功能异常,白细胞增多,血小板、血红蛋白水平正常,蛋白尿(++),无乙肝、丙肝。

对比 Swansea 标准:符合 6 项(腹痛,白细胞增多,ALT、胆红素水平升高,凝血功能异常(APTT 延长),尿酸水平升高)。虽有肾功能异常,但未达到诊断标准。考虑存在 AFLP。

立即申请输注新鲜冰冻血浆 600 mL、冷沉淀 10 U。

18:22～18:50 因"胎儿窘迫"硬膜外麻醉下行剖宫产术,手术顺利,未处理子宫肌瘤。

羊水淡黄,术中补液约 1000 mL,出血约 220 mL,尿量 100 mL,生命体征稳定,术后 ICU 治疗。术中输注同型新鲜冰冻血浆 400 mL、冷沉淀 10 U。

ICU 处理

①一般处理:进行心电监测,监测血糖,开放静脉双通道,记每小时尿量。

实验室检查:凝血常规、血常规、血气分析、病毒性肝炎筛查(HAV、HEV、CMV、EBV)、肝病自身抗体及血、尿淀粉酶等。

②补充新鲜冰冻血浆 200 mL,并拟于输血后复查凝血常规及血常规。

③观察阴道出血。

20:00 压宫底,阴道可见鲜红色血流出。处理:氨甲环酸 1 g,20 U 缩宫素,卡贝缩宫素注射液(巧特欣)100 μg,地塞米松 5 mg,10% 葡萄糖酸钙 10 mL。再次申请输血。

20:30 阴道仍有活动性出血,置入宫腔球囊,阴道填塞小纱布,输入纤维蛋白原 1 g,床旁行腹部超声检查。

21:00 预估出血量 1500 mL,加温输血,输同型红细胞 4 U、冷沉淀 6 U、血浆 600 mL。

④一般治疗:禁食,使用三代头孢预防性抗感染,补充维生素 K_1,给予护肝、降胆汁酸、静脉营养等治疗。

⑤治疗调整。

第 3 天,因血白细胞计数动态升高,患者精神极差,不排除感染,升级抗生素为美罗培南。

第 3 天和第 5 天,因纤维蛋白原水平反复降低,均输注冷沉淀 10 U 以补充纤维蛋白原。

⑥循环稳定前提下,间断利尿,减轻组织水肿。

实验室指标变化见表 2-2-4。

表 2-2-4　实验室指标变化

实验室指标	第1天	第2天	第3天	第4天	第5天	第6天	第9天	第10天	第11天
TBil/(μmol/L)	89.8	87.2	51.5	51.6	42.2	35.6	19.2	10.87	
ALT/(U/L)	200.7	81.7	52.4	38.2	33.1	32.4	41.2	42.3	
白蛋白/(g/L)	29.8	26.8	26.4	24.2	26.1	25.2	24	25.2	
胆汁酸/(μmol/L)	106	61.9	58.9	58.4	48.2	21.8	9	12.7	
肌酐/(μmol/L)	139.8	138.0	135.0	103.6	73.6	68.1	61.9	～	
尿酸/(μmol/L)	516.8	474.9	477.8	356.8	286.7	316.3	310.9	～	出院
APTT/s	40.2	36.6	40.7	36.4	41.1	32.6	34.6	33	
FIB/(g/L)	0.92	1.6	1.04	1.32	1.01	1.24	2.77	3.61	
Hb/(g/L)	143	115	97	100	99	96	100	102	
PLT(×10⁹/L)	236	119	138	182	197	198	247	271	
WBC(×10⁹/L)	18.09	23.47	37.56	33.39	25.56	27.66	13.66	10.87	

【经验小结】

（1）此患者的危险因素有初产、男胎、轻度 AFLP。此患者没有达到 AFLP 重症指标，未行人工肝治疗，肝、肾功能逐渐好转，凝血功能好转较慢。

（2）此病例再次提醒临床医生，对于妊娠晚期腹痛、凝血功能障碍、肝肾功能异常，需要怀疑 AFLP。一旦 AFLP 患者发生凝血功能障碍、产后出血，围产期短时间内需要给予血液制品纠正凝血功能障碍，预防严重产后出血，多学科积极联合抢救，帮助患者转危为安。

（3）妊娠期急性脂肪肝以肝功能异常为主要表现，容易并发严重感染，应及时经验性使用抗生素预防感染。

（胡　晶）

第三节　妊娠期哮喘

【疾病概述】

哮喘是由多种细胞以及细胞组分参与的慢性气道炎症性疾病，临床表现为反复发作的喘息、气急，伴或不伴胸闷或咳嗽等症状，同时伴有气道高反应性和可变的气流受限，随着病程延长可导致气道结构改变（气道重塑）。哮喘是一种异质性疾病，具有不同的临床表现。

妊娠期哮喘是指女性怀孕期间出现的哮喘。4%～8%孕妇患哮喘，1/3 哮喘患者因妊娠而加重，多发生在妊娠第 24～36 周。

【临床思维】

1. 哮喘的分期　根据临床表现，哮喘可分为急性发作期、慢性持续期和临床控制期。

（1）急性发作期：患者喘息、气促、咳嗽、胸闷等症状突然发生，或原有症状加重，并以呼气流量降低为特征，常由接触变应原、刺激物或呼吸道感染诱发。

（2）慢性持续期：患者每周均不同频度和（或）不同程度地出现喘息、气促、胸闷、咳嗽等症状。

（3）临床控制期：患者无喘息、气促、胸闷、咳嗽等症状4周以上，1年内无急性发作，肺功能正常。

2. 哮喘急性发作的定义 哮喘急性发作是指喘息、气促、咳嗽、胸闷等症状突然发生或原有症状急剧加重，伴有呼吸困难，以呼气流量降低为特征，通常需要改变治疗药物。哮喘发作多数见于既往已确诊的患者，也可为首发表现，多与接触过敏原、刺激物或病毒性上呼吸道感染诱发及控制性药物依从性差有关，少数患者无明确诱因。严重发作也可发生于轻度和控制良好的哮喘患者。

3. 哮喘急性发作的危险因素 ①妊娠；②未控制的哮喘；③过量使用短效 β_2 受体激动剂（SABA）；④吸入糖皮质激素（ICS）用量不足，包括未应用 ICS、用药依从性差及吸入技术错误；⑤第1秒用力呼气容积（forced expiratory volume in one second，FEV_1）低，特别是 FEV_1 占预计值百分比低于60%；⑥未控制的精神心理问题；⑦贫困、低收入人群；⑧吸烟；⑨合并症，如肥胖、过敏性鼻炎、食物过敏；⑩痰及血中嗜酸性粒细胞含量高，呼出气一氧化氮含量升高。

4. 哮喘的诱发因素 呼吸道感染、过敏原吸入、吸烟、空气污染、天气变化、职业性因素、运动、药物、过敏食物及食物添加剂、精神心理因素、内分泌因素等。

5. 哮喘急性发作的识别 据统计，82.5%的哮喘患者在上次哮喘急性发作时存在早期征兆，发生频率最高的三个症状为咳嗽、胸闷及气促。通过识别哮喘的发作征兆，早期发现哮喘，有助于减少哮喘急性发作。

6. 哮喘急性发作时病情严重程度分级 哮喘急性发作程度轻重不一，可在数小时或数天内出现，偶尔可在数分钟内危及生命，故应对病情做出正确评估。通过评估患者的症状、肺功能及动脉血气分析可对其急性发作的严重程度进行分级，可分为轻度、中度、重度和危重度四级（表2-3-1）。

表 2-3-1　哮喘急性发作时病情严重程度分级

临床特点	轻　度	中　度	重　度	危　重　度
气短	步行、上楼时	稍微活动	休息时	休息时，明显
体位	可平卧	喜坐位	端坐呼吸	端坐呼吸或平卧
讲话方式	连续成句	单词	单字	不能讲话
精神状态	安静，可有焦虑	时有焦虑或烦躁	常有焦虑、烦躁	嗜睡或意识模糊
出汗	无	有	大汗淋漓	大汗淋漓
呼吸频率	轻度增高	增高	常大于30次/分	常大于30次/分
辅助呼吸肌活动	无	有	常有	胸腹矛盾呼吸
哮鸣音	呼吸末期散在	响亮、弥散	响亮、弥散	减弱，乃至无
脉搏/（次/分）	<100	100~120	>120	变慢或不规则
奇脉	无	可有	常有（成人）	无

续表

临床特点	轻度	中度	重度	危重度
最初支气管舒张剂治疗后 PEF 占预计值或个人最佳值百分比	＞80％	60％～80％	＜60％或 100 L/min 或作用时间＜2 h	无法完成检测
静息状态下 PaO_2/mmHg	正常	≥60	＜60	＜60
静息状态下 $PaCO_2$/mmHg	＜45	≤45	＞45	＞45
静息状态下 SaO_2/（％）	＞95	91～95	≤90	≤90
pH 值	正常	正常	正常或降低	降低

注:符合某一程度的某些指标即可提示该级别的急性发作,无需满足全部指标。PEF 为呼气峰流速(peak expiratory flow),PaO_2 为动脉血氧分压,$PaCO_2$ 为动脉血二氧化碳分压,SaO_2 为动脉血氧饱和度,1 mmHg＝0.133 kPa。

7. 慢性持续期哮喘的病情严重程度分级 可根据白天、夜间哮喘症状出现的频率和肺功能检查结果,将其分为间歇状态、轻度持续、中度持续和重度持续 4 级(表 2-3-2)。但在临床实践中,根据达到哮喘控制所采用的治疗级别来进行分级更实用。

表 2-3-2 慢性持续期哮喘病情严重程度的分级

分级	临床特点
间歇状态（第 1 级）	症状出现频率＜每周 1 次 短暂出现 夜间哮喘症状出现频率≤每月 2 次 FEV_1 占预计值百分比≥80％或 PEF≥80％个人最佳值,PEF 变异率＜20％
轻度持续（第 2 级）	每月 1 次≤症状出现频率＜每日 1 次 可能影响活动和睡眠 每月 2 次＜夜间哮喘症状出现频率＜每周 1 次 FEV_1 预计值百分比≥80％或 PEF≥80％个人最佳值,PEF 变异率为 20％～30％
中度持续（第 3 级）	每日有症状 影响活动和睡眠 夜间哮喘症状出现频率≥每周 1 次 FEV_1 占预计值百分比为 60％～79％或 PEF 为 60％～79％个人最佳值,PEF 变异率＞30％
重度持续（第 4 级）	每日有症状 频繁出现 经常出现夜间哮喘症状 体力活动受限 FEV_1 占预计值百分比＜60％或 PEF＜60％个人最佳值,PEF 变异率＞30％

8. 哮喘患者的备孕条件 妊娠是哮喘急性发作的危险因素之一,建议妊娠前控制哮喘在间歇状态或轻度持续。急性发作或重度持续状态时不建议立即妊娠,应先控制哮喘症状至稳定后再考虑妊娠。

9. 哮喘患者妊娠期的注意事项 为减少哮喘急性发作给孕妇和胎儿带来的不良影响,建议密切注意以下几点。

（1）评估和监测哮喘病情：监测 PEF 变异率。

（2）控制哮喘加重的因素，避免接触诱发因素：识别、控制或避免过敏原和刺激物，尤其是吸烟等使哮喘加重的因素，可改善妊娠妇女的健康，减少所需药物。

（3）避免体重增长过快，妊娠期前 3 个月体重增加超过 5 kg 与哮喘急性加重风险呈正相关，且风险会随体重增长而进一步增加。

（4）以呼出气一氧化氮试验测定结果指导用药，预防后代儿童期哮喘的发生。

（5）从妊娠早期开始补充适量维生素 D 以减少后代儿童期哮喘、发作性喘息的发生。

10. 妊娠期哮喘发作或加重时的用药必要性　妊娠期哮喘发作或加重时需要用药物控制。哮喘发作或加重不仅影响孕妇，还影响胎儿。在妊娠期停用 ICS 可导致哮喘急性发作。未控制的妊娠期哮喘会导致孕妇发生子痫或妊娠期高血压，还可使围产期病死率、早产率和低体重儿的发生率增高。

11. 哮喘急性发作患者家中处理后就医的必要性　妊娠期哮喘急性发作时，早期识别有助于积极处理。症状加重是主要表现，如咳嗽、胸闷、气急、喘息或 PEF 下降＞20％。胎动减少（单位时间内胎动次数）以及 SaO_2＜90％时，应立即每 20 min 吸入 2～4 吸沙丁胺醇，观察 1 h，无改善时需立即就诊。

12. 妊娠期哮喘的治疗原则　治疗原则与典型哮喘相同，基于妊娠安全性考虑，药物选择要慎重。妊娠期哮喘诊疗包括孕前评估、孕期管理、分娩评估、产后评估等。治疗目标是避免孕妇和胎儿缺氧。所有孕妇应持续监测 SpO_2 和进行胎儿监测，保持 SpO_2≥95％，积极使用 SABA 和 ICS，反应不佳者加用口服激素，伴有呼吸衰竭者尽早经静脉使用激素，吸入抗胆碱能药物作为 SABA 的附加用药用于重度急性加重哮喘。首次使用支气管舒张剂（数分钟）和使用后 3 次（60～90 min）均应进行评估，评估内容包括脉率、辅助呼吸肌参与、喘息、FEV_1 或 PEF 及胎儿监测。

13. 妊娠期哮喘患者的长期治疗药物　妊娠期哮喘发作使用糖皮质激素、$β_2$ 受体激动剂是安全的。抗胆碱能药物、茶碱类药物、白三烯受体调节剂等妊娠期临床数据有限，但在评估患者病情后，必要时也可使用。

（1）糖皮质激素：ICS 是治疗妊娠期哮喘的首选药物之一（表 2-3-3）。布地奈德已广泛应用于孕妇，可优先选用。若 ICS 不能有效控制哮喘，可选用全身糖皮质激素。适合妊娠期口服的糖皮质激素是泼尼松（只有少量进入胎儿体内）。

表 2-3-3　糖皮质激素类药物

分　类	代表药物	FDA 妊娠分级	备　注
ICS	布地奈德	B	吸入剂是妊娠期女性首选药物之一
	倍氯米松	C	
	氟替卡松	C	
全身糖皮质激素	泼尼松	C/D(如在妊娠中晚期用药)	全身给药一般仅限于短疗程、低剂量；若长期治疗（数月），需监测胎儿生长情况以及新生儿的肾上腺功能
	地塞米松	C	
	氢化可的松	C	
	甲泼尼龙	C	

注：FDA，美国食品药品监督管理局。

（2）$β_2$ 受体激动剂：妊娠期使用比较安全（表 2-3-4），短效药物特布他林、沙丁胺醇为孕妇首选的治疗药物,首选吸入给药。长效药物只在必要时才可使用,如中、重度哮喘,不推荐长期单独使用长效 β_2 受体激动剂(LABA)。

表 2-3-4 β_2 受体激动剂

分　类	代表药物	FDA 妊娠分级	备　注
SABA	特布他林	B	吸入给药
	沙丁胺醇	C	
LABA	沙美特罗	C	不推荐长期单独使用 LABA
	福莫特罗	C	

（3）其他类药物:茶碱类药物、抗胆碱能药物、白三烯受体调节剂等。当吸入式 β_2 受体激动剂及 ICS 不足以控制哮喘时,可用茶碱。因茶碱可通过胎盘,建议避免使用高剂量茶碱,以免新生儿体内药物蓄积导致毒性反应,有条件时可监测血药浓度,使其维持在 $8 \sim 12~\mu g/mL$ (表 2-3-5)。

表 2-3-5 其他类药物

分　类	代表药物	FDA 妊娠分级	备　注
茶碱类药物	茶碱	C	避免使用高剂量茶碱,以免新生儿体内药物蓄积导致毒性反应
	氨茶碱	C	
	二羟丙茶碱	C	
短效抗胆碱能药物	异丙托溴铵	B	
长效抗胆碱能药物	噻托溴铵	C	
白三烯受体调节剂	孟鲁司特	B	白三烯受体调节剂可减轻症状,且不增加早产的风险
	扎鲁司特	B	

14. 妊娠期哮喘长期用药的选择　妊娠期哮喘患者根据病情严重程度选择不同的治疗方案(表 2-3-6)。

表 2-3-6 妊娠期哮喘的治疗

严重程度	治疗步骤
间歇状态(第 1 级)	推荐吸入 SABA
轻度持续(第 2 级)	推荐吸入 ICS
中度持续(第 3 级)	推荐低剂量 ICS＋LABA 或中等剂量 ICS,需要时可用中等剂量 ICS＋LABA,必要时联用白三烯受体拮抗剂或茶碱
重度持续(第 4 级)	推荐高剂量 ICS＋LABA,必要时联用白三烯受体拮抗剂或茶碱以及低剂量口服糖皮质激素

15. 哮喘发作对分娩方式的影响　无需改变分娩方式,具体由产科、麻醉科和新生儿科医生共同决定。如哮喘急性发作严重且胎儿已成熟,可考虑终止妊娠。控制哮喘是减少产妇和胎儿风险的保证。如采取剖宫产,硬膜外麻醉有助于减少生产过程中的氧耗和每分通气量。

16. 分娩期用药的注意事项　分娩时哮喘常减轻,但仍需坚持用药,同时监测 PEF。硫酸镁或特布他林等有支气管扩张作用,可用于早期保胎。阿司匹林过敏孕妇使用吲哚美辛可诱发支气管痉挛。

17. 哮喘患者宫缩剂的应用 目前常用的宫缩剂主要分为三类,包括缩宫素类、麦角新碱类和前列腺素类。缩宫素类包括催产素、卡贝缩宫素(巧特欣)。麦角新碱类主要包括马来酸麦角新碱和甲基麦角新碱。前列腺素类包括前列腺素 E1(米索前列醇)、前列腺素 E2(地诺前列酮)、前列腺素 F2α(地诺前列素、卡前列素氨丁三醇)。对于患有哮喘的产妇,催产素是刺激子宫收缩、引产和控制产后出血的首选药物。如果哮喘患者需要前列腺素类来终止妊娠、促宫颈成熟、引产或控制子宫出血,推荐使用前列腺素 E1 或前列腺素 E2,不推荐使用前列腺素 F2α 类似物。但应注意的是国外报道米索前列醇可用于合并有高血压和哮喘的患者,我国国产米索前列醇说明书中提及哮喘为禁忌证。甲基麦角新碱会引起支气管痉挛,不推荐使用。

18. 哮喘患者围术期的管理

(1)围术期管理目标:降低急性发作、麻醉及手术操作气道不良事件的发生风险。

(2)术前准备:术前评估包括症状评估及围术期急性发作风险评估。对于择期手术,哮喘评估在术前 1 周进行。推荐围术期哮喘患者常规进行肺功能检查,尤其是症状未控制的患者。所有患者围术期应规律用药,静脉激素治疗适合急诊手术患者。

(3)术中管理:罗库溴铵用于哮喘患者快速气管插管。七氟醚作为吸入性麻醉诱导剂,耐受性良好且具有舒张支气管作用。镇静药物丙泊酚通过间接抑制迷走神经,抑制支气管收缩,特别是对致敏的气管平滑肌有更强烈的舒张作用,尤其适合哮喘患者,包括预防和处理。镇痛药物中因吗啡释放组胺,诱发哮喘,不推荐,可选择瑞芬太尼、舒芬太尼、芬太尼等基本不释放组胺的药物。

19. 哮喘患者的产后管理 产后加强呼吸训练、镇痛、控制胃食管反流等可能减少哮喘急性发作。无创正压通气对气管拔管后持续气道痉挛的哮喘患者可能有益。产前 4 周用过全身激素的孕妇在生产时和产后 24 h 需经静脉使用氢化可的松(或同等剂量甲泼尼龙)100 mg/8 h 以避免肾上腺危象。

20. 哮喘患者的母乳喂养 常规剂量哮喘药物在乳汁中浓度很低,哺乳时,可以使用泼尼松(低于 10 mg/d)、氨茶碱、ICS、β_2 受体激动剂。

(刘　静)

第四节　围产期心肌病

【疾病概述】

围产期心肌病(peripartum cardiomyopathy,PPCM)等心血管疾病已成为中国孕产妇除产科因素外的主要死亡原因。随着我国晚婚晚育以及多胎多产比例的升高,PPCM 发病率近年来也明显上升。临床医生对 PPCM 的认识和重视程度普遍不够,漏诊率和误诊率也高,导致我国 PPCM 致死率和致残率居高不下。

PPCM 是指心脏健康的女性在妊娠晚期至产后数月内发生的心衰,呈特发性心肌病表现,其突出特点是左心室收缩功能下降,LVEF<45%。左心室多有扩大,但部分患者也可以不扩大。LVEF>45%的患者,如有明确的心功能受损和典型 PPCM 表现,应考虑 PPCM。诊断 PPCM 时必须排除其他原因导致的心衰。

国际上认为本病总体发病率为 1:（300～15000）（妊娠总数）。美国为 1:（1000～4000）（其中非洲裔人群发病率高），亚洲和欧洲国家发病率相对较低，地区差异性可能与种族及其相关的社会经济发展水平差异有关。日本报道的发病率仅为 1:20000，但该研究存在局限性。韩国最近基于全国数据库的研究报道，PPCM 发病率为 1:1741，目前认为该数据更能代表亚洲人种的发病率。我国尚无关于 PPCM 的研究，但近年来 PPCM 病例明显增多，提示发病率呈上升趋势，可能与晚婚晚育、基于现代生殖技术的多胎妊娠增加以及对 PPCM 诊断能力的提高有关。临床上还有许多 PPCM 病例并没有被发现，因此，PPCM 的真实发病率并不清楚。

PPCM 死因大多为难治性心衰、心律失常、并发肺栓塞或系统性栓塞。死亡的危险因素：①诊断时 LVEF 低（<30%）或纽约心脏病协会（NYHA）心功能分级差（Ⅲ或Ⅳ级）。②左心室舒张末期内径（LVEDD）显著增大（>60 mm）。③产后（多在 6 周后）才出现的心衰。④血压低、心率快：血压低妨碍了心衰药物剂量的上调，而心率快是心衰预后不良的指标。⑤非洲裔人群。⑥基因与遗传因素：部分 PPCM 患者有着与扩张型心肌病（dilated cardiomyopathy，DCM）类似的基因突变，包括 TTN 基因突变。而携带 TTN 基因突变的 PPCM 患者预后差，一年后的 LVEF 明显低于无基因突变的 PPCM 患者。

PPCM 的病因和病理生理学机制尚未阐明，其发病与多种因素有关，如遗传易感性、低硒血症、病毒感染、炎症、自体免疫反应、对血流动力学负荷的病理性反应、氧化应激导致的细胞因子激活、氧化应激失衡及其导致的抗血管生成因子水平升高等。

目前认为妊娠相关激素及其分解和代谢异常所导致的系统性血管生成障碍以及个体对这些变化的易感性不同是 PPCM 的主要病理生理机制。垂体和胎盘于妊娠晚期和分娩后早期大量分泌催乳素等妊娠相关激素，在氧化应激介导下催乳素裂解为 16 kD 小片段催乳素，后者具有抗心肌血管生成和诱导血管内皮损伤的作用，同时还可促使含有 microRNA 类活性复合物的内皮微小颗粒释放进入血液循环，引起心肌细胞代谢障碍。多项研究也发现，PPCM 孕产妇血清可溶性 fms 样酪氨酸激酶 1（sFlt1）水平升高，sFlt1 是强烈的血管内皮生长因子抑制剂。以上这些因素导致心肌血管生成和功能障碍、心肌细胞凋亡和坏死、心肌间质改变，促使 PPCM 的发生和发展。研究也证实，促血管生成治疗可以防止 PPCM 的发生。此外，研究还发现 sFlt1 水平升高在子痫前期的发病机制中也具有重要作用，提示 PPCM 和子痫前期的发病机制有共同之处，也可以解释子痫前期是 PPCM 的重要危险因素。

早年发病的家族性扩张型心肌病（familial dilated cardiomyopathy，FDCM）与 PPCM 有时难以鉴别。PPCM 也有家族聚集现象，近期研究发现，15%～20% 的 PPCM 患者存在与 DCM 类似的基因突变，说明家族遗传可能与部分 PPCM 发病有关。有一种理论认为，基因型阳性但表型阴性的妊娠前无症状女性，妊娠和分娩期的生理应激状态促使患者出现类似 DCM 的临床表现。

因此，未来需要从多方面进行深入研究，以阐明 PPCM 发生的确切机制。

【临床思维】

1. PPCM 的危险因素 PPCM 的主要危险因素有多胎多产、家族史、种族（黑色人种高发）、吸烟、糖尿病、高血压、子痫前期、营养不良、母亲年龄偏大（年龄越大，风险越高）、长时间使用 β 受体激动剂类的保胎药等。

2. PPCM 的早期临床表现

（1）多数 PPCM 患者发病时表现为心衰症状，包括劳力性气短、乏力、端坐呼吸、夜间阵发性呼吸困难、水肿、心悸及胸闷不适。体格检查常有呼吸急促、心动过速、颈静脉充盈、肺部湿啰音、外周水肿和第三心音及心尖异常冲动。少数 PPCM 患者发病即为心源性休克、严重心律失常、血栓栓塞性疾病或心脏性猝死（sudden cardiac death，SCD）。也有部分患者主要表现为咳嗽、气喘，临床上容易被误诊为哮喘。

（2）患者的临床表现和起病方式均呈现复杂性和多样性。有的病情隐匿，心衰症状不明显，或难以与正常妊娠反应相区分，但检查仍可发现心脏受累（心脏扩大或心功能减退）。大多以急性心衰起病，症状可轻可重，合并症可有可无。除少数在急性期死亡外，多数患者病程演变与 DCM 类似，不过 PPCM 总体预后好于 DCM。

3. 诊断 PPCM 常用的检查 PPCM 发病大多是在产后早期，尤其是产后一个月内，妊娠晚期发病也相对多见，故在上述时段出现心衰表现的孕产妇应考虑本病，需做进一步的检查和评估。临床检查包括心电图、利钠肽、胸部 X 线和超声心动图检查等，但并非所有患者均要同时做以上检查，可根据就诊医院的情况来决定（图 2-4-1）。

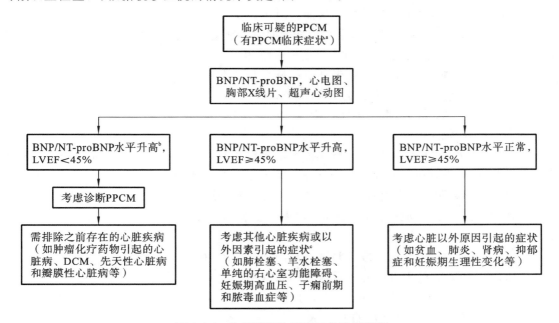

图 2-4-1 临床可疑的 PPCM 的诊断流程

注：[a] 妊娠晚期或分娩后数月内出现呼吸困难、端坐呼吸、周围水肿、乏力、胸痛、心悸、咳嗽、头晕；[b] 诊断急性心衰的界限值：BNP>100 pg/mL 或 NT-proBNP>300 pg/mL；[c] 如下述疾病均排除，则仍需考虑诊断 PPCM。

（1）超声心动图：诊断 PPCM 的最重要检查方法，还有助于明确有无其他的心脏病或之前已有的心脏病。患者四个心腔都有可能扩大，但以左心室扩大最常见，也最明显，室壁厚度一般正常。心室腔内血栓是最常见的并发症，还可能出现少量心包积液。超声心动图测量的 LVEF 和肺动脉压是本病患者重要的预后指标。

（2）心电图：所有怀疑为 PPCM 的患者均需完善心电图检查，有助于鉴别心肌梗死、肺栓塞等其他疾病。心电图对 PPCM 的诊断没有特异性，但 PPCM 患者少有心电图完全正常的，故心电图正常者患 PPCM 的可能性小。最常见的心电图改变为复极异常所导致的非特异性 ST-T 改变，还可出现低电压、QRS 波增宽和左、右束支传导阻滞，出现左束支传导阻滞者需考虑心肌病和结构性心脏病的可能。最近的一项研究提示，50% 的患者静息心电图出现 QT 间期延长,若出现心动过速则提示预后不良。

（3）利钠肽:包括 BNP 和(或)NT-proBNP,正常孕产妇外周血中该指标水平正常或仅轻度升高,PPCM 患者尤其急性发病者则明显升高。BNP/NT-proBNP 如在正常范围(BNP<100 pg/mL,NT-proBNP<300 pg/mL),一般可排除 PPCM 诊断。BNP/NT-proBNP 水平的升高程度及其对治疗的反应与临床预后相关。

（4）胸部 X 线检查:可作为围产期女性出现胸闷、气促等症状时的常规检查,以排除其他肺部疾病,如感染、积液或气胸。PPCM 患者可见左、右心室扩大(以左心室扩大为主),肺水肿或胸腔积液等征象。

（5）肌钙蛋白:正常或轻度升高,明显升高时要排除妊娠期急性心肌梗死、肺栓塞、心肌炎和应激性心肌病等。升高程度与临床预后相关。发病时血清肌钙蛋白水平可用于预测 6 个月后的左心室功能障碍恢复情况。

（6）心脏磁共振成像:患者症状稳定后可以进行心脏磁共振(cardiac magnetic resonance,CMR)检查,能更准确测定心脏结构和功能。对于高度怀疑致心律失常性右心室心肌病和心肌炎的患者,CMR 的鉴别诊断价值更大。妊娠期使用钆造影剂会增加流产、新生儿死亡、风湿性炎症反应和浸润性皮肤疾病的风险,应尽量避免,但产后可以使用。

（7）心内膜心肌活检:产后发病者如需排除急性心肌炎、自体免疫性心肌炎、沉积性或代谢性心肌病,可以考虑行心内膜心肌活检(endomyocardial biopsy,EMB)。目前不推荐临床可疑的 PPCM 患者常规行 EMB。在行 EMB 检查前必须排除心腔内血栓的存在,活检时尽量在右心室多部位取材。

（8）心导管检查:PPCM 诊断一般无需行心导管检查。血流动力学不稳定者可考虑行血流动力学监测,可发现肺毛细血管楔压和左心室舒张末压增高,肺动脉压通常正常或仅轻度升高。如果发现肺动脉压明显升高,提示先前可能存在肺动脉高压,而不提示 PPCM。冠状动脉造影检查通常提示冠状动脉正常。但如果超声心动图检查提示心室内存在血栓,则禁止左心室造影为禁忌证。

（9）血常规和生化检查:一般无明显异常,血流动力学不稳定或低血压的患者可出现酸中毒。临床疑为 PPCM 的患者同时还需检查甲状腺功能、病毒血清学、梅毒和人类免疫缺陷病毒(human immunodeficiency virus,HIV)血清学,以排除其他疾病或明确有无并发疾病。

（10）D-二聚体:PPCM 孕产妇 D-二聚体水平通常高于妊娠期平均水平,提示患者容易出现血栓栓塞事件,但根据 D-二聚体水平升高来诊断 PPCM 的特异性不强。

（11）炎症指标:C 反应蛋白(C reactive protein,CRP)、肿瘤坏死因子-α(tumor necrosis factor-α,TNF-α)和白细胞介素-6(interleukin-6,IL-6)水平在 PPCM 患者中均可升高,这些炎症指标有助于判断 PPCM 患者的病情和预后。

（12）基因检测:如果有心肌病或猝死家族史,应考虑行基因检测。15%～20% 的 PPCM 患者携带可诱发心肌病的基因突变,包括 TITIN、β-肌球蛋白重链、肌球蛋白结合蛋白 C(MYBPC3)、层粘连蛋白 A/C 或钠电压门控通道 α 亚基 5(SCN5A)等基因,在 PPCM 患者中,不仅存在 TTN 基因截断变异,还存在 FLNC 和 BAG3 等扩张型心肌病相关基因变异。

4. 需要与 PPCM 相鉴别的心脏病　本病在孕产期的发病时段不同,需要与其进行鉴别诊断的情况或疾病也有所不同(表 2-4-1),主要有妊娠前已存在的 DCM、成人先天性心脏病、肿瘤化疗药物引起的中毒性心肌病等。产后发病的 PPCM 患者,心衰的发生相对缓慢,症状也不典型,如气短、乏力、胸痛、咳嗽、腹部不适,易致诊断延误;所以,产后身体状况难以恢复到妊娠前状态的女性均需怀疑有 PPCM,应进一步做仔细体格检查和其他检查。

表 2-4-1 PPCM 的鉴别诊断

疾　病	病　　史	发病时间	生物标志物	超声心动图或 CMR	鉴别要点和方法
PPCM	无基础心脏病,妊娠前无心衰症状/体征	妊娠晚期和产后数月内	利钠肽水平升高	左心室收缩功能弥漫性下降,LVEF<45%	—
心肌炎	发病前有呼吸道等病毒感染病史	病毒感染后急性或亚急性发病	肌钙蛋白和 C 反应蛋白水平升高	左心室收缩功能下降或正常,心肌有典型 LGE 特征,心包积液	CMR(特异性的 LGE),心肌心内膜活检
DCM(特发性/家族性/获得性)	妊娠前已明确诊断 DCM 或已出现心衰症状及体征	妊娠中期发病	利钠肽水平升高	左心室收缩功能下降,可出现右心室功能障碍,心肌为 DCM 典型的 LGE(灶性纤维化)	病史,超声心动图和 CMR(特异性的 LGE)
应激性心肌病	胸痛,因分娩过程困难或因胎儿并发症引起的分娩急症等应激情况	分娩时或分娩后即刻发生,急性发病	利钠肽水平升高	有典型解剖特征的节段性室壁运动异常	病史,超声心动图
妊娠相关心肌梗死	胸痛,上腹部疼痛	分娩时或分娩后即刻发生,急性发病	肌钙蛋白水平升高	冠状动脉供应相关的节段性室壁运动异常,缺血性心肌瘢痕形成	病史,心电图,冠状动脉造影,CMR(特异性的 LGE)
肺血栓栓塞	胸痛,下肢肿胀,急性呼吸困难	急性起病,妊娠期或产后均可发生	D-二聚体水平升高,利钠肽或肌钙蛋白水平可能升高	右心室功能障碍,右心室扩大,左心室功能通常正常	CTPA,肺通气/灌注扫描
羊水栓塞	分娩时或产后即刻出现胸痛,急性呼吸困难	分娩时或产后即刻发生	利钠肽水平可能升高	右心室功能下降,右心室扩大	病史,超声心动图

续表

疾 病	病 史	发病时间	生物标志物	超声心动图或CMR	鉴别要点和方法
高血压心脏病/重度子痫前期	有高血压病史或妊娠期新发的高血压	妊娠期或产后均可发病	利钠肽水平升高	左心室肥厚,舒张功能下降,一过性左心室功能障碍	病史,超声心动图
成人先天性心脏病	妊娠前有心衰症状/体征,已明确诊断或接受过外科手术治疗	妊娠期或产后均可发病	利钠肽水平升高	先天性心脏间隔缺损(包括已手术矫正者),心脏分流术后	病史,超声心动图
瓣膜性心脏病	妊娠前有心衰症状/体征,已明确诊断心脏瓣膜病	妊娠期或产后均可发病	利钠肽水平升高	瓣膜狭窄或反流,人工瓣膜	病史,超声心动图
艾滋病合并心肌病	艾滋病感染史	妊娠期或产后均可发病	利钠肽水平升高	左心室收缩功能下降,心室一般无明显扩大	HIV血清学检查

注:LGE,钆延迟强化。

严重的妊娠期高血压疾病均可导致急性心衰,但多为左心室舒张功能不全引起的肺水肿。此种情况如发生于妊娠晚期或产后早期,需与PPCM导致的急性心衰相鉴别。PPCM患者多见双胎妊娠、吸烟、心脏扩大伴LVEF降低、左心房扩大、心电图异常和心房颤动(房颤)。妊娠期高血压合并心衰患者往往存在家族高血压病史、先前妊娠期高血压或先兆子痫病史,并具有左心室肥厚的表现。在就诊时,这些患者可能出现心动过速症状。

PPCM伴心源性休克需和一些与妊娠相关的急重症相鉴别,如急性心肌梗死、肺栓塞、羊水栓塞以及应激性心肌病等。

5. 分娩时机及围产期监测 一旦诊断PPCM,应在有条件的医院接受多学科(心内(外)科、产科、麻醉科、新生儿科和ICU)共同管理,坚持"孕妇安全"优先的原则。

(1)血流动力学稳定、无明确产科剖宫产指征的PPCM患者,优选经阴道正常分娩,建议行硬膜外麻醉下的经阴道无痛分娩。围产期需密切观察患者的血流动力学变化。

(2)经过积极治疗仍表现为进展性心衰和血流动力学不稳定的孕妇,无论胎儿月份大小,均建议行紧急分娩处理。紧急分娩优选椎管内麻醉下的剖宫产术。为避免压力和容量负荷的显著变化,也可以考虑用硬膜外麻醉,严格把握麻醉药物的剂量。必要时考虑采用机械辅助循环来提供额外的生命支持。

6. PPCM患者合并急性心衰的处理措施 治疗原则与其他原因引起的急性心衰一样,即缓解心衰症状,延缓疾病进展和提高生存率,但所有治疗措施需考虑患者目前的妊娠状态、药物潜在的胎儿毒性以及产妇是否哺乳这些特殊的妊娠和围产期情况。

急性心衰的初始治疗与症状已稳定者不同,但与其他原因所致的急性心衰的处理方法大致相同,故其处理可遵从《中国心力衰竭诊断和治疗指南 2018》的相关推荐,同时需选择合适的时间和分娩方式来终止妊娠。表 2-4-2 所示为根据患者的临床严重程度而建议的治疗和处理措施,其中的轻度和中度患者均为"湿暖型",重度为"湿冷型",少数可能为"干冷型"。

表 2-4-2 不同严重程度 PPCM 患者的治疗和处理措施

项 目	轻 度	中 度	重 度
临床表现	亚急性心衰,血流动力学稳定	急性心衰,血流动力学稳定,呼吸功能障碍	心源性休克,血流动力学不稳定,呼吸功能障碍
心电图	非特异性改变	非特异性改变,常见心动过速	非特异性改变,常见心动过速
胸部 X 线	肺淤血,也可正常	肺淤血,心影增大	肺淤血,心影增大,胸腔积液
利钠肽	↑	↑↑	↑↑↑
超声心动图	LVEF 30%～45%	LVEF 20%～35%	LVEF＜25%,可有右心室扩大和功能不全
治疗	普通病房: ①口服抗心衰药物; ②如有容量过负荷,口服利尿剂; ③可考虑口服溴隐亭 1 周	心衰病房: ①静脉使用利尿剂; ②血压＞110 mmHg 时使用血管扩张剂; ③必要时无创通气; ④避免使用多巴胺、多巴酚丁胺等 β 受体激动剂; ⑤LVEF＜25%者可考虑口服溴隐亭 8 周; ⑥口服抗心衰药物	重症监护病房(ICU): ①静脉使用利尿剂; ②酌情可使用正性肌力药(左西孟旦首选)和儿茶酚胺类药物(去甲肾上腺素首选); ③有创通气; ④机械循环支持(介入式人工心脏和(或)ECMO); ⑤可考虑口服溴隐亭 8 周,需根据催乳素水平增加剂量; ⑥病情稳定后口服抗心衰药物

注:↑,轻度升高;↑↑,中度升高;↑↑↑,重度升高。

7. PPCM 患者并发心源性休克的评估和处理

(1)分类:主要可分为急性心衰的"湿冷型"或"干冷型"。早期可仅有持续的低血压状态,随后很快会出现低灌注;低血压伴低灌注是发生心源性休克的临床征象。

(2)危重征象的评估指标:患者出现的心肺功能危象可根据以下指标早期识别。

①血流动力学不稳定:收缩压＜90 mmHg、HR＞130 次/分或＜45 次/分。

②呼吸衰竭:R＞25 次/分和 SpO_2＜90%。

③组织低灌注表现:血乳酸＞2.0 mmol/L、中心静脉血氧饱和度＜60%。

④神志改变、肢体湿冷及少尿(尿量＜0.5 mL/(kg·h))。

(3)心肺功能衰竭和心源性休克的处理原则。

①立即静脉给予正性肌力药和(或)缩血管药,同时适当补充血容量,监测血流动力学状态。

②如血压仍不能提升,可植入主动脉内球囊反搏(intra-aortic balloon pump,IABP)或左心室辅助装置(left ventricular assist device,LVAD)。

③氧疗,目标为 $SpO_2 > 95\%$,优先考虑无创通气,如患者有神志改变或持续低氧血症,需行气管插管机械通气。

④必要时 ECMO 治疗。

⑤尽快终止妊娠(不管妊娠月份大小)。

⑥迅速诊断和救治是此类危急重症患者预后良好的关键。医院要有专门的救治流程,需组建包括心脏科、ICU、产科、新生儿科、麻醉科和心外科在内的多学科常备团队。具体救治方法参见表 2-14-2。

⑦基层医院如发现 PPCM 患者,原则上应转入有条件的医院;如出现持续低血压和血氧饱和度降低,要用配置有监护条件的救护车辆,并在有经验的医生陪同下迅速进行转运。

8. PPCM 的药物治疗 2019 年欧洲心脏病学会的 PPCM 专家共识中提出了 PPCM 急性发病者的药物治疗可以用"BOARD"来概括:B,溴隐亭(bromocriptine);O,口服抗心衰治疗(oral heart failure therapies);A,抗凝药物(anticoagulant drug);R,血管扩张剂(vaso-relaxing agents);D,利尿剂(diuretics),有重要参考价值。

(1)血管活性药的使用。

①血管扩张剂:"湿暖型"患者,适用静脉血管扩张剂和利尿剂。血管扩张剂中硝酸甘油作用优于硝普钠。因硝普钠中的氰化物对胎儿有毒性,不建议在妊娠期使用;如果病情轻,不需要持续静脉使用血管扩张剂,可选择对心脏收缩力影响小的甲基多巴和肼苯哒嗪。

②正性肌力药和升压药(缩血管药):"湿冷型"或"干冷型"患者,特别是有心源性休克迹象时,可使用钙增敏剂(如左西孟旦)、磷酸二酯酶抑制剂(如米力农、氨力农)和洋地黄类药物(如西地兰、地高辛)。

a. 左西孟旦:不增加心肌耗氧量,可作为正性肌力药的首选,初始剂量为 $0.1\ \mu g/(kg \cdot min)$,静脉泵入,根据血压和患者反应来调整剂量,维持 24 h 静脉滴注。但该药对患者预后是否有益,尚不确定。若无左西孟旦,可考虑使用米力农等磷酸二酯酶抑制剂,应用时应监测有无室性心律失常的发生。

b. 多巴胺和肾上腺素等儿茶酚胺类正性肌力药:对 PPCM 疗效差,且对远期预后有不良影响。

c. β受体激动剂:动物实验及相关临床研究均提示,PPCM 患者对 β受体激动剂的毒性作用高度敏感,故多巴酚丁胺等药物应避免使用。

d. α受体激动剂:去甲肾上腺素有助于维持血压,可以选用。

(2)容量管理:对急性发病的 PPCM 患者,心脏前负荷的优化管理很重要。前负荷优化管理是指根据心衰患者的临床情况来决定给予补液或利尿。

①补液:如果无容量超负荷迹象,建议在 15~30 min 内补充 250~500 mL 液体,尤其适用于体液丢失过多或利尿过度的患者,如为"干冷型",则补液尤为重要。

②利尿剂:适用于存在肺水肿等容量负荷过重表现的患者,袢利尿剂或噻嗪类利尿剂均可使用,首先经静脉用袢利尿剂,首选呋塞米。利尿剂本身会减少胎盘血供,使用时需慎重权衡。在有肺水肿等容量负荷过重表现时,其能改善血流动力学,从而有利于改善胎盘血供,临床使用利大于弊。醛固酮受体拮抗剂通常不建议在妊娠期使用。

(3)抗心衰和抗凝药物的使用:在进行心衰和抗凝治疗时需考虑患者的妊娠状态、药物可能对胎儿的影响,妊娠所处阶段、产后恢复情况以及产后是否哺乳等,这些因素均会影响药物的选择性应用(表 2-4-3 和表 2-4-4)。

表 2-4-3　抗心衰和抗凝药物在妊娠期和哺乳期的用药适应证和安全性

药 物		妊 娠 期	潜在不良反应	适 应 证	哺 乳 期
抗心衰药物	袢利尿剂	可以使用	低血容量或低血压可能导致胎盘血流减少	有充血和容量负荷过重的症状及体征	可以使用,但过度利尿可致乳汁分泌量下降
	β受体阻滞剂	可以使用	胎儿宫内发育迟缓;胎儿心动过缓和低血糖	心衰的标准治疗	可以使用
	肼苯哒嗪/硝酸酯类	可以使用	警惕低血压	可降低心脏后负荷	可以使用
	地高辛	可以使用	无胎儿先天缺陷的报道	用于症状性心衰及心脏收缩功能下降,妊娠期或产后均可应用	可以使用
	ACEI/ARB	禁用	胎儿无尿、少尿,胎儿肢体挛缩、颅面畸形、肺动脉发育不良,胎儿低钙血症、宫内发育迟缓、早产、动脉导管未闭、死产,新生儿低血压和死亡	妊娠期禁用;产后作为心衰规范治疗以降低心室后负荷和改善左心室重构	可以使用依那普利和卡托普利
	醛固酮受体拮抗剂	禁用	螺内酯拮抗肾上腺素活性,导致雄性大鼠胚胎的雌性化及雌性和雄性大鼠生殖道的永久改变	产后作为心衰标准治疗的一部分	可以使用螺内酯
	沙库巴曲缬沙坦	禁用	同 ACEI/ARB	产后作为心衰指南导向治疗的一部分	大鼠乳汁中有分泌,但无人类数据
	伊伐布雷定	根据动物实验研究结果建议避免,缺乏人类数据	无人类数据,动物实验提示有危害	产后作为心衰指南导向治疗的一部分	大鼠乳汁中有分泌,但无人类数据

续表

药　物		妊娠期	潜在不良反应	适应证	哺乳期
抗凝药物	低分子肝素	可以使用	在分娩和椎管内麻醉前后按原则使用；不进入胎盘；需要监测抗Ⅹa水平	预防和治疗妊娠期血栓栓塞性疾病和作为产后转用华法林的桥接	可以使用
	华法林	慎用	华法林导致的胎盘病变和胎儿病变	预防和治疗产后血栓栓塞性疾病	可以使用

表 2-4-4　PPCM 患者产后长期药物治疗

药　物	心衰持续存在且左心室功能未完全恢复的患者	心功能完全恢复的患者（LVEF＞55％和 NYHA 心功能Ⅰ级）
β受体阻滞剂	所有患者均应接受标准或最大耐受的剂量	在心功能完全恢复后继续使用所有药物（β受体阻滞剂、ACEI/ARB/ARNI、MRA）至少 12 个月，需与患者沟通以使方案个体化。在密切监测症状和左心功能的情况下逐步停用 MRA、ACEI/ARB/ARNI 和β受体阻滞剂
ACEI	所有患者均应接受标准或最大耐受的剂量	
ARB	用于不能耐受 ACEI 的患者	
ARNI	可以替代 ACEI/ARB,相关研究和证据尚很少	
MRA	LVEF＜40％的患者均应使用螺内酯	
伊伐布雷定	用于静息时窦性心律且心率持续＞75 次/分、已使用耐受剂量β受体阻滞剂的患者	心率＜50 次/分及心功能完全恢复的患者可考虑停用
利尿剂	用于所有容量负荷过重的患者	容量负荷过重改善后即可逐渐减量或停用,长期使用仅限于高血压治疗时

注:ARNI,血管紧张素受体脑啡肽酶抑制剂;MRA,盐皮质激素受体拮抗剂。

对于合并稳定性及慢性心衰的 PPCM 患者,通常处理原则和慢性心衰患者基本一致,在规范和优化的药物治疗的同时积极寻找并去除导致心衰的诱因,处理并发症。监测体重,调整生活方式,限盐,限水,改善营养和饮食,以休息为主,适当运动,必要时进行心理辅导治疗;慢性心衰无氧疗指征、无明显肺水肿的患者进行氧疗反而有害。

(4)溴隐亭的使用。

①作用机制和临床效应:本药为多巴胺 D_2 受体激动剂,能抑制垂体及组织中催乳素的释放,阻断氧化应激—组织蛋白酶 D—16 kD 催乳素的级联反应,达到抑制心肌损害和心肌重构的作用。有研究提示,溴隐亭治疗可改善包括 LVEF 在内的左心室功能参数,并能预防再次妊娠时 PPCM 复发,严重或急性 PPCM 患者在标准抗心衰治疗的基础上加用溴隐亭有助于改善预后。

②应用方法:决定使用溴隐亭的患者必须停止哺乳。

a. 无并发症的 PPCM 患者:溴隐亭 2.5 mg,1 次/天,至少 1 周。

b. 严重心衰(LVEF＜25％)、出现右心室功能不全和(或)有心源性休克的患者,可延长溴隐亭治疗时间,2.5 mg,2 次/天,持续 2 周,然后 2.5 mg,1 次/天,持续 6 周(共计 8 周)。因溴隐亭在抑制乳汁分泌的同时还有导致血栓栓塞升高的风险,因此使用溴隐亭的同时必须进行抗凝治疗(至少预防剂量的低分子肝素或普通肝素)。

③局限性:目前溴隐亭在 PPCM 的推荐级别为Ⅱb,国际上的临床应用差别较大,溴隐亭在美国很少使用,而德国和非欧盟参加"PPCM 全球注册研究"的国家则使用广泛。迄今尚无溴隐亭治疗 PPCM 的大型随机对照试验,而且实际上不可能有真正的安慰剂对照研究,因为不使用溴隐亭的对照组患者仍然会泌乳,故无法做到真正的盲法试验。

9. PPCM 合并心律失常的处理 SCD 是 PPCM 的常见死亡原因,在死亡患者中 SCD 可占 38%。PPCM 患者在最初 3～6 个月室性心律失常的发生率为 12%,出现血流动力学不稳定时需行电复律治疗。应用抗心律失常药物时需考虑药物对胎儿的毒性,胺碘酮和决奈达隆在妊娠期和哺乳期均禁用。β 受体阻滞剂可用于妊娠期及哺乳期,应优先使用选择性 β_1 受体阻滞剂。腺苷可用于终止阵发性室上性心动过速的发作。洋地黄类药物可以安全地用于妊娠期和哺乳期,以控制房性心动过速、心房颤动或心房扑动发作时过快的心室率。药物治疗无效时可考虑导管消融治疗,但要考虑射线对胎儿的影响,需权衡利弊,建议进行无辐射的电生理治疗。

10. PPCM 的器械治疗和心脏移植

(1)左心室辅助装置(LVAD):严重左心室功能障碍伴或不伴心源性休克的患者可能需要植入 LVAD 以等待心功能恢复或作为心脏移植的过渡,此类患者占 PPCM 患者的 2%～7%。由于 PPCM 患者不宜接受多巴胺和多巴酚丁胺类 β 受体激动剂,因此 LVAD 植入治疗的适应证可以适当放宽。

(2)植入型心律转复除颤器(ICD)和心脏再同步化治疗(CRT):目前建议 PPCM 患者经优化抗心衰治疗后如持续 LVEF<35%,可考虑植入 ICD 以预防 SCD。由于多数 PPCM 患者的左心室功能在 6 个月内明显改善或恢复正常,故新诊断的 PPCM 患者应尽量避免早期植入永久性装置。目前认为在诊断 PPCM 后的最初 3～6 个月,高危人群可以先使用可穿戴式体外心脏除颤仪(wearable cardioverter defibrillator,WCD)以预防 SCD,尤其是 LVEF<35%、等待心脏恢复的患者。在优化抗心衰治疗且随访 12 个月后仍有严重左心室功能不全(LVEF<35%)的患者,则推荐植入 ICD 或 CRT(适用于伴有左束支传导阻滞,且 QRS 间期>130 ms 的患者),但这些器械治疗能否降低患者的死亡率仍不清楚。

(3)心脏移植:美国心脏移植病例中有 5% 为 PPCM。接受早期心脏移植治疗的主要是那些治疗效果不佳的难治性严重心衰患者,尤其是左、右心室功能均衰竭或初始就有严重右心衰竭的 PPCM 患者。无机械辅助装置可用于过渡的严重 PPCM 患者,或者经优化抗心衰治疗 12 个月后心功能没有恢复的患者,可考虑心脏移植。但 PPCM 患者心脏移植后仍有较高的移植心脏心衰发生率和死亡率,且部分 PPCM 患者于发病 12 个月后仍有可能恢复,因此应尽可能延迟 PPCM 患者的心脏移植术。心脏移植患者 PPCM 的复发率目前尚不清楚。心脏移植后最初 1 年内的排异率高,所以移植后至少 1 年内应避免妊娠。有高危排异风险或移植后基础心功能差的患者,也不建议妊娠。

11. PPCM 患者初诊及其后的随访检查 具体见表 2-4-5。

表 2-4-5 PPCM 患者初诊及其后的随访检查

检 查 时 间	临床体格检查	心电图	利钠肽检测	超声心动图	胸部X线片	CMR	冠状动脉 CT	冠状动脉造影
PPCM 首诊时	√	√	√	√	√	√[b]	√[b]	√[b]
首诊后 4～6 周	√	√	√	√				
首诊后 3 个月	√	√	√[a]	√				

续表

检 查 时 间	临床体格检查	心电图	利钠肽检测	超声心动图	胸部X线片	CMR	冠状动脉CT	冠状动脉造影
首诊后 6 个月	√	√	√ᵃ	√				
首诊后 12 个月	√	√	√ᵃ	√				
首诊后 18 个月	√	√	√ᵃ	√				
首诊后至少 5 年内每年一次（尤其是未完全恢复患者）	√	√	√ᵃ	√				

注:诊断检查方法的选择通常需根据患者的疾病严重程度及其可能的鉴别诊断做到个体化。

√ᵃ,需根据患者经济情况和当地医院的条件来决定;√ᵇ,需根据患者临床表现及其鉴别诊断的需要来决定。

12. PPCM 患者的哺乳决策　考虑到催乳素是 PPCM 的一种致病因素,同时哺乳的高代谢需求会增加心脏负担,哺乳也影响产妇休息,因此,对于 LVEF 明显下降(LVEF<35%)或 NYHA 心功能Ⅲ或Ⅳ级的严重 PPCM 患者,目前建议不哺乳。在不哺乳的情况下可以放心使用所有的抗心衰药物。

是否可以正常哺乳目前仍有争论。确有很多 PPCM 女性很好地耐受了哺乳。许多药物虽然可以进入母乳,但浓度很低,无明显临床影响,在哺乳期使用并无禁忌(表 2-4-2)。还有研究显示,哺乳有助于 PPCM 患者 LVEF 的恢复,故哺乳也可能对母亲和婴儿都有重要的生理和心理获益,尤其是发展中国家及贫穷落后的地区。关于哺乳对婴儿影响的研究目前还很少,相关研究的病例也偏少,且也没有观察多种药物联合使用后对婴儿的影响。

决定是否母乳喂养,特别是对于中度左心室功能障碍的妇女,还必须至少考虑另外两个因素:①母乳喂养对婴儿的好处,特别是在大部分儿童死亡与营养不良相关的发展中国家;②哺乳期治疗 PPCM 药物的安全性。

13. PPCM 患者再次妊娠的问题　心功能是否恢复正常是 PPCM 患者再次妊娠后是否复发的最佳预测因素。心功能完全恢复的 PPCM 患者再次妊娠时复发率为 10%～20%,复发机制尚不清楚。一项包含 191 例 PPCM 患者再次妊娠的研究报道,再次妊娠前存在持续左心室收缩功能障碍的患者中有 48% 出现心功能恶化,16% 死亡,而心功能已恢复正常的患者中出现心功能恶化的比例为 27%,但无死亡发生。可见,即使心功能完全恢复正常,再次妊娠时仍有较大的复发可能。

根据经验,复发风险低的患者至少符合以下特点:再次妊娠前 LVEF 恢复到 55% 以上,停用 ACEI 或 ARB 后 LVEF 无恶化,运动负荷试验显示心脏储备功能正常。

所以,对于 PPCM 患者能否再次妊娠,现在还没有确定的推荐。目前的建议是,心功能未恢复到正常,即 LVEF 未恢复到大于 50% 的 PPCM 患者应避免再次妊娠。但心功能恢复正常也不能保证再次妊娠时就不复发。对一些再次妊娠愿望强烈的 PPCM 女性,建议至少要等到心功能恢复正常,在严密观察下停药 6 个月左右无明显心功能恶化后再进行受孕、妊娠,而且仍要对患者交代再次妊娠有很高的复发风险。对于再次妊娠的 PPCM 患者,一旦妊娠,必须对其进行严密的症状、体征、心功能和利钠肽检测等随访。

14. PPCM 患者的停药时间　PPCM 患者心功能完全恢复正常后的停药时间是一个具有挑战性的难题,尤其考虑到心肌细胞恢复一般明显晚于超声心动图所显示的心功能恢复。对于何时停用抗心衰药物目前还缺乏有力的研究证据。目前建议,所有的 PPCM 患者均需联合使用抗心衰药物至少到左心室功能完全恢复的 12 个月后。一些专家建议所有患者要长久维持用药,以避免停药可能带来的心功能下降风险。另一些专家认为在严密的随访监护下,若系列的心脏影像和血清学标志物检查正常,可逐渐减少药物剂量直至停药。在停药期间密切随访患者的症状和超声心动图,以后每年至少检查一次超声心动图以评价左心室功能。PPCM 患者若有明确的基因遗传方面的因素,则需长期维持用药。

因此,对于 PPCM 患者停药还是长期持续用药,均需与患者和家属商讨两者的利弊得失,坚持个体化的方案。

15. PPCM 患者的预后 PPCM 患者预后通常好于其他射血分数低的心衰,23%～78% 的患者心功能得以恢复。心功能的恢复多在发病后的 1 个月内开始,一般 6 个月内完全恢复正常,但超过 6 个月者仍有可能恢复,最长者可达 2 年。妊娠相关心肌病研究追踪随访了美国 30 个中心的 100 例 PPCM 患者,1 年时间内 13% 出现严重心脏病,包括死亡、植入左心室辅助装置、心脏移植或持续严重心衰(LVEF<35%),72% 完全恢复(LVEF≥50%),恢复的平均时间为 6 个月。

PPCM 预后不良的因素包括患者入院或诊断时 LVEF<30%、左心室显著扩大(LVEDD≥60 mm)、累及右心室以及延误诊断等。发病时 LVEF 高、LVEDD 小以及得到早期诊断和优化治疗的患者预后好。

临床病例

患者,女,38 岁。

【主诉】

妊娠 33^{+5} 周,前次剖宫产,血压升高 21 天。

【现病史】

患者平素月经规则,妊娠期未定期在我院产检,产检 6 次。

21 天前在我院产检时发现血压升高,波动于 132～142/88～96 mmHg,尿蛋白(+++),未予以药物治疗,妊娠期无头昏、乏力,无下腹胀痛等不适。

妊娠 6 个月时双足踝部水肿,压之凹陷,休息后不能缓解,逐渐延及外阴。

1 周前无明显诱因出现胸闷、气促,夜间不能平卧,坐立位稍有缓解。

尿常规提示尿蛋白(+++),于我院内科就诊,建议产科住院,患者拒绝。因回家休息后症状无缓解,遂再次来我院就诊。

现妊娠 33^{+5} 周,门诊测血压 123/90 mmHg,伴胸闷、气促,无头昏、眼花、心慌、下腹胀痛,无阴道流血、流液,自觉胎动正常,遂以"妊娠 33^{+5} 周,妊娠期高血压疾病"收入院。妊娠期来,精神、饮食、睡眠可,大小便无异常,体重随孕周逐渐增加。

【既往史】

无特殊病史,2003 年因"胎位不正"在外院行剖宫术。

【辅助检查】

入院前 3 天,我院心脏彩超检查提示:左心扩大,左心室收缩功能稍减低(LVEF 46%);升主动脉稍宽;二尖瓣轻度反流,心包积液(少量)。心电图提示:窦性心动过速,R 波递增不良。尿常规提示尿蛋白(+++)。

入院当天门诊肾功能检查：血肌酐 130.0 μmol/L，胱抑素 C 2.21 mg/L，尿素氮 5.40 mmol/L，BNP 2529.9 pg/mL。

【初步诊断】

①子痫前期重度；②孕 3 产 1，妊娠 33^{+5} 周头位待产；③妊娠合并瘢痕子宫（前次剖宫产）；④心功能不全（NYHA Ⅱ级）；⑤妊娠合并心律失常；⑥妊娠合并轻度贫血。

【诊疗经过】

入院当天 完善相关检查，因"子痫前期重度，心功能Ⅱ级"在椎管内麻醉下行剖宫产术，术中患者取头高脚低位，胎儿娩出后 14 min，患者诉头晕、呼吸困难，心电监护提示血压 84/42 mmHg，立即予以血管活性药维持血压在 106～118/61～74 mmHg，手术经过 1 h，术后患者因"心功能不全"转入成人 ICU 行进一步监护治疗。

术后当天入 ICU HR 95 次/分，R 20 次/分，BP 140/90 mmHg，SpO$_2$ 95%，双下肢水肿明显（＋＋＋）。血栓弹力图提示血液呈高凝状态。予以利尿（减轻容量过负荷）、抗凝（低分子肝素）、抗感染、纠正贫血等对症支持治疗。

术后第 1 天 心电图提示：窦性心律，部分导联（Ⅰ、aVL、V2～V6）T 波改变，QT 间期延长（QT/QTc 分别为 494/530 ms）。

术后第 2 天 肾功能检查：血肌酐 239.3 μmol/L，胱抑素 C 3.21 mg/L，尿素氮 12.38 mmol/L。患者出现心慌、不能平卧，加用正性肌力药改善心功能，扩张冠状动脉，继续利尿以减轻容量负荷。

术后第 3 天 心脏彩超检查提示：左心扩大（左心房 37.5 mm，左心室 63.0 mm），左心室收缩功能稍减低（LVEF 54%）；二尖瓣轻度反流，心包积液（少量）。胸腔积液超声检查提示：左侧胸腔前后径约 5.7 cm 的液性暗区，右侧胸腔前后径约 6.2 cm 的液性暗区。行胸腔穿刺置管引流。

术后第 4 天 复查肾功能：血肌酐 282.0 μmol/L，胱抑素 C 3.48 mg/L，尿素氮 14.70 mmol/L。患者肾功能继续恶化，持续泵入呋塞米（16 mg/h），尿量 100 mL/h，向患者及其家属告知病情，建议行 CRRT，患者及其家属拒绝。

术后第 5 天 复查肾功能：血肌酐 317.6 μmol/L，胱抑素 C 3.46 mg/L，尿素氮 16.37 mmol/L，24 h 尿蛋白定量 5537.28 mg。BNP 3905 pg/mL。

术后第 6 天 复查肾功能：血肌酐 323.2 μmol/L，胱抑素 C 3.52 mg/L，尿素氮 20.27 mmol/L，BNP＞5000 pg/mL。心脏彩超检查提示：左心扩大（左心房 37.3 mm，左心室 63.3 mm），左心室下后壁及左心室心尖部运动幅度稍减低（LVEF 56%）；二尖瓣轻度反流，心包积液（少量）。诊断为 PPCM，急性左心衰竭，心功能Ⅳ级，急性肾功能不全。患者血肌酐及尿素氮水平持续上升，呋塞米每日用量为 300 mg，尿量 1000～2000 mL。

术后第 7 天 反复与患者及其家属沟通病情，行 CRRT。

术后第 13 天 复查肾功能：血肌酐 723.8 μmol/L，胱抑素 C 5.25 mg/L，尿素氮 34.03 mmol/L。再次行 CRRT 后复查肾功能：血肌酐 363.0 μmol/L，胱抑素 C 3.34 mg/L，尿素氮 18.10 mmol/L。患者心慌、胸闷症状改善。

术后第 16 天 复查肾功能：血肌酐 577.7 μmol/L，胱抑素 C 6.05 mg/L，尿素氮 28.83 mmol/L，BNP 151.4 pg/mL。患者肾功能指标逐渐升高，尿少（＜100 mL），患者及其家属要求转综合医院肾内科行间断透析治疗。

产后5个月余　复查心脏彩超：左心扩大（左心房39 mm，左心室58 mm），心功能减退（EF 34%）；全瓣膜反流，心包积液（少量）。诊断为慢性肾衰竭，间断行血液透析。

【经验小结】

PPCM是一种妊娠期重要合并症，是一种威胁生命的心肌病。通常认为PPCM是排除性诊断。既往体健妇女，在妊娠最后一个月或分娩后几个月内出现心衰症状和体征，如果超声心动图显示LVEF显著下降，就有可能诊断为PPCM。

由于正常妊娠或分娩后常常伴有体力的消耗，患者也会表现为心功能减退、有疲劳感，需与PPCM进行鉴别。妊娠期或产后出现呼吸急促、疲乏和轻度踝部水肿等表现可能是心衰的非特异症状，而端坐呼吸或夜间阵发性呼吸困难则更具有特征性。对于那些几乎没有任何症状和体征的孕产妇，可能已经存在严重的心功能障碍，更应该尽早明确诊断。

PPCM诊断期间，外周动脉和静脉血栓栓塞事件的发生率很高，因此，必须高度警惕血栓栓塞，实施适当的诊断流程。所有PPCM患者均应考虑预防性抗凝治疗，而对于有心内血栓、全身血栓栓塞、阵发性或持续性心房颤动的患者，则坚决推荐治疗性抗凝。对于应用溴隐亭的妇女，建议用药过程中加用抗凝治疗，至少是预防性剂量，以降低血栓栓塞风险。

抗心衰药物应该按指南剂量给药，并且在心功能完全恢复后的第一年内不能停用。如果心功能完全恢复正常，可以考虑逐步停止针对心衰的治疗。尽管与其他心肌疾病相比，PPCM患者的预后更好，但结局（特别是左心室功能的恢复和死亡率）在全球范围内存在显著差异。急性期的早期死亡通常是由于急性心衰、恶性心律失常、心源性休克和血栓栓塞事件。晚期死亡主要是左心室功能恶化，引起心衰所致。

（郭欢欢）

第五节　羊水栓塞

【疾病概述】

羊水栓塞是在产程中或产后短时间内可能发生的一种危及生命的产科罕见急症，其特征是突发性心肺功能衰竭和DIC。该病无法预测和预防，起病急骤、病情凶险，是围产期心搏骤停的首要原因，可导致产妇、胎儿残疾甚至死亡等严重不良结局，是围产期产妇死亡的重要原因。

羊水栓塞的发病率和死亡率容易被混淆。全球范围内羊水栓塞的发病率和死亡率存在很大的差异。根据现有的文献，羊水栓塞的发病率为(1.9~7.7)/10万，死亡率为19%~86%，其中以循环衰竭和凝血功能障碍为特征的典型病例的死亡率超过50%。即使是幸存者，经常会遗留严重的心脏、肾脏、神经系统和肺功能障碍。

因为羊水栓塞罕见，其发病机制尚不明确。尽管该综合征名为羊水栓塞，但母体血中发现羊水的有形成分与羊水栓塞并没有直接的联系。通常认为，当母儿屏障破坏时，滋养层细胞或其他物质异常释放至母体循环，一方面引起机械性的阻塞，另一方面母体将对胎儿抗原和羊水成分产生免疫反应，当胎儿的异体抗原激活母体的炎症介质时，发生炎症、免疫等"瀑布样"级联反应,继而发生类似全身炎症反应综合征和肺源性心脏病的表现,包括肺动脉高压、肺水肿、严重低氧血症、呼吸衰竭、循环衰竭、心搏骤停、DIC、严重出血、多器官功能衰竭等一系列表现,在这个过程中,补体系统的活化可能发挥着重要的作用。

目前并无特异性的检查方法作为羊水栓塞诊断的金标准。羊水栓塞的诊断是临床诊断,仍然是以临床表现为基础的排除性诊断。对于符合羊水栓塞临床特点的孕产妇,即可以做出羊水栓塞的诊断,而母体血中找到胎儿或羊水成分不是诊断的必须依据。对孕产妇行尸体解剖时,其肺小动脉内见胎儿鳞状上皮或毳毛可支持羊水栓塞的诊断。不具备羊水栓塞临床特点的病例,仅仅依据实验室检查不能做出羊水栓塞的诊断。血常规、凝血功能、血气分析、心电图、心肌酶谱、胸部 X 线片、超声心动图、血栓弹力图、血流动力学监测等有助于羊水栓塞的诊断、病情监测及治疗。

临床高度怀疑羊水栓塞时,及早治疗是提高存活率的关键。迅速、全面的监测是早期发现羊水栓塞的必要措施,是实施有效治疗措施的前提,也是保证羊水栓塞抢救成功的关键。

【临床思维】

1. 羊水栓塞的发生时间　羊水栓塞通常在分娩过程中或产后立即发生,大多发生在胎儿娩出前 2 h 及胎盘娩出后 30 min 内。根据临床数据分析,70%的羊水栓塞发生在产程中,11%发生在经阴道分娩后,19%发生于剖宫产术中及术后,有极少部分发生在妊娠中期引产、羊膜腔穿刺术中和外伤时。如果羊水栓塞发生在分娩前,则胎儿可能死亡或遗留远期神经系统发育异常,预后差。

2. 我国羊水栓塞的诊断标准　《羊水栓塞临床诊断与处理专家共识(2018)》建议的诊断标准如下,需同时符合以下 5 条。

(1)急性发生的低血压或心搏骤停。

(2)急性低氧血症:呼吸困难、发绀或呼吸停止。

(3)凝血功能障碍:有血管内凝血因子消耗或纤溶亢进的实验室证据,或临床上表现为严重的出血,但无其他可以解释的原因。

(4)上述症状发生在分娩、剖宫产术、刮宫术或是产后短时间内(多数发生在胎盘娩出后 30 min 内)。

(5)对于上述出现的症状和体征不能用其他疾病来解释。

3. 羊水栓塞时呼吸、循环系统的表现　呼吸、循环系统的改变是羊水栓塞的临床特征性表现之一。

患者首先发生肺血管痉挛、肺血管阻力增加、肺动脉压升高、右心室血液流向肺阻力增加,右心室衰竭,同时左心房由肺回心血液减少,继而左心室充盈受损,心输出量减少,出现左心功能不全,同时,肺毛细血管通透性增加,体液渗漏严重,导致肺水肿和供氧量下降,进而导致严重低血压、低氧血症和心搏骤停。几乎所有的患者都存在低血压,大多数会出现不同程度的肺水肿或急性呼吸窘迫综合征,并伴有组织缺氧。

临床表现:孕产妇出现突发呼吸困难和(或)口唇发绀、血氧饱和度下降、肺底部较早出现湿啰音、心动过速、低血压休克、抽搐、意识障碍或昏迷、心电图可表现为右心负荷增加等。病情严重者,可出现心室颤动、无脉性室性心动过速及心搏骤停,插管者的呼气末二氧化碳分压测不出,于数分钟内猝死。87%的羊水栓塞患者会发生心搏骤停,40%在发病后的 5 min 出现。

4. 羊水栓塞时凝血功能的表现　凝血功能障碍可以是羊水栓塞的首发症状,也可在羊水栓塞并发心血管系统异常后出现。无论以何种方式分娩,83%以上的羊水栓塞存在DIC,即使有适当的抢救措施,仍有75%的患者出血,甚至死于凝血功能障碍。

(1)临床表现:胎儿娩出后无原因的即刻大量产后出血,且为不凝血,以及全身皮肤黏膜出血、血尿、消化道出血、手术切口及静脉穿刺点出血等DIC表现。一半的羊水栓塞患者凝血功能障碍出现于发病后4h内,其中更常见的是在发病后20~30 min出现。

(2)实验室检测异常:①PLT<100×10⁹/L或进行性下降;②PT>15 s或超过对照组3 s以上和APTT延长;③纤维蛋白原<1.5 g/L。

5. 羊水栓塞需要鉴别的疾病 羊水栓塞需要与导致呼吸衰竭、循环衰竭的疾病相鉴别,包括肺栓塞、心肌梗死、心律失常、围产期心肌病、主动脉夹层、脑血管意外、药物性过敏反应、输血反应、麻醉并发症(全身麻醉或高位硬膜外阻滞)、子宫破裂、胎盘早剥、子痫、脓毒血症等。

应特别注意与严重产后出血引起的凝血功能异常相鉴别。一旦产后很快发生阴道流血且为不凝血,或大量阴道流血及出现与出血量不符的血压下降或血氧饱和度下降,应立即进行凝血功能检查,如出现急性凝血功能障碍,特别是低纤维蛋白原血症时,应高度怀疑羊水栓塞。

6. 可疑羊水栓塞的初始治疗 初始治疗主要是采取生命支持治疗、纠正DIC,以保护器官功能为目的。

(1)启动多学科团队:一旦怀疑羊水栓塞,立即启动多学科联合救治,按羊水栓塞急救处理,特别是请有经验的麻醉科医生、ICU医生参与抢救。及时、有效的多学科合作对于孕产妇抢救成功及改善其预后至关重要。

(2)高级心脏生命支持治疗:当孕产妇出现心搏骤停时,最关键的是高质量的心肺复苏术。

(3)持续监测:全面的监测(包括血压、心率、呼吸、血氧饱和度、尿量、意识等)应贯穿于抢救过程的始终。孕产妇经胸超声心动图检查、中心静脉压监测、心输出量监测等可作为监测血流动力学的有效手段。超声心动图检查可用于右心衰竭的诊断。

(4)初步辅助检查:血常规、动脉血气分析、肝肾功能、电解质、心肌酶、肌钙蛋白I、凝血功能(PT/APTT/INR/FIB)、血型和抗体筛查、床旁心电图。可能出现血红蛋白含量减少、PLT下降、白细胞计数升高、动脉血气提示氧分压低、心肌酶水平升高、PT和APTT/延长、INR增高FIB明显减少。应考虑羊水栓塞鉴别诊断相关的检查。

(5)启动成分输血:无论有无出血表现,临床医生均应预计到有大出血或DIC的可能,应迅速准备血液制品。

7. 羊水栓塞的呼吸支持治疗

(1)治疗目的:纠正和预防缺氧,如果不能及时纠正缺氧,可随时发生心搏骤停。

(2)治疗目标:迅速维持心肺功能稳定,防止组织缺氧,维持血管灌注。

(3)治疗方式:立即保持气道通畅,充分给氧,尽早保持良好的通气状况是成功的关键。

对意识障碍或呼吸衰竭患者,在维持循环的前提下,建立人工气道,尽早使用呼吸机,尽量保持血氧饱和度在90%以上,孕妇保持血氧饱和度在95%以上。

在高级气道建立过程中仍应继续充分进行胸外按压,避免中断。

8. 羊水栓塞的循环支持治疗 根据血流动力学,羊水栓塞患者低血压的初始治疗包括液体复苏和尽早使用血管活性药和正性肌力药,以保证心输出量和血压稳定,应避免过度输液。

(1)液体复苏:以晶体溶液为基础,常用林格液。

在循环支持治疗时一定要注意限制液体入量,否则很容易引发心衰、肺水肿,且肺水肿也是治疗后期发生严重感染、脓毒血症的诱因之一。

（2）升压药：使用去甲肾上腺素和正性肌力药等维持血流动力学稳定。

羊水栓塞初始阶段主要表现为右心衰竭，针对严重低血压或补液后血压仍未能恢复的患者，需要应用有效的升压药治疗。可直接使用去甲肾上腺素维持血压，并可联用升压药。部分抢救药物的用法见表 2-5-1。

表 2-5-1　部分抢救药物的用法

药　　物	用　　法
肾上腺素 （每支 1 mg）	心肺复苏：1 mg 静推 休克：1 支＋0.9%NS 9 mL，1～3 mL 静推，或体重（kg）×0.03＋0.9%NS 50 mL，静脉泵（泵速 1 mL/h，即 0.01 μg/(kg·min)），根据血压调泵速
去甲肾上腺素 （每支 2 mg）	体重（kg）×0.03＋0.9%NS 50 mL，静脉泵（泵速 1 mL/h，即 0.01 μg/(kg·min)），根据血压调泵速
多巴胺 （每支 20 mg）	体重（kg）×3＋0.9%NS 50 mL，静脉泵（泵速 1 mL/h，即 1 μg/(kg·min)），根据血压调泵速
多巴酚丁胺 （每支 20 mg）	体重（kg）×3＋0.9%NS 50 mL，静脉泵（泵速 1 mL/h，即 1 μg/(kg·min)），根据血压调泵速
磷酸二酯酶抑制剂 （米力农每支 5 mg）	负荷剂量：50 μg/kg×体重（kg） 维持剂量：0.25～0.75 μg/(kg·min)
胺碘酮 （每支 150 mg）	负荷：前 10 min 给药 150 mg（即 15 mg/min），1 支＋5%GS 100 mL，600 mL/h；后 6 h 给药 360 mg（即 1 mg/min），1 支＋5%GS 100 mL，40 mL/h 维持：随后 18 h 给药 540 mg（即 0.5 mg/min），1 支＋5%GS 100 mL，20 mL/h

注：去甲肾上腺素具有强大的 α 肾上腺素能作用；多巴酚丁胺、磷酸二酯酶抑制剂兼具强心和扩张肺动脉的作用，是治疗的首选药物。应用磷酸二酯酶抑制剂时要从小剂量开始。

NS，氯化钠注射液；GS，葡萄糖注射液。

（3）有创性循环支持：羊水栓塞发生后初始复苏无反应的情况下，可考虑尝试。即对血管活性药无效的顽固性休克孕产妇，通过应用 ECMO 和 IABP 等有创性血流动力学行循环支持可能获益。

（4）治疗肺动脉高压：羊水栓塞导致右心衰竭时，有效解除肺血管痉挛很重要。罂粟碱、阿托品、氨茶碱、酚妥拉明等药物作用非常有限，基本不再推荐应用。肺动脉高压的治疗药物具体参见第二章第十六节妊娠合并肺动脉高压。

9. 羊水栓塞时糖皮质激素的应用　糖皮质激素用于羊水栓塞的治疗存在争议。尚无证据表明应用大剂量糖皮质激素抗过敏治疗可改善孕产妇及胎儿预后。我国《羊水栓塞临床诊断与处理专家共识（2018）》抢救流程图中建议使用糖皮质激素。可选用氢化可的松 500～1000 mg/d，静脉滴注；或甲泼尼龙 80～160 mg/d，静脉滴注；或地塞米松 20 mg 静脉推注，然后再予 20 mg 静脉滴注。

10. 凝血功能障碍的处理　早期进行凝血状态的评估，有条件者可使用床旁血栓弹力图指导血液成分的输注。

（1）快速输成分血：补充红细胞、新鲜冰冻血浆、冷沉淀、纤维蛋白原、血小板等，尤其需要注意补充纤维蛋白原（具体输血方案，参照第一章第一节）。

（2）早期启动大量输血方案：羊水栓塞引发的产后出血、DIC往往较严重，应积极输注血液制品，如有条件，早期即按大量输血方案进行输血治疗，可使抢救更有效。同时抗纤溶治疗，如静脉输注氨甲环酸等。积极处理宫缩乏力，排查产道裂伤等产后出血的原因。不常规推荐肝素治疗。

11. 羊水栓塞时切除子宫的指征 对产后难以控制的出血，在血液制品充足的前提下，可行髂内动脉结扎或介入栓塞止血后尝试保留子宫，反之，应快速切除子宫。

羊水栓塞时切除子宫不是必要的治疗措施，不应预防性行子宫切除术。

12. 分娩前羊水栓塞的应对 若羊水栓塞发生在胎儿娩出前，抢救孕妇的同时应立即终止妊娠，短期内可经阴道分娩者可阴道助产，或放宽剖宫产指征。当孕妇心搏骤停时，围死亡期决定剖宫产术是比较困难的，没有统一的处理标准，要根据抢救现场的具体情况做出决策。

13. 羊水栓塞孕妇行紧急剖宫产的指征 若孕妇发生心搏骤停，胎龄≥23周，立即进行心肺复苏的同时准备紧急剖宫产术；如孕产妇心肺复苏4 min后仍无自主心率，可以考虑行紧急剖宫产术，这可能拯救胎儿的生命，理论上也可以去除孕产妇下腔静脉的压力从而有利于其复苏。

14. 羊水栓塞初始复苏后的支持治疗 羊水栓塞急救成功后往往会发生急性肾衰竭、急性呼吸窘迫综合征、缺血缺氧性脑损伤、重症脓毒血症、输血并发症等。心肺复苏后器官功能支持治疗的优化包括如下方面。

（1）神经系统保护：羊水栓塞后存活的产妇，约60%遗留有远期神经系统后遗症，及时有效的高质量心肺复苏及亚低温脑保护治疗是保证神经系统恢复的基础。

（2）肾脏替代治疗：监测尿量、肌酐变化，必要时行血液透析和（或）滤过。

（3）其他：积极防治感染、控制血糖、维护胃肠功能等。

（胡 晶）

第六节 妊娠合并肺动脉高压

【疾病概述】

肺动脉高压（pulmonary hypertension，PH）是指由多种异源性疾病（病因）和不同发病机制所致肺血管结构或功能改变，引起肺血管阻力和肺动脉压升高的临床和病理生理综合征，继而发展成右心衰竭甚至死亡。临床上将肺动脉高压分为5大类（表2-6-1）：①动脉性肺动脉高压（pulmonary arterial hypertension，PAH）；②左心疾病所致肺动脉高压；③肺部疾病和（或）低氧所致肺动脉高压；④慢性血栓栓塞性肺动脉高压（chronic thromboembolic pulmonary hypertension，CTEPH）和（或）其他肺动脉阻塞性病变所致肺动脉高压；⑤原因未明和（或）多因素所致肺动脉高压。

妊娠合并肺动脉高压多属于PAH。在我国，妊娠合并肺动脉高压常见于先天性心脏病患者，亦有小部分结缔组织病患者，特别是系统性红斑狼疮患者。我国妊娠合并PAH的发病率约为1.1/10万，但病死率高达30%～56%。有些PAH患者伴随广泛肺动脉血栓形成，而肺栓塞也是PAH孕产妇死亡的主要原因之一。另外，妊娠合并肺动脉高压新生儿存活率为87%～89%，且出现低体重儿的概率更高。

【临床思维】

1. 妊娠合并肺动脉高压与成人肺动脉高压的区别 成人肺动脉高压病因极其复杂,主要分为 5 大类(表 2-6-1)。

表 2-6-1 肺动脉高压(PH)的临床分类

分　　类	亚　　类
1. 动脉性肺动脉高压(PAH)	1.1　特发性肺动脉高压(IPAH) 1.2　遗传性肺动脉高压(HPAH) 1.3　药物和毒物相关肺动脉高压 1.4　疾病相关肺动脉高压 　1.4.1　结缔组织病 　1.4.2　HIV 感染 　1.4.3　门脉高压 　1.4.4　先天性心脏病 　1.4.5　血吸虫病 1.5　钙通道阻滞剂长期有效的肺动脉高压 1.6　具有明显肺静脉/肺毛细血管受累(肺静脉闭塞病/肺毛细血管瘤病)特征的肺动脉高压 1.7　新生儿持续性肺动脉高压(PPHN)
2. 左心疾病所致肺动脉高压	2.1　射血分数不变的心力衰竭 2.2　射血分数降低的心力衰竭 2.3　瓣膜性心脏病 2.4　导致毛细血管后肺动脉高压的先天性/获得性心血管病
3. 肺部疾病和(或)低氧所致肺动脉高压	3.1　阻塞性肺疾病 3.2　限制性肺疾病 3.3　其他阻塞性和限制性并存的肺疾病 3.4　非肺部疾病导致的低氧血症 3.5　肺发育障碍性疾病
4. 慢性血栓栓塞性肺动脉高压和(或)其他肺动脉阻塞性病变所致肺动脉高压	4.1　慢性血栓栓塞性肺动脉高压(CTEPH) 4.2　其他肺动脉阻塞性疾病:肺动脉肉瘤或血管肉瘤等恶性肿瘤、肺血管炎、先天性肺动脉狭窄、寄生虫病(包虫病)
5. 原因未明和(或)多因素所致肺动脉高压	5.1　血液系统疾病(如慢性溶血性贫血、骨髓增殖性疾病) 5.2　系统性和代谢性疾病(如结节病、戈谢病、糖原贮积症) 5.3　复杂性先天性心脏病 5.4　其他(如纤维性纵隔炎)

2. 妊娠合并肺动脉高压的诊断及分度标准 临床上多采用世界卫生组织(WHO)对 PAH 的标准定义:静息状态下经右心导管测量的肺动脉平均压≥25 mmHg。分度标准:25～35 mmHg 为轻度,36～45 mmHg 为中度,大于 45 mmHg 称为重度。

超声心动图检查和右心导管检查有很好的相关性,是妊娠合并肺动脉高压诊断的主要手段,所以产科临床上常以超声检测肺动脉收缩压≥30 mmHg 作为诊断标准;30~49 mmHg 为轻度,50~79 mmHg 为中度,≥80 mmHg 为重度。

3. 妊娠与分娩对心脏的影响　妊娠期生理变化,尤其是血流动力学改变是造成此类患者妊娠期风险增加的重要因素。主要表现如下。

(1)血压波动(妊娠早期降低、妊娠晚期增高):妊娠期平均血压逐渐下降,以妊娠 16~20 周下降最为明显;妊娠中晚期逐渐增高,直至达到妊娠前水平。

(2)总血容量增加:妊娠期总血容量增加,一般从妊娠 6 周开始,至妊娠 32~34 周血容量达高峰,较妊娠前增加 30%~45%,此后维持较高水平,产后 2~6 周逐渐恢复正常。妊娠 32~34 周、分娩期及产后 3 日是孕产妇血容量和血流动力学变化较为明显的时期,这 3 个阶段是妊娠合并肺动脉高压患者易发生心力衰竭、严重心律失常、肺动脉高压危象和猝死的危险时期。

(3)心排血量增加:妊娠期心排血量逐渐增加,妊娠 16~20 周增加最多,较妊娠前增加 50%。

(4)心率增快:正常情况下,妊娠中晚期为适应血容量的增加,心率加快,分娩前 1~2 个月心率约增加 10 次/分。

(5)妊娠期高凝状态:妊娠期血液呈高凝状态,分娩过程中大量组织因子的释放,可进一步加剧高凝状态。这些生理变化增加了肺动脉高压危象、肺栓塞、难治性右心衰竭等发生的风险。

4. 肺动脉高压对妊娠的影响　肺动脉高压患者妊娠期易发生低氧血症,可影响胎儿生长发育,甚至导致胎儿宫内窘迫及新生儿窒息。肺动脉高压患者妊娠致胎儿低体重及早产的发生率分别为 40%及 28%~57%,新生儿窒息率约 15%。分娩期出现低氧血症,可导致宫缩乏力,常引起产程延缓及停滞,宫缩乏力性产后出血亦较多见。轻度和部分中度肺动脉高压患者在严密监测下,绝大多数能平安妊娠及分娩。重度肺动脉高压患者,尤其是艾森门格综合征患者则不宜妊娠。艾森门格综合征患者自然病程差别很大,大多数患者预期寿命仅为 30~40 岁,孕产妇病死率高达 25%~50%。

5. 妊娠合并肺动脉高压的临床表现　缺乏特异性,主要表现为劳力性呼吸困难、乏力、胸痛、晕厥以及进行性右心衰竭症状和体征,如肺动脉瓣区第二心音亢进、左侧胸骨旁抬举感、三尖瓣区全收缩期反流性杂音、肺动脉瓣舒张期杂音。严重病例可见颈静脉怒张、肝大、外周水肿、腹腔积液及肢端发冷。肺部听诊常正常。患者还存在基础疾病的临床表现,如杵状指(趾)、心脏瓣膜区的杂音往往提示先天性心脏病的存在,面部红斑、关节红肿、畸形等应考虑结缔组织病的可能。

6. 妊娠合并肺动脉高压患者可行的检查

(1)心电图:心电图可表现为肺性 P 波、QRS 电轴右偏、右心室肥厚、右束支传导阻滞、QTc 间期延长等。心电图诊断肺动脉高压的敏感性低,心电图结果正常时并不能排除肺动脉高压。异常心电图多见于严重的肺动脉高压。

(2)胸部 X 线:肺动脉高压患者胸部 X 线可见肺动脉段凸出、中心肺动脉扩张(与周围肺动脉纤细或截断形成鲜明对比,表现为"残根"征)以及右心房和右心室扩大的征象。胸部 X 线片有助于筛查肺动脉高压的病因,但肺动脉高压的严重程度与胸部 X 线片异常程度并无相关。正常的胸部 X 线片不能排除肺动脉高压。妊娠 3 个月内应尽量不进行 X 线检查。

(3)超声心动图:具有方便、简单、无创及无辐射等特性,在孕产妇中应用广泛,可用于肺动脉高压的诊断、筛查、病因鉴别和心功能评价。根据估测的肺动脉收缩压将肺动脉高压分为轻度(30~49 mmHg)、中度(50~79 mmHg)和重度(≥80 mmHg)。

(4)右心导管检查:能准确测定肺动脉压,可通过耗氧量计算出右心排血量、肺循环阻力等多项指标,为肺动脉高压的诊断、分级提供可靠依据,帮助查找肺动脉压增高的原因,并可测试对治疗药物的反应性(急性血管反应试验)。由于其为有创性检查,妊娠妇女慎用。

(5)胸部 CT:用于鉴别诊断肺内间质性病变及占位病变、主肺动脉及左右肺动脉淋巴结挤压等。对于肺血栓栓塞症,CTPA 是目前首选的肺部影像学检查方法。由于其为放射性 X 线检查,妊娠妇女应慎用,特别是妊娠早期应尽量避免应用。

7. 妊娠合并肺动脉高压的病情评估标准 治疗前可以进行危险分层(表 2-6-2)评估病情严重程度,有助于制订个体化起始治疗方案。随访中进行危险分层旨在评估治疗效果和调整治疗方案。WHO 功能分级见表 2-6-3。

表 2-6-2 妊娠合并肺动脉高压危险分层

预后因素	低 危	中 危	高 危
WHO 功能分级	Ⅰ、Ⅱ	Ⅲ	Ⅳ
6MWD	>440 m	165~440 m	<165 m
血浆 BNP/NT-proBNP 或 RAP	BNP<50 ng/L NT-proBNP<300 ng/L 或 RAP<8 mmHg	BNP 50~300 ng/L NT-proBNP 300~1400 ng/L 或 RAP 8~14 mmHg	BNP>300 ng/L NT-proBNP>1400 ng/L 或 RAP>14 mmHg
CI 或 SvO$_2$	CI≥2.5 L/(min·m^2) 或 SvO$_2$>65%	CI 2.0~2.4 L/(min·m^2)或 SvO$_2$ 60%~65%	CI<2.0 L/(min·m^2) 或 SvO$_2$<60%

注:6MWD,6 分钟步行距离;RAP,右心房压;CI,心脏指数;SvO$_2$,混合静脉血氧饱和度。

低危,至少符合三项低危标准且不具有高危标准;中危,不属于低危或高危者均属于中危;高危,符合两项高危标准,其中包括 CI 或 SvO$_2$。低危患者 1 年预期死亡率<5%,中危为 5%~10%,高危>10%。

表 2-6-3 WHO 功能分级

分 级	分 级 标 准
Ⅰ	患者体力活动不受限,日常体力活动不会导致呼吸困难、乏力、胸痛或接近晕厥
Ⅱ	患者体力活动轻度受限。休息时无不适,但日常活动会引起呼吸困难、乏力、胸痛加剧或近似晕厥
Ⅲ	患者体力活动明显受限。休息时无不适,但低于日常活动量会引起呼吸困难、乏力、胸痛加剧或近似晕厥

分　级	分级标准
Ⅳ	患者不能从事任何体力活动,存在右心衰竭征象。休息时可出现呼吸困难和(或)乏力,并且任何体力活动都可加重这些症状

8. 肺动脉高压患者的孕前指导

随着靶向药物的广泛应用,妊娠合并肺动脉高压患者死亡率有所下降,但仍在 5% ～ 23%,且妊娠并发症多,因此,建议肺动脉高压患者避免妊娠。

(1)肺动脉高压患者应避免妊娠:若患者生育欲望比较强烈,一般轻度和部分中度肺动脉高压患者在严密监测下,大多数能平安妊娠及分娩;重度肺动脉高压患者,尤其是艾森门格综合征患者及心功能Ⅳ级者禁止妊娠;先天性心脏病导致肺动脉高压者,最好在手术或药物治疗后妊娠。《2022 ESC/ERS 肺动脉高压诊治指南》指出:肺动脉高压育龄期妇女进行孕前咨询时,若建议患者避免妊娠,需要向患者提供明确的避孕建议,并使其认识到避孕失败对肺动脉高压的影响较大,需要时为患者提供心理支持。

(2)避孕方法:口服复方避孕药(成分包含雌激素)可使血栓栓塞风险增加,为相对禁忌证。输卵管结扎、释放左炔诺孕酮的宫内节育器以及仅含黄体酮的口服药等避孕方法为优选。

9. 肺动脉高压患者的妊娠期管理　若在妊娠期间被确诊为肺动脉高压,最好在妊娠 22 周前终止妊娠;选择继续妊娠者,必须转至专业的肺动脉高压中心进行全面评估和密切随访(表 2-6-4)。根据孕妇的心功能状况,决定产前检查的次数和是否需要住院治疗等。一般妊娠 20 周前,每 2 周检查 1 次,妊娠 20 周后每周检查 1 次。妊娠晚期要确保分娩的安全,一般每周产检 1 次;每 1～2 周做 1 次心脏彩超检查;限制液体入量(1.5～2 L/d);右心衰竭时限盐 (<2.4 g/d);通过多学科合作评估最佳分娩方式和时机。

表 2-6-4　妊娠合并肺动脉高压妊娠风险分级和分层管理

分　级	Ⅲ	Ⅳ	Ⅴ
疾病	轻度肺动脉高压(<50 mmHg)	中度肺动脉高压(50～79 mmHg)	重度肺动脉高压(≥80 mmHg)
妊娠风险	孕妇病死率中度增高或者母儿并发症重度增加	孕妇病死率明显增高或者母儿并发症重度增加;需要专家咨询;如果继续妊娠,需告知风险;需要产科和心脏病科专家在妊娠期、分娩期和产褥期严密监护母儿情况	极高的孕妇病死率和严重的母儿并发症,属妊娠禁忌证;如果妊娠,需讨论终止问题;如果继续妊娠,需充分告知风险;需要产科和心脏科专家在妊娠期、分娩期和产褥期严密监护母儿情况
就诊医院级别	三级妇产科专科医院或者三级综合性医院	有良好心脏专科的三级甲等综合性医院或者综合实力强的心脏监护中心	有良好心脏专科的三级甲等综合性医院或者综合实力强的心脏监护中心

10. 妊娠合并肺动脉高压患者的治疗原则

(1)一般措施。

①低盐饮食以及合理使用利尿剂有助于降低肺动脉高压及右心衰竭患者的容量负荷。

②有条件的单位,肺动脉高压患者应常规行动脉血气分析,纠正高碳酸血症、酸中毒。

③缓解焦虑,镇痛,安置侧卧位。

④积极处理引起血流动力学改变的心律失常。

（2）肺动脉高压基础治疗。

①抗凝治疗:妊娠期激素及血流动力学变化使孕妇处于高凝状态,可应用低分子肝素抗凝。

②利尿剂:常用利尿剂包括袢利尿剂(呋塞米、托拉塞米)和醛固酮受体抑制剂(螺内酯)。推荐对存在右心功能不全、液体潴留的肺动脉高压患者进行利尿治疗。应用利尿剂治疗时需要监测体重、肾功能、电解质等血生化指标,避免低血容量和电解质紊乱。

③氧疗:虽然目前尚缺乏随机对照研究证实肺动脉高压患者长期氧疗的获益,但要保证母儿足够的氧供。一般认为应维持孕妇血氧分压 70 mmHg、血氧饱和度＞92％。

④地高辛及其他心血管药物:地高辛在肺动脉高压患者中的长期疗效尚不确切,可用于降低肺动脉高压患者发生快速性心律失常时的心室率。不建议应用血管紧张素转化酶抑制剂、血管紧张素Ⅱ受体阻滞剂、β受体阻滞剂、硝酸酯类或伊伐布雷定等药物治疗 PAH。

⑤贫血的治疗:研究显示 PAH(包括 IPAH、CHD-PAH 以及 CTD-PAH 等)患者常伴有铁缺乏,并且铁缺乏程度与 PAH 严重程度和预后相关。指南推荐 PAH 患者进行铁代谢检测,对铁缺乏的 PAH 患者进行补铁治疗。

（3）特异治疗。

①钙通道阻滞剂(calcium channel blocker,CCB):对于急性血管反应试验阳性患者建议给予足量 CCB 治疗,心率偏慢者考虑应用硝苯地平和氨氯地平,心率偏快者倾向于应用地尔硫䓬。建议起始低剂量,逐渐增加至可耐受的最高剂量(硝苯地平 120～240 mg/d,地尔硫䓬240～720 mg/d,氨氯地平最高可达 20 mg/d)。未进行急性血管反应试验或者反应阴性的患者因低血压、晕厥、右心衰竭等可能的严重副作用,不应使用 CCB 类药物。因急性血管反应试验需要置入右心导管,不建议孕妇行该试验。

②内皮素受体拮抗剂(endothelin receptor antagonist,ERA):内皮素在肺动脉高压发病中起重要作用。内皮素-1 可通过与肺血管平滑肌细胞中的内皮素受体 A 和 B 结合,引起血管收缩,促进有丝分裂,参与肺动脉高压的发生、发展。ERA 可以通过干预内皮素途径治疗肺动脉高压。

a. 波生坦:第一个合成的 ERA 类药物。研究显示波生坦治疗组 3 年存活率高于传统治疗组。

b. 安立生坦:高选择性内皮素 A 受体拮抗剂。研究显示安立生坦 5 mg 和 10 mg 两个剂量均能显著改善患者 6MWD,呈较明显的剂量-效应关系。

c. 马昔腾坦:新一代双重 ERA,具有更好的组织穿透力和受体亲和力。一项随机对照研究显示,与安慰剂相比,马昔腾坦 10 mg 单药或联合治疗均能显著降低患者疾病恶化/死亡风险和因肺动脉高压导致的死亡率或住院率。

③磷酸二酯酶 5(PDE5)抑制剂:NO 是重要的血管扩张因子,通过维持血管平滑肌细胞内环磷酸鸟苷(cGMP)浓度发挥扩血管效应。肺血管内大量的 PDE5 是 cGMP 的降解酶。PDE5 抑制剂可以通过减少 cGMP 的降解,升高其浓度而引起血管舒张。此外,PDE5 抑制剂还有抗增殖的作用。

a. 西地那非:一种特异性 PDE5 抑制剂,明显改善患者 6MWD、WHO 功能分级以及血流动力学。

b. 他达拉非：一种长效的 PDE5 抑制剂。波生坦序贯联合他达拉非组较单用波生坦组患者 6MWD 明显改善。

c. 伐地那非：一种高选择性 PDE5 抑制剂。一项在中国肺动脉高压患者中进行的随机双盲安慰剂对照研究结果显示伐地那非能明显改善中国肺动脉高压患者运动耐量。

④可溶性鸟苷酸环化酶（sGC）激动剂：利奥西呱是一种新型的 sGC 激动剂，具有独特的双重激活 sGC 机制，其作用效果不依赖于体内 NO 水平，可单独或与 NO 协同提高血浆中的 cGMP 水平，引起血管舒张和抗重塑作用。利奥西呱联合西地那非可导致低血压发生率明显升高，因此，不建议 PDE5 抑制剂和利奥西呱联合使用；另外，对 PDE5 抑制剂治疗反应不足的肺动脉高压患者可能从 PDE5 抑制剂转换为利奥西呱的治疗中获益。

⑤前列环素类似物和前列环素受体激动剂：前列环素由血管内皮细胞产生，具有强效扩张血管作用，也是目前最强的内源性血小板聚集抑制剂。

a. 依前列醇：第一个人工合成的前列环素类似物，半衰期短（3～5 min），需要持续深静脉注射给药。长期观察表明静脉注射依前列醇能提高心功能Ⅲ～Ⅳ级的肺动脉高压患者的存活率，使其心功能、运动耐量和血流动力学获得明显改善。

b. 伊洛前列素：一种前列环素类化合物，可通过肺泡型雾化装置给药。国内研究显示常规半剂量（15 μg/d）的伊洛前列素雾化吸入能明显改善肺动脉高压患者运动耐量和心功能；伊洛前列素起效迅速，20 μg 雾化吸入可以作为肺动脉高压患者急性血管反应试验的药物并具有很好的耐受性。

c. 曲前列尼尔：在室温下化学性质稳定，半衰期长（2～4 h），与依前列醇具有相似的药理学性质。

d. 司来帕格：一种长效的口服前列环素受体激动剂。

⑥靶向药物联合治疗：肺动脉高压是一种进展性疾病，延迟达标治疗（达到低危状态）可能会影响患者的长期预后。建议肺动脉高压起始联合治疗，尽早达标。初治肺动脉高压患者若为低危或中危状态，起始联合不同通路靶向药物治疗；若为高危状态，起始联合治疗应包括静脉用前列环素类靶向药物（表 2-6-5）。

表 2-6-5　靶向药物用法

靶 向 药 物	用　　法	妊娠/哺乳分级
前列环素类似物		
依前列醇	2～4 ng/(kg·min)起始持续静脉泵入，逐渐加到目标剂量	B/L3
伊洛前列素	每次 10～20 μg，吸入 6～9 次/天	C/L3
曲前列尼尔	1.25 ng/(kg·min)起始，静脉或皮下注射，逐渐加到目标剂量	B/L3
贝前列素	20～80 μg，qid，口服	禁用/不建议哺乳
前列环素受体激动剂		
司来帕格	200 μg，bid，逐渐上调至耐受剂量，最大剂量为 1600 μg，bid	禁用/不建议哺乳
内皮素受体拮抗剂		
波生坦	62.5～125 mg，bid	禁用/不建议哺乳

靶向药物	用 法	妊娠/哺乳分级
安立生坦	5～10 mg,qd	禁用/不建议哺乳
马昔腾坦	10 mg,qd	禁用/不建议哺乳
磷酸二酯酶5抑制剂		
西地那非	20 mg,tid	B/L3
他达那非	20～40 mg,qd	B/L3
伐地那非	5 mg,bid	B/不建议哺乳
可溶性鸟苷酸环化酶激动剂		
利奥西呱	1 mg,tid,根据血压情况每2周上调1次剂量,直至2.5 mg,tid	禁用/不建议哺乳

注:对于经治肺动脉高压患者,若仍未达到低危状态,需进行序贯联合治疗。

11. 结缔组织病相关肺动脉高压诊疗建议 结缔组织病(CTD)相关肺动脉高压的发病机制尚不十分清楚,目前认为肺小动脉内皮损伤可能是发病的核心机制,它导致血管舒缩失衡、血管重塑,其他如血栓形成、免疫复合物沉积、炎症、血管痉挛、低氧血症、肺间质病变等也是相关因素。较常引起肺动脉高压的结缔组织病包括系统性红斑狼疮(SLE)、干燥综合征(SS)、系统性硬化症(SSc)、混合性结缔组织病(MCTD)等。欧美以SSc为主,中国以SLE为主。所有肺动脉高压患者均应常规进行结缔组织病筛查。

对于结缔组织病相关肺动脉高压(CTD-PAH)的治疗,包括对症治疗、针对结缔组织病的治疗及针对肺动脉高压的治疗三部分。除了针对肺动脉高压的一般性治疗和靶向药物治疗外,糖皮质激素联合免疫抑制剂可迅速缓解并稳定基础结缔组织病病情,可有效地改善甚至"治愈"肺动脉高压。

目前已经确定肺动脉高压是结缔组织病预后不良的重要因素,是结缔组织病患者继感染及脏器衰竭之后的第三位死因。因此,早诊断、早治疗对于改善这类患者的预后具有极为重要的意义。

12. 妊娠合并肺动脉高压患者终止妊娠的时机和分娩方式的选择 妊娠合并肺动脉高压患者终止妊娠的时机和方式可根据患者的心功能、肺动脉压的高低和孕周综合决定。

WHO功能Ⅰ～Ⅱ级、肺动脉压轻中度升高,可延长到妊娠32周以上;WHO功能Ⅲ～Ⅳ级、重度肺动脉高压,则尽早终止妊娠,无论胎儿情况如何。

心功能状况较好、肺动脉压轻度升高且足月分娩者可选择阴道分娩,但阴道分娩尤其是产钳助娩时,子宫收缩对肺循环有不利影响;心功能Ⅲ～Ⅳ级或重度肺动脉高压的孕妇于妊娠早期需终止妊娠时,应在麻醉下行人工流产或钳刮术;妊娠中晚期终止妊娠时,宜行剖宫产术,可使分娩结局良好。

13. 妊娠合并肺动脉高压患者麻醉方式的选择 对于此类患者剖宫产麻醉方式的选择尚无定论,硬膜外麻醉可能比全身麻醉耐受性好。一般对于心肺功能差或凝血功能异常的患者采用全身麻醉,在术中监测、麻醉药物选择、循环及呼吸管理等方面都有需要注意的问题。

(1)术中监测:无创监测内容包括心电图、血氧饱和度、呼气末二氧化碳分压;有创监测内容包括有创血压、中心静脉压以及肺动脉导管。有创监测的实施应在充分镇痛下进行,术中还应注意监测患者尿量和动脉血气分析结果。

（2）麻醉药物选择：应选择对心功能及胎儿影响小的麻醉药物，胎儿娩出前尽量避免使用阿片类药物。

（3）循环管理：轻度肺动脉高压患者可耐受妊娠及分娩引起的血流动力学变化，术中管理同普通患者，而中重度肺动脉高压患者则应注意维持适当的回心血量以保证右心前负荷，同时避免引起肺动脉压升高的因素以降低右心后负荷，还要注意维持或适当提高血压以维持右心灌注，保证右心功能。

（4）呼吸管理：椎管内麻醉时避免缺氧、高碳酸血症及酸中毒导致的肺血管收缩；若为全身麻醉，所有剖宫产患者都应当按饱胃患者对待，术中需注意根据血气分析结果调整呼吸参数，维持气道压在 25 cmH_2O 以下，尽量避免使用呼气末正压通气（PEEP）或维持 PEEP＜4 cmH_2O；术后转 ICU 监护治疗。

14. 妊娠合并肺动脉高压的产后管理 产后机体内的大量液体需经体循环排出体外，加重了心脏负担。此时是发生急性肺水肿、心力衰竭的最危险时期。多数患者死亡发生在分娩后，原因包括右心衰竭、猝死和肺栓塞，所以手术终止妊娠后，常规进入重症监护室，注意患者生命体征、肺动脉压的改变并严密观察子宫收缩，谨防产后出血。

产后 1 周，尤其是产后 72 h 内，严格卧床休息，避免频繁咳嗽、屏气等增加腹压的动作。这类患者易合并多系统感染，产后应常规给予抗生素预防感染。妊娠合并肺动脉高压患者的原发疾病多为先天性心脏病，以房间隔缺损、室间隔缺损以及动脉导管未闭常见，此类患者早期行外科手术矫正治疗预后良好。

15. 识别肺动脉高压危象

（1）肺动脉高压危象定义：在肺动脉高压的基础上发生肺血管痉挛性收缩、肺循环阻力升高、右心排出受阻，导致突发性肺动脉高压和低心排血量的临床危象状态。

（2）诱发因素：感染、劳累、情绪激动、妊娠等，产科更多见于分娩期和产后的最初 72 h 内。

（3）临床表现：主要表现为烦躁不安，个别患者有濒死感，心功能急剧变为 WHO Ⅳ级，血压下降到 80/60 mmHg 以下，血氧饱和度＜90％，心率＞100 次/分。一旦诊断为肺动脉高压危象，需要立即抢救；若为孕妇，建议立刻终止妊娠。

16. 肺动脉高压危象的紧急处理

（1）氧疗：对于血氧饱和度＜90％的患者建议常规进行氧疗，维持动脉血氧分压＞70 mmHg，必要时使用呼吸机治疗。

（2）去除诱发因素：如选用有效、足量的抗生素治疗；避免劳累和情绪激动。建议及早终止妊娠，对于妊娠晚期和即将分娩的患者应及早行剖宫产术，并积极控制围术期的右心衰竭。建议手术麻醉方式选用硬膜外麻醉，不宜选用全身麻醉。

（3）右心导管监测：因为肺动脉高压危象患者需要严密监测右心输出量、肺循环阻力，从而调整肺动脉高压的靶向药物剂量。

（4）使用正性肌力药。

①洋地黄类药物：静脉应用西地兰或地高辛 2 h 后，IPAH 患者心排血量可提高约 10％，效果不佳时可以重复一次，但需警惕洋地黄中毒。

②多巴酚丁胺：小剂量（2～5 $\mu g/(kg \cdot min)$）应用在提高心排血量的基础上还能降低肺血管阻力，可逐渐加量至 8 $\mu g/(kg \cdot min)$ 左右。

③多巴胺：对于合并明显低血压的患者，首选多巴胺作为升压强心药，最大剂量可至 20 $\mu g/(kg \cdot min)$。

④米力农:对应用多巴酚丁胺或多巴胺诱发快速心律失常的患者可考虑应用米力农。

⑤左西孟旦:有部分病例报道左西孟旦可有效缓解肺动脉高压合并右心衰竭患者的临床症状,改善心功能。目前仅推荐在应用多巴酚丁胺和多巴胺效果不佳或无法耐受的右心衰竭患者中谨慎应用左西孟旦治疗。

⑥靶向药物:肺动脉高压危象时静脉应用伊洛前列素需从中心静脉泵入,起始剂量为 0.5 ng/(kg·min),可逐渐加量至 4 ng/(kg·min)。面部潮红、头痛、咳嗽、低血压是常见的不良反应。曲前列尼尔是一种在室温下相对稳定的人工合成前列环素类似物,半衰期显著长于依前列醇,可通过皮下注射、静脉注射给药。

(5) ECMO:可用于血流动力学不稳定并伴有严重肺动脉高压的患者。ECMO 可作为肺动脉高压患者心功能失代偿时维持患者氧合状态的桥梁或者为移植手术提供过渡。

(魏文会)

第七节　妊娠合并血液系统疾病

一、妊娠合并白血病

【疾病概述】

白血病是常见的造血干细胞恶性克隆性疾病之一,可导致白细胞异常、贫血、血小板减少或者显著增多。白血病发生于妊娠期在临床较为罕见,国外报道的年发病率为 1/(10000~100000)。在妊娠合并白血病患者中,81.6% 为急性白血病,其中 61% 为急性粒细胞白血病(AML),28% 为急性淋巴细胞白血病(ALL);慢性白血病以慢性粒细胞白血病(CML)为主。妊娠合并白血病会增加患者在妊娠期和围产期出血、感染、弥散性血管内凝血(DIC)甚至死亡等的风险,也会增加流产、畸胎、死胎、胎儿生长受限和早产的风险。

迄今为止,绝大多数白血病的病因未明,多数学者认为是多种致病因素相互作用的结果,主要包含以下几个方面。

(1) 放射因素:电离辐射有致白血病的作用,且与剂量呈正相关。电离辐射引起白血病的方式有 3 种:①医源性接触(如放射性核素检查或治疗以及放射线检查或治疗);②职业性接触(如放射科医务人员、心导管室工作人员等);③事故性放射损伤等。白血病的发病率与暴露于放射线的时间和放射的部位、次数以及剂量有一定的相关性。

(2) 病毒因素:迄今为止发现的明确致人类白血病的病毒仅有人类嗜 T 细胞病毒 1(human T-cell lymphotropic virus type-1,HTLV-1)。HTLV-1 属 C 型 RNA 病毒,具有传染性,可引起成人 T 细胞白血病(adult T-cell leukemia,ATL),在 ATL 患者血清中可找到抗 HTLV-1 抗体。

(3) 遗传因素:有些常染色体隐性遗传性疾病如 Bloom 综合征、范科尼贫血以及毛细血管扩张共济失调症常伴有染色体不稳定性并易发生白血病。其发病率可达 0.5%~1%,其他易发生白血病的先天性疾病有先天性愚型(唐氏综合征)和 X 连锁无丙种球蛋白血症。

(4) 化学因素:某些化学物质也可引起白血病,如化疗药物烷化剂、丙卡巴肼亚硝基、乙亚胺及乙亚胺衍生物制剂、苯等化学制剂以及氯霉素、布他酮(保泰松)、磺胺类等。

【临床思维】

1. 妊娠状态对白血病病程进展的影响 妊娠对白血病的影响存在一定争议。少数学者认为妊娠会加速疾病进程,表现为妊娠会促进完全缓解白血病患者复发,其机制可能与妊娠期间免疫抑制状态、激素水平改变、胎盘生长因子刺激休眠白血病细胞等有关。也有学者认为围产期妇女体内分泌增加的17-羟皮质酮及黄体酮具有一定的抗白血病作用,可使患者病情暂时缓解。但大多数研究认为妊娠本身对白血病的进程和化疗预后并无明显影响,甚至化疗剂量也无需因妊娠进行调整。

2. 妊娠合并急性或慢性白血病对母儿的影响

(1)急性白血病对孕妇的影响:急性白血病病情凶险,感染和出血是威胁患者生命的严重并发症。在急性白血病的整个过程中,几乎所有的患者都会有不同程度的出血,出血部位以皮肤、黏膜最多见,表现为皮肤出血点、瘀斑、鼻出血、牙龈渗血、口腔舌面血疱等,而且可伴有各种内脏出血,如消化道、呼吸道和泌尿道出血,颅内出血时常可致命。由于白血病细胞可以侵犯各个组织器官,因此可引起多个系统并发症,有时这些系统并发症甚至成为患者的主要临床表现,表现为成人呼吸窘迫综合征、心律失常、高血压、心功能衰竭、急腹症、门脉高压和肾功能不全等。

(2)慢性白血病对母儿的影响:慢性粒细胞白血病进展缓慢,所以很多患者没有临床症状,尤其是处于疾病早期者。随着疾病的进展,白血病细胞破坏骨髓正常造血功能,浸润器官,引起明显但非特异的症状,包括贫血、出血倾向、反复感染、脾大、不明原因的消瘦及盗汗等。慢性白血病的病理改变主要表现为血液、骨髓和脾内充满大量的幼稚粒细胞。当幼稚粒细胞达到一定水平时患者可发生眼底静脉充血及出血;白细胞计数极度升高($>200\times10^9$/L)时还可发生"白细胞淤滞症",引起呼吸窘迫、头晕、言语不清、中枢神经系统出血等,威胁母体的生命。对孕妇来说,持续白细胞异常增多或淤滞还可累及胎盘,从而增加子痫前期的风险,可导致胎儿生长受限、早产、死胎等不良后果。

3. 妊娠合并白血病对妊娠结局的影响 出血和感染严重威胁妊娠合并白血病患者的安全,尤其在围产期,产后出血及产褥感染是必须面对的问题,需大量的血液制品支持治疗,力求保障患者安全。一旦出现内脏器官出血、白血病细胞侵犯器官组织,导致器官功能异常,则难以救治。

对胎儿的影响主要为胎儿宫内发育迟缓、流产、胎死宫内、死产及早产,另外,妊娠期化疗可导致胎儿畸形或发育异常。

妊娠期必须严密关注患者子痫前期、胎盘早剥、产后出血及产褥感染的发生和发展。

4. 妊娠合并白血病的临床表现

(1)症状:最初常表现为易疲劳、出血、贫血、反复高热、皮肤黏膜苍白、皮肤出血点或瘀斑、肝大、淋巴结肿大,以及感染的各种症状。急性白血病时胸骨、胫骨压痛及出血倾向等症状容易导致误诊。当妊娠期间出现无法解释的贫血、发热和出血倾向时,必须请血液科会诊。

(2)体征:皮肤、黏膜苍白,口、鼻腔出血及全身瘀斑,偶见致命的颅内出血、消化道出血的体征,50%以上的患者有肝大,淋巴结肿大,颌下、颈侧、腋下、腹股沟等处常可触及直径<3 cm、质地较软且不融合的淋巴结(慢性白血病患者淋巴结肿大少见)。急性白血病时还出现胸骨、胫骨压痛及特异性皮肤损害,如丘疹、结节、红皮病、剥脱性皮炎。如果累及心肌和心包膜,则出现心包积液、心脏扩大及心力衰竭的体征。

5. 妊娠合并白血病患者应该完善的辅助检查

(1)胎儿情况:鉴于妊娠合并白血病和化疗均可导致胎儿生长受限、胎死宫内等不良结局,建议妊娠晚期密切行胎心监护,必要时可远程实时监护胎心,以便及时发现胎儿窘迫等。此外,还建议妊娠期间加强产科超声监测动脉血流、胎儿生长发育、胎盘状态、胎位以及胎儿心功能,以便发现胎儿畸形、胎儿生长受限等情况并给予及时处理。

(2)母体情况:根据国内外相关白血病研究,妊娠合并白血病患者常规检测如下指标。

①血常规、血生化:几乎所有类型白血病患者均存在血细胞异常,因此妊娠期可每1~2周复查一次血常规,临床工作中应根据白细胞、红细胞、血红蛋白、血小板的异常情况,适当调整监测频率。行白细胞分离术者除了要监测血细胞计数、凝血状态外,还要监测血生化水平,包括肝肾功能、电解质、LDH、β_2 微球蛋白等。同时还可监测维生素 B_{12}、叶酸、铁蛋白等以明确贫血的原因。

②凝血功能:妊娠合并白血病患者需要定期监测凝血功能,主要监测指标为凝血酶原时间、活化部分凝血活酶时间、血浆纤维蛋白原、国际标准化比值。欧洲白血病专家网还建议急性早幼粒细胞白血病(acute promyelocytic leukemia,APL)患者至少每天监测凝血酶原时间、纤维蛋白原和纤维蛋白降解产物的水平,以评估凝血功能,及时发现并处理出血、血栓栓塞等问题。

③骨髓活检+涂片:骨髓活检和穿刺是确诊白血病的有效方法,在治疗前可用于疾病诊断和病情评估,在治疗后可用于疗效评估(化疗或者免疫治疗至少 2 个月后再复查)及鉴别血细胞减少的原因。

④心电图:APL 患者化疗期间可出现 QTc 间期延长,除了妊娠 30~32 周时常规心电图检测外,欧洲白血病专家网强烈建议既往有明显 QTc 间期延长或尖端扭转型室上性心动过速发作的孕妇、有相关临床症状(如头晕和晕厥)或其他心脏病危险因素的孕妇应严格监测心电图的变化,有条件者可通过遥测心电图监测心律失常。绝对 QTc 间期超过 500 ms 或出现晕厥、心动过速或心律失常的孕妇应住院进行心电图和电解质监测,同时暂时停用三氧化二砷。

⑤超声影像学监测。

a. 超声心动图:因化疗药物可导致胎儿心脏发育异常,化疗期间应严密监测胎儿心功能。

b. 胸、腹部超声:监测肝脏、脾脏、淋巴结肿大与否及肿大程度,可用于治疗前的疾病诊断和病情评估、治疗后的疗效评估。

c. 动静脉彩超或血栓风险评估:因急性白血病可导致血栓,妊娠期有条件者应行动静脉彩超检查或血栓风险评估。

⑥其他影像学检查:淋巴细胞白血病患者可选择 X 线、CT、PET-CT、MRI 等进行治疗前评估和治疗后疗效评估。

⑦造血干细胞配型:有异基因造血干细胞移植倾向者,可先行人类白细胞抗原(HLA)配型,从而为产后异基因造血干细胞移植做准备。

6. 妊娠合并白血病的诊断标准　行骨髓穿刺等常规检查后,通过细胞形态学、免疫学、分子生物学、细胞遗传学分型检测可以诊断。

7. 妊娠合并白血病的种类　妊娠合并白血病中,最常见的类型是妊娠合并急性白血病(acute leukemia,AL),其中急性粒细胞白血病(AML)约占 2/3,急性淋巴细胞白血病(ALL)约占 1/3。慢性粒细胞白血病(CML)在妊娠期间发病率较低,不足 10%,其次为慢性淋巴细胞白血病(CLL)。急性早幼粒细胞白血病(APL)为 AML 的特殊类型,临床罕见。

8. 妊娠合并白血病需要鉴别的疾病

(1)类白血病:人体在某些病因刺激下,出现外周血白细胞增多,伴有外周血或骨髓中原始、幼稚细胞增多,临床上酷似白血病。其常见病因有感染、肿瘤、中毒、大出血、急性溶血、休克和外伤等,尤以重症感染和恶性肿瘤较多见。因类白血病与白血病的治疗和预后截然不同,诊断应十分慎重。

类白血病存在诱发病因,在去除病因后,类白血病反应可以消失,血象、骨髓象亦很快恢复正常。大多数类白血病患者与白血病不同,不伴血小板减少和贫血;但偶有少数严重病例可出现红细胞和血小板减少。类白血病患者白细胞计数多在正常范围以上,但一般很少超过 $50 \times 10^9/L$。其血象中幼稚粒细胞比例不高,原粒细胞少见。细胞形态方面,粒细胞胞质中可见明显的毒性颗粒和空泡,缺乏白血病患者中所见的细胞畸形、核质发育失衡及 Auer 小体等特征。中性粒细胞碱性磷酸酶积分在类白血病时显著升高,而在粒细胞白血病时则大多正常或降低。

(2)传染性单核细胞增多症:EB 病毒感染引起的机体淋巴细胞反应性增生性疾病,多发于儿童和青少年。发热、颈部淋巴结肿大和咽痛为本病特有的三联征,还可伴发肝脾大、皮疹等表现。其因外周血白细胞中淋巴细胞和单核细胞比例增高,且出现大量异常淋巴细胞,故易误诊为 ALL。但传染性单核细胞增多症患者无进行性贫血,亦无血小板减少和出血,外周血中异常淋巴细胞虽可达白细胞总数的 10% 以上,但骨髓中仅有少量异常淋巴细胞,且无原始细胞及幼稚粒细胞增多。传染性单核细胞增多症患者的血清嗜异性凝集试验阳性,效价达 1:2000 以上(牛红细胞溶血素效价可达 1:400 以上)。传染性单核细胞增多症患者为自限性疾病,其异常血象多在 1～2 个月消失。

(3)噬血细胞综合征(hemophagocytic syndrome,HPS):临床上常表现为高热,伴肝、脾、淋巴结肿大,起病急骤,病情重,症状类似 ALL。但 HPS 患者外周血多表现为全血细胞减少,而 ALL 患者通常表现为白细胞增多,伴贫血和血小板减少。也有不少白血病患者表现为外周血三系减少,此时鉴别诊断就必须通过骨髓细胞学或淋巴结病理学检查才可明确。HPS 患者骨髓检查结果中可有不同程度的骨髓巨噬细胞增多,巨噬细胞因含有吞噬的细胞碎片而有时呈空泡样。而 ALL 患者骨髓检查结果提示原始细胞明显增多,无巨噬细胞增多。HPS 患者淋巴结活检可发现巨噬细胞增多,无淋巴结破坏。白血病患者淋巴结活检结果中无巨噬细胞增多。此外,无基础疾病的 HPS 患者预后良好,较易恢复,而 ALL 患者多数预后较差。

9.针对妊娠合并不同类型白血病的治疗

(1)妊娠合并急性白血病的治疗。

①AML:因妊娠早期化疗对胎儿有毒性作用,建议妊娠早期诊断 AML 的患者立即终止妊娠,而妊娠中晚期使用柔红霉素和阿糖胞苷进行诱导化疗对母儿相对安全,若临近预产期(35 周后)或病情允许,可分娩后再行化疗。复发 AML 的治疗通常需要大剂量化疗和骨髓移植,无法在妊娠期安全给药,因此强烈建议复发 AML 患者终止妊娠。

②APL:一种特殊类型的 AML,与其他类型的妊娠合并白血病相比,妊娠合并 APL 者流产、胎儿生长受限、早产和围产期死亡风险更高。全反式维甲酸(ATRA)和三氧化二砷(ATO)是治疗 APL 常用且有效的化疗药物,但两者均具有较强的胚胎毒性。APL 患者早期终止妊娠后立即开始化疗,可达到与非妊娠患者几乎相同的完全缓解率和治愈率;但如果患者及其家属强烈要求继续妊娠,妊娠早期尤其是胚胎器官形成期间(8～10 周)应避免使用 ATRA,妊娠中期的较早时期可考虑选择柔红霉素联合 ATRA,妊娠中晚期可单独使用柔红霉素。应注意妊娠的任何阶段都不建议使用具有高度胚胎毒性的 ATO。不建议对白细胞增多的 APL 患者进行白细胞分离术,以免加剧凝血功能障碍。

③ALL:妊娠合并 ALL 患者的大多数化疗方案包括蒽环类、长春新碱和类固醇,这些化疗药物可使一些胎儿出生时出现短暂的全血细胞减少、呼吸窘迫和早产。妊娠 20 周之前诊断 ALL 者应考虑终止妊娠,并在终止妊娠后立即开始常规治疗;妊娠 20 周后,可以使用非妊娠期的治疗方案,然后在妊娠晚期开始使用不含甲氨蝶呤的桥接化疗;对于妊娠接近 32 周的患者,可以单独使用泼尼松龙。

(2)妊娠合并慢性白血病的治疗。

①CML:妊娠合并慢性白血病中,CML 最为常见。妊娠期间确诊 CML 的患者如处于加速期或急变期,建议立即终止妊娠,并开始酪氨酸激酶抑制剂(TKI)治疗和(或)化疗。对于处于慢性期的患者,若 $WBC < 1 \times 10^9 /L$ 且 $PLT < 5 \times 10^9 /L$,可不予治疗,尽可能避免使用 TKI、羟基脲和白消安等具有致畸可能的药物;若 $WBC \geq 1 \times 10^9 /L$ 且 $PLT \geq 5 \times 10^9 /L$,可定期行白细胞分离术以减轻肿瘤负荷及避免胎盘功能不全(尤其在妊娠的前 3 个月)。当白细胞分离术不能满意地控制 PLT 时,可予以阿司匹林或低分子肝素抗凝。若上述方法不耐受或疗效不佳,建议在妊娠的后 6 个月内加用干扰素-α。国外学者报道,妊娠早期即开始使用干扰素-α 治疗 CML,母儿最终均获得较理想结局。

②CLL:妊娠期间 CLL 的治疗可能导致白细胞停滞、胎盘功能不全、早产和死亡的风险增加。CLL 为惰性白血病,并非所有的 CLL 都需要立即治疗,因此妊娠期间诊断为 CLL 者应根据自身情况和妊娠意愿选择最恰当的治疗方案。

10. 妊娠合并白血病患者的产科及新生儿处理

(1)终止妊娠:妊娠早期可采用药物流产终止妊娠,妊娠中期可利用药物及利凡诺尔羊膜腔内注射引产,必要时行清宫术,引产效果良好。

(2)分娩时机:孕妇一般状况较差时,应待症状减轻 2~3 周后考虑分娩。妊娠 35 周后,不应当再行化疗,因为化疗药物会损害新生儿肝脏、肾脏。若临近分娩时发病,可待分娩后再进行化疗。

(3)分娩方式:妊娠合并白血病并非剖宫产指征,应尽量经阴道分娩,避免手术操作。但若出现胎儿窘迫、胎盘早剥或母体生命体征不平稳,可考虑手术治疗。

(4)产时处理:产程中应严密观察胎心变化,常规给氧,临产前应给予地塞米松增强机体对分娩的应激能力。预防产后出血并做好新生儿抢救的准备。

(5)分娩后注意事项:对于经阴道分娩者,应仔细检查产道;对于剖宫产分娩者,术中注意止血,严密操作并放置引流管。妊娠合并白血病患者分娩的新生儿,均应按高危新生儿处理。

①新生儿出生后:查血象及染色体。

②人工喂养:产妇应尽快进行化疗,不宜母乳喂养。

③产前如应用大剂量皮质激素,新生儿出生后应用泼尼松 2.5 mg,每日 2 次,口服,1 周后可逐渐减量。

11. 妊娠合并白血病患者的支持治疗 妊娠合并白血病患者除积极化疗外,支持治疗对母儿预后有重要意义。造成白血病患者死亡的主要原因是出血和感染,分娩期出血和感染更是威胁白血病产妇的主要因素,宫内死胎主要发生于严重贫血及感染的患者。妊娠期及时输血纠正贫血,应用抗生素预防感染,必要时使用层流病房,补充血小板等凝血因子以及避免重要器官出血可减少孕产妇并发症的发生;分娩时加强无菌操作、补充凝血因子可减少出血及感染。

临床病例

患者,女,24 岁。

【主诉】

院外分娩 1 h 余,阴道大量出血。

【现病史】

患者孕 40^{+5} 周,于入院前 1 天因不规则下腹痛,于当地医院就诊。查血常规:Hb 99 g/L,PLT 44×10^9/L。因当地医院救治能力有限,鉴于血小板减少,急转我院产科,转我院途中于入院当天 7:28 顺娩一活男婴,已断脐,胎盘自娩并遗弃。8:30 平车拖至我院,产妇阴道大量出血,量约 1000 mL,宫底平脐,轮廓尚清,自诉转运途中出血约 600 mL。现院外分娩 1 h 余,阴道大量出血入院。

【既往史】

既往体健,否认乙肝、结核等传染病病史,否认高血压、糖尿病等病史,否认药物过敏史,否认外伤史,否认手术史。生育史:G3P2。

【入院查体】

神志清楚,精神状态可,无心慌、胸闷、恶心、呕吐等。查体合作:T 36.3 ℃,P 95 次/分,R 20 次/分,BP 140/90 mmHg,SpO_2 95%(吸氧 1 L/min),双肺呼吸音清,未闻及干湿啰音,HR 95 次/分,心律齐,各瓣膜区未及异常杂音,腹部膨隆,恶露量较多,双下肢无水肿。

【辅助检查】

外院 B 超提示单活胎,头位,胎儿颈部可见 U 形压迹;外院查血常规:Hb 99 g/L,PLT 44 $\times 10^9$/L。

【初步诊断】

产后出血,妊娠合并血小板减少,妊娠合并贫血,G3P2,孕 40^{+5} 周顺产一活男婴。

【诊疗经过】

患者入院后完善相关检查(血常规、尿常规、凝血功能、肝肾功能等);立即建立静脉通道,吸氧,给予缩宫素 20 U、地塞米松、钙剂静滴,卡前列素氨丁三醇注射液(欣母沛)250 μg 肌内注射,通过宫颈卵圆钳钳夹、阴道内纱布填塞止血,同时申请输血(红细胞、冷沉淀、血浆)以纠正贫血及改善凝血功能障碍。因患者 PLT 低、阴道出血多,转成人 ICU 治疗。

入 ICU 后 给予预防感染、镇痛,维持容量,维持酸碱、电解质平衡及对症治疗,继续予宫腔内填塞纱布,宫颈卵圆钳根据产科要求放置。复查凝血功能:纤维蛋白原 0.848 g/L。血常规:Hb 82 g/L,PLT 42×10^9/L。转入半小时后观察阴道流出鲜红色血液,量约 200 mL,立即阴道置球囊止血,同时用 4 把宫颈卵圆钳钳夹,3 块纱布填塞阴道,此过程中出血约 280 mL,再次申请冷沉淀 5.5 U,血小板 1 人份,此后阴道出血明显好转。

进行相关治疗后复查凝血功能及 D-二聚体:D-二聚体 15.29 μg/mL,FIB 1.12 g/L,PT 12.7 s,TT 19.4 s。血常规:PLT 21×10^9/L;Hb 87 g/L;WBC 16.08×10^9/L,淋巴细胞 23.67×10^9/L,淋巴细胞百分比 86.5%。患者当前检查结果主要提示凝血系统异常,白细胞、淋巴细胞明显增多,红细胞及血小板减少,不排除白血病可能。结合血涂片结果(其他:幼稚细胞

80%）考虑为淋巴细胞性白血病可能性大，建议完善骨髓穿刺检查以明确诊断及进一步分型。

转血液科 行外周血涂片检查：原始细胞占76%，成熟红细胞形态未见异常，血小板单个分布，少见。诊断：急性白血病待定。流式免疫分型提示：存在一群异常细胞，占有核细胞的84.54%，为异常髓系幼稚细胞，考虑为AML可能。阴道仍有流血，予止血、输血等治疗。

入血液科第4天 血常规：WBC 51.99×10^9/L，RBC 2.69×10^{12}/L，Hb 83.4 g/L，PLT 15×10^9/L，中性粒细胞百分比4.0%，淋巴细胞百分比94.1%，单核细胞百分比1.1%，淋巴细胞绝对值48.92×10^9/L，血细胞比容25.3%。骨髓穿刺：骨髓象提示粒细胞异常增生，以原始粒细胞（Ⅰ＋Ⅱ型）为主，占90.5%。血象提示原始粒细胞占91%。考虑为AML-M1。患者有发热，伴有重度贫血及血小板减少，予止血、抗感染、输血改善贫血及升血小板治疗。

入血液科第8天 开始行DA（柔红霉素＋阿糖胞苷）方案化疗，化疗后出现重度骨髓抑制，给予升白细胞、升血小板、升红细胞及对症支持治疗。患者病情稳定后于产后27天出院。

出院后1年 多次行化疗，病情稳定。

【经验小结】

1. 制定妊娠合并白血病患者继续妊娠的决策 是否继续妊娠或终止妊娠应根据妊娠合并白血病的分型、发病孕周、孕妇病情严重程度、孕妇及家属的意愿，审慎决策。妊娠合并白血病的治疗以化疗为主，妊娠早期发生急性白血病时应立即终止妊娠，以避免妊娠中晚期引产而增加感染和出血的风险。病情较重不能耐受手术者可以先化疗，待病情缓解后再终止妊娠。如果患者及家属强烈要求继续妊娠，应充分告知继续妊娠对母儿的影响，在知情同意的情况下，可尝试使用有效且对胎儿影响相对较小的药物进行化疗，同时定期监测胎儿心功能及是否有先天性异常的发展。妊娠中晚期发生白血病时可以在化疗的同时期待妊娠，化疗时尽量选择有效且对胎儿影响较小的药物。

2. 妊娠合并白血病患者终止妊娠时机及分娩方式的选择

（1）终止妊娠时机：目前虽无前瞻性研究确定妊娠合并白血病患者的最佳分娩时机，但根据现有医疗水平和早产儿的救治经验，多数研究者认为妊娠24~32周可权衡胎儿化疗暴露和治疗性早产的利弊后选择最有利于母儿的分娩时机，妊娠32周后胎儿生存率大大增加，应根据母儿情况尽快终止妊娠。如果病情致妊娠期化疗不可避免，为降低出血和感染风险，最大程度保障母儿安全，计划分娩的时间最好在孕妇病情稳定、化疗结束3周以后（因化疗后血细胞计数的最低点通常在化疗后2~3周）。

若母儿一般情况良好，可考虑在妊娠35周以后终止妊娠。对于妊娠24~32周诊断为急性白血病的患者，需评估胎儿暴露于诱导治疗的风险与择期分娩早产的风险，妊娠32周后可计划分娩，分娩前注意避免围产期全血细胞减少。妊娠32周后诊断急性白血病的患者，若一般情况尚好，胎儿已成熟，应尽快制订分娩计划，分娩后再开始诱导治疗；发生DIC者尽可能先行诱导治疗，纠正DIC后再终止妊娠，产科急症或近预产期者除外。妊娠合并急性白血病孕妇计划35周之前分娩者，建议在分娩前1周肌内注射糖皮质激素促胎肺成熟，至少在分娩前24 h使用硫酸镁进行胎儿脑保护治疗。

（2）分娩方式：白血病本身并不是剖宫产的手术指征。阴道分娩具有出血少、感染风险低、恢复快等特点，产后可更快给予后续治疗。因此，建议无剖宫产术指征者选择阴道分娩，必要时进行催引产；对于初产妇可适当放宽剖宫产术指征，以减少第二产程屏气用力导致的脑出血及软产道损伤导致的产后出血。如有剖宫产术指征，应在做好充分准备的前提下择期手术，但剖宫产术前建议维持 PLT≥80×10⁹/L 且凝血功能正常,PLT≥50×10⁹/L 且凝血功能正常者可考虑阴道分娩。妊娠期化疗对胎儿骨髓抑制的风险总体较低,因此产钳助产不是禁忌证,必要时可产钳助产。

3. 妊娠合并白血病患者分娩镇痛与围术期管理

(1)分娩镇痛:分娩时宜尽早实施镇痛,PLT<50×10⁹/L 时应尽量避免椎管内穿刺;PLT<80×10⁹/L 和(或)中性粒细胞<1×10⁹/L 时应避免硬膜外镇痛,可考虑哌替啶或者吗啡镇痛,剖宫产术时建议全身麻醉;PLT≥80×10⁹/L 时可选择硬膜外麻醉镇痛。

(2)围术期处理:鉴于妊娠合并白血病的临床特点(出血、感染),围术期应做好预防产后出血和感染的准备,及时发现并纠正凝血功能异常。建议出现自身免疫性血细胞减少并发症的产妇使用激素或免疫球蛋白。终止妊娠前尤其是剖宫产术前应根据病情输注红细胞、血小板等血液制品,同时充分备血,包括红细胞、血小板、血浆、纤维蛋白原及凝血因子等。围术期推荐常规使用抗生素预防感染,建议使用青霉素、红霉素、甲硝唑和头孢菌素,避免使用喹诺酮类、四环素、磺胺类药物、阿莫西林和克拉维酸钾;如果怀疑有败血症,可以考虑使用克林霉素、艾拉西林唑巴坦、碳青霉烯类和庆大霉素等。妊娠期间抗真菌药物可选择两性霉素 B。产后PLT>50×10⁹/L 的患者应皮下注射低分子肝素 10 天至 6 周以降低深静脉血栓形成的风险。化疗期间及化疗后 2 周内避免母乳喂养。

4. 妊娠合并白血病患者不同妊娠阶段产科处理原则

(1)急性、慢性白血病经积极化疗,病情完全缓解,无子女,可以慎重怀孕。妊娠期与血液科联合监护病情变化。

(2)妊娠早期发生急性白血病时,应及时终止妊娠,术后化疗。若病情危重,可以先化疗,待病情缓解后再终止妊娠。

(3)妊娠中晚期发病时,应积极化疗,并辅以支持疗法。若胎儿致畸期已过,化疗中适当考虑药物对胎儿影响,争取在病情缓解后分娩,有希望得到 1 个成熟活婴。也有人主张在病情危重时,剖宫产挽救 1 个活婴。

5. 预防妊娠合并白血病

(1)避免接触对身体有害物质,如辐射、有毒化学物质、病毒等。

(2)化疗过程中尽量不使用或者少使用具有致白血病作用的药物。

(3)曾接受放疗、化疗的患者,应定期检查,及时诊断。

(4)优生优育,定期产检。

(李 洁)

二、妊娠合并先天性纤维蛋白原缺乏症

【疾病概述】

先天性纤维蛋白原(FIB)缺乏症是一种少见的血浆 FIB 数量或质量异常疾病。数量异常型包括先天性无纤维蛋白原血症和先天性低纤维蛋白原血症,质量异常型包括先天性异常纤维蛋白原血症和先天性低异常纤维蛋白原血症。先天性无纤维蛋白原血症表现为循环纤维蛋白原完全缺失,血浆 FIB≤0.1 g/L 且功能性和抗原分析均不能检测到 FIB;先天性低纤维蛋

白原血症表现为循环中 FIB 水平下降，FIB 0.1~1.5 g/L。质量异常型疾病表现为 FIB 抗原和功能缺失，FIB 分子功能改变，其中先天性异常纤维蛋白原血症特点为血浆 FIB 水平正常，而先天性低异常纤维蛋白原血症患者血浆 FIB 水平降低。妊娠合并先天性纤维蛋白原缺乏症者常表现为复发性流产、胎盘早剥、产时及产后出血。妊娠期需监测 FIB 水平及凝血功能，必要时给予 FIB 替代治疗，根据血栓发生风险给予抗凝治疗。

先天性纤维蛋白原缺乏症多为常染色体隐性或显性遗传致 FIB 缺乏，妊娠期由于肝脏合成 FIB 的功能存在先天性缺陷，FIB 减少或缺乏，使纤维蛋白生成障碍而影响血液的凝固。常发生在近亲婚配的后代。

在真正的先天性低纤维蛋白原血症中，患者的 FIB 的 2 条等位基因是正常的。与之相反，先天性无纤维蛋白原血症患者的 2 条等位基因呈杂合状态，一条正常，另外一条异常。无论是先天性无纤维蛋白原血症或是先天性低纤维蛋白原血症，患者的纤溶系统和其他的凝血途径都完全正常，机体中不应存在任何使凝血机制激活、纤维蛋白原消耗或降解的情况。

先天性无纤维蛋白原血症患者的某些筛查实验结果（如 APTT、出血时间）虽然明显异常，但是出血并不严重。这一现象与纤维蛋白原基因剔除小鼠实验中观察的现象相吻合，只是在临床先天性无纤维蛋白原血症患者流产的概率并没有明显升高。部分此类患者甚至有血栓形成，其机制可能与血管内血小板的异常聚集有关。

【临床思维】

1. 先天性纤维蛋白原缺乏症的临床表现　FIB 是血浆中含量最丰富的凝血因子，正常人血浆中 FIB 2.0~4.5 g/L，半衰期约为 4 天。其作为凝血链中的一个重要因子——凝血因子，在凝血过程的后期阶段发挥凝血作用。FIB 作为血小板 Ⅱb/Ⅲa 受体，是损伤部位形成血栓和纤维蛋白基质的重要组成部分，参与血小板活化和聚集以及纤维蛋白溶解。当血浆中 FIB<1.0 g/L 时，可出现出血征象，至少维持 FIB 0.7 g/L，才能阻止自发性出血的发生，因此先天性纤维蛋白原缺乏症最主要的症状是出血。

先天性纤维蛋白原缺乏症患者会发生致命性的出血，但是在很多情况下要比血友病轻得多。先天性无纤维蛋白原血症多在婴儿期因脐带根部出血不止而得以诊断，临床表现包括消化道出血和黏膜出血等。虽然 20% 的先天性无纤维蛋白原血症患者曾发生关节出血，但是其严重程度和后果都不如血友病患者。接受 FIB 替代治疗的患者发生血栓性疾病的概率较正常人高，其机制尚不清楚。除非 FIB<0.5 g/L，否则先天性低纤维蛋白原血症患者一般不会自发出血，这些患者可能实际上是先天性低异常纤维蛋白原血症患者。临床上根据阳性家族史，结合临床表现、实验室检查即可诊断。

2. 先天性纤维蛋白原缺乏症实验室检查指标的变化

（1）PT、APTT、凝血时间都延长，这些检查的异常都可以被加入的正常血浆所纠正。

（2）血浆中循环 FIB 抗原的特异性检测是先天性无纤维蛋白原血症的特异性检查。

（3）血小板中的 FIB 缺乏是先天性无纤维蛋白原血症的特异性指标。

（4）外周血在大多数情况下，血小板的数量不会低于 100×10^9/L，白细胞、红细胞、血红蛋白正常。

（5）血小板聚集不良。

（6）出血时间延长。

（7）其他：皮肤有超敏反应的先天性无纤维蛋白原血症患者不会出现硬结现象，因为其后续的反应需要皮下 FIB 的堆积，它们在过敏原的作用仅表现为皮肤红斑。先天性低纤维蛋白原患者的血浆 FIB 的水平约为正常的一半,但是在某些患者中可以观察到更低水平的表达。

3. 先天性纤维蛋白原缺乏症的分型及诊断　　先天性纤维蛋白原缺乏症分为 2 型:① Ⅰ型,为先天性无或低纤维蛋白原血症,循环中 FIB≤1.5 g/L;② Ⅱ 型,为先天性异常或低异常纤维蛋白原血症,循环中 FIB 水平正常或降低,质量异常。

(1)先天性无纤维蛋白原血症:一种常染色体隐性遗传病,常见于近亲婚配家系。由于 FIB 完全缺乏,患者临床表现以出血为主,常以脐带出血为首发症状,还可表现为关节血肿、黏膜及脏器出血。妊娠期主要表现为早期流产、胎盘早剥、产后出血。实验室检查结果特征:血浆 FIB≤0.1 g/L,且功能性和抗原分析均不能检测到 FIB,APTT、PT 和 TT 同时延长,但均可被输注血浆或 FIB 纠正,血液始终不能凝固。其他凝血因子正常,ESR 下降。

(2)先天性低纤维蛋白原血症:一种常染色体显性遗传病,少数为常染色体隐性遗传,杂合性多见。患者出血症状较少且轻微,通常是无症状的,这是因为其 FIB 1.0 g/L 左右,足以阻止自发性出血,可以维持妊娠。若 FIB<0.5 g/L,则会出现严重的出血,尤其是手术或创伤后。妊娠期临床症状与 FIB 活性水平相关。实验室检查提示血浆 FIB 0.1~1.5 g/L,功能性和免疫反应检测提示 FIB 水平均有不同程度的下降,APTT、TT、PT 延长时间与 FIB 缺乏程度相关,其中以 TT 最为敏感。

(3)先天性异常纤维蛋白原血症:一种常染色体显性遗传病,杂合性多见,发病率较先天性无或低纤维蛋白原血症高。患者通常没有症状,多在凝血功能检查时发现。因 FIB 分子结构异常导致 FIB 功能异常,所以先天性异常纤维蛋白原血症的特点是血液凝固功能异常。一项针对 260 例先天性异常纤维蛋白原血症患者的研究发现,大约 55% 的患者无症状,25% 的患者表现为出血,20% 的患者表现为血栓形成,少部分患者会以两者同时出现为主要临床表现。出血多发生在手术、创伤及分娩后。

先天性异常纤维蛋白原血症患者妊娠期常表现为流产及产后出血,而先天性低异常纤维蛋白原血症患者因 FIB 数量减少而且功能异常,以流产、胎盘早剥和产后出血为主要临床表现。研究显示,携带与血栓相关的 FIB 突变的女性,妊娠期流产的发生风险异常增高;孕前即存在出血症状的女性,产后出血的风险增加。实验室检查常提示凝血指标不同程度或无限延长,最主要的异常是 TT 延长,PT 和 APTT 正常或轻度延长,少部分患者 TT 正常或缩短,FIB 抗原水平正常或升高,而功能性 FIB 水平降低。

(4)先天性低异常纤维蛋白原血症:该患者 FIB 水平降低且功能异常,自发性出血及血栓的发生率更高,症状更严重。妊娠期女性血液常处于高凝状态,大部分凝血因子增加,妊娠晚期 PT 及 APTT 缩短,TT 无明显改变,血浆 FIB 含量较非妊娠期约增加 50%,于妊娠晚期平均达 4.5 g/L。目前没有关于先天性纤维蛋白原缺乏症患者妊娠期间血浆 FIB 水平变化的文献研究,故妊娠合并先天性纤维蛋白原缺乏症尚无明确、统一的诊断标准,目前以非妊娠期 FIB 水平作为妊娠合并先天性纤维蛋白原缺乏症的诊断标准,且在诊断前需排除获得性纤维蛋白原缺乏症等疾病。

4. 妊娠合并先天性纤维蛋白原缺乏症患者的产前咨询和妊娠期、分娩期的管理

(1)产前咨询:先天性纤维蛋白原缺乏症女性患者,更容易出现出血倾向,非妊娠期常表现为月经过多,多数患者可出现贫血,若其贫血状态未纠正,妊娠期及分娩期对出血耐受性差,出血风险明显增加。在妊娠期,FIB 通过支持细胞、滋养细胞播散,促进母体-胎儿间血管生成,从而维持胎盘完整性,因此先天性纤维蛋白原缺乏症患者妊娠期容易出现流产、死产、绒毛膜后血肿、胎盘早剥、产后出血、产后血栓形成等并发症。先天性异常纤维蛋白原血症患者,流产和死产的风险与普通人群相似,但是携带有 FIB 突变基因的女性,FIB 功能异常,更容易发生出血及血栓性疾病,所以其流产和产后出血的风险亦会增加。

鉴于先天性纤维蛋白原缺乏症患者妊娠期及围产期并发症高发,故一旦诊断该疾病,应明确疾病分型,并行产前咨询。首先通过了解患者的家族史以及对家系中成员的基因进行筛查,确定遗传方式,评估下一代遗传该疾病的风险;其次,根据患者的病情,评估其是否能耐受妊娠及分娩,并评估妊娠相关风险。

(2)妊娠期管理:妊娠期间,应严密观察患者有无出血倾向,有无流产及胎盘早剥的临床表现,定期监测患者凝血功能,注意 FIB 水平及其他凝血指标的变化,及时发现出血倾向,必要时予 FIB 替代治疗。

(3)分娩期处理:急性活动性出血、手术前是进行 FIB 替代治疗的指征。先天性纤维蛋白原缺乏症最基本的治疗为补充 FIB。产后应继续监测 FIB 水平及凝血功能,警惕出血或血栓形成,必要时给予抗凝治疗。

5. FIB 替代治疗　先天性无纤维蛋白原血症女性可自然受孕,且早期胚胎植入正常,但是如果不给予 FIB 替代治疗,通常会在妊娠 5～8 周发生自然流产。故一旦诊断为先天性无纤维蛋白原血症,妊娠期应尽早使用 FIB 替代治疗,以维持 FIB 在有效止血范围内,达到预防和治疗出血的目的,并可尽量降低由此导致的自然流产率。先天性低纤维蛋白原血症及先天性异常纤维蛋白原血症患者需根据血浆活性 FIB 水平及出血风险给予 FIB 替代治疗。

FIB 替代治疗包括输注新鲜冰冻血浆、冷沉淀(每个单位含 FIB 300 mg)和来源于血浆的浓缩 FIB(1 g 提升 0.2 g 左右 FIB)。浓缩 FIB 因为具有使用安全、起效迅速、容量负荷小、可以将病毒去除或灭活等特点,而且使用时不会出现使用新鲜冰冻血浆和冷沉淀时出现的输液反应和过多的容量负荷所致的急性肺损伤,无疑是最好的选择。FIB 替代治疗最主要的风险是血栓形成,浓缩 FIB 不携带有缺陷的蛋白质,不携带凝血因子Ⅷ及血管性血友病因子,所以在减少血栓形成方面比新鲜冰冻血浆和冷沉淀具有更大的优势。

药代动力学研究表明,给予先天性纤维蛋白原血症患者单次剂量 $60～70$ mg/kg 浓缩 FIB,可以在 $40～60$ min 内使血浆活性 FIB 水平达到 $1.3～1.45$ g/L,半衰期约 80 h。妊娠期预防性应用时,通常每 $10～14$ 天给予浓缩 FIB $20～30$ mg/kg,定期监测 FIB 水平,维持血浆 FIB 水平在 0.5 g/L 以上,必要时可缩短给药间隔至 7 天。也有学者应用公式计算 FIB 用量:应用剂量(g/kg)＝[目标水平(g/L)－测量水平(g/L)]/0.17。现有的研究已经证实,较低的血浆 FIB 水平(<0.4 g/L)可以维持妊娠,但不足以避免出血的发生,故妊娠期尽量维持 FIB≥0.6 g/L,如果可能的话,推荐 FIB 水平维持在 1.0 g/L 以上。

目前的专家共识建议,先天性纤维蛋白原缺乏症患者在围术期,血浆 FIB 水平应维持在 1 g/L 以上直至切口完全愈合;小手术时,血浆 FIB 水平维持在 0.5 g/L 以上直至痊愈;出现自发性出血症状时,依据出血的形式,血浆 FIB 水平应维持在 0.5 g/L 或以上,直至出血停止;在妊娠早期及中期血浆 FIB 应维持在 $0.5～1.0$ g/L,妊娠晚期和围产期应维持血浆 FIB $1～2$ g/L;在分娩过程中需要持续输注浓缩 FIB 以维持血浆 FIB 水平在 1.5 g/L,理想情况下,尽量维持在 2.0 g/L 以上。(1 U 冷沉淀含有 FIB $0.25～0.3$ g,对于一个血容量约5 L的患者,1 U 冷沉淀约提高血浆 FIB 水平 $0.05～0.06$ g/L,需要 $5～10$ U 冷沉淀才能达到治疗量)。

对于先天性异常纤维蛋白原血症患者,应该根据 FIB 水平、出血等临床症状、血栓病史及家族史制订个体化的治疗方案。无症状的患者不需要特殊治疗,有出血症状的患者,特别是出血症状明显或正在进行侵入性手术操作者,应考虑给予 FIB 替代治疗。为了避免产后出血,有严重出血倾向或行剖宫产术的患者,建议预防性行 FIB 替代治疗,使血浆 FIB 水平维持在 1 g/L 以上,或高于原基础水平 0.5～1.0 g/L 以上,至切口愈合。上述 FIB 替代治疗建议均是基于以往的病例报告,最佳的目标血浆 FIB 水平范围仍不确定。FIB 替代治疗方案需要依据个体化原则进行调整,并且需要通过多学科会诊共同商议治疗方案。抗纤溶氨基酸,如氨基乙酸和氨甲环酸,可以单独应用或和 FIB 替代治疗同时应用,用于治疗先天性纤维蛋白原缺乏症,尤其是有血栓病史、血栓家族史及妊娠、手术、制动等血栓形成高危因素的患者。氨基乙酸推荐剂量为 50～60 mg/kg,每 4～6 h 给药一次;氨甲环酸推荐剂量为 25 mg/kg,每 6～8 h 给药一次。

6. 抗凝治疗 有研究发现,一些先天性无纤维蛋白原血症患者可以同时出现动脉及静脉血栓,通常发生在有血栓形成高危因素或 FIB 替代治疗后的患者。FIB 数量异常患者由于血管性血友病因子的活化,可能发生血小板聚集,而且在缺乏 FIB 的情况下,FIB 隔离凝血酶的抗血栓功能也受到破坏,因此,没有被血凝块捕获的凝血酶可以被血小板活化、平滑肌和内皮细胞迁移所利用。这些现象解释了动脉血栓的发生。动脉血栓通常好发于没有心血管疾病风险的年轻患者的大静脉内,这种情况下形成的血栓松散而不稳定,易形成栓子,导致外周血管血栓栓塞。也有报道,先天性无纤维蛋白原血症患者,血液循环中凝血酶原片段 1+2 和凝血酶-抗凝血酶复合物异常增加,而输注 FIB 可以使其降至正常,所以 FIB 替代治疗可以使先天性无纤维蛋白原血症患者血栓形成的风险增加。先天性异常纤维蛋白原血症患者血栓形成的风险更高。与之相关的两个主要机制:异常的 FIB 不能与凝血酶结合,导致血浆游离凝血酶增加;异常的 FIB 形成的纤维蛋白凝块抵抗纤维蛋白溶酶的降解作用。

鉴于血栓形成的风险,可以按经验使用抗凝药物,如低分子肝素、维生素 K 拮抗剂、重组水蛭素、凝血酶抑制剂、抗血小板制剂等。基于血栓形成的事实,先天性纤维蛋白原缺乏症患者妊娠期持续应用高水平的 FIB 替代治疗时需要严密监测血栓形成风险,特别是使用冷沉淀时。因为冷沉淀除含 FIB 外还含有相当数量的凝血因子Ⅷ和血管性血友病因子,凝血因子Ⅷ和血管性血友病因子在妊娠期生理性升高,输入冷沉淀可额外增加此因子,导致血栓形成。无论应用浓缩 FIB 还是冷沉淀进行替代治疗,都需要同时进行抗凝治疗,预防血栓形成,包括使用小剂量阿司匹林和低分子肝素抗凝。在妊娠期、分娩期及围产期,具有血栓表现的患者应该进行预防血栓治疗,此时弹力袜和低分子肝素治疗是必要的。

7. 妊娠合并先天性纤维蛋白原缺乏症的有效检测 国外资料显示,先天性纤维蛋白原缺乏症患者一旦证实妊娠,需要重复治疗,从妊娠 4～5 周开始,持续整个妊娠期和分娩期。已报道病例的经验提示,最优的血浆 FIB 水平是大于 1 g/L,应每周检测 FIB 水平。

FIB 的需要量和清除率随孕周增加而增加。在妊娠早期,补充 FIB 2 g,每周 2 次,妊娠晚期可达 5 g,每周 3～4 次。有资料显示,妊娠期血浆 FIB 应保持在 0.6 g/L 以上。国外学者认为妊娠期血浆 FIB 应尽可能恢复至 2 g/L,分娩时血浆 FIB≥1.5 g/L,手术时血浆 FIB≥1.2 g/L。

FIB 替代治疗的频率为每 3～4 天 1 次,但有发生动脉或静脉血栓形成的可能。因先天性低纤维蛋白原血症患者在妊娠期及分娩期有胎盘早剥、产后出血、颅内出血等风险,个案报道中患者通常以剖宫产终止妊娠。

(李　洁)

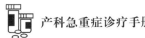

第八节 妊娠合并急性肾损伤

【疾病概述】

急性肾损伤(acute kidney injury,AKI)指的是肾功能损害,短期内出现氮质血症、水和电解质失衡、酸碱失衡,是一种严重的临床综合征。改善全球肾脏病预后组织(KDIGO)关于AKI 的临床实践指南指出,48 h 内血清肌酐上升＞0.3 mg/dL(26.5 μmol/L)或上升＞50％(基线水平的 1.5 倍),或尿量减少(＜0.5 mL/(kg·h))超过 6 h 即考虑 AKI,而将与妊娠有关或与妊娠并发症及合并症有关的 AKI 称为妊娠合并急性肾损伤。AKI 是孕产妇最严重的合并症之一,也是危及母儿生命的重要原因。妊娠可使既往无肾病史的孕妇发生肾损伤。

妊娠合并急性肾损伤高发期为妊娠 8～16 周(与感染性流产、流产药肾毒性和妊娠剧吐相关)、第三产程和产后(与子痫前期、子痫、胎盘早剥、产后出血、弥散性血管内凝血和产后脓毒症相关)。80％的妊娠合并急性肾损伤发生在第三产程和产后。脓毒症导致出血性休克或低血压,进而引起肾脏缺血是导致妊娠期 AKI 的主要因素。急性肾小管坏死是最常见的临床类型,其次为急性皮质坏死。约 90％的患者需透析治疗,院内死亡率为 7％～16％,流产率约 50％。

妊娠合并急性肾损伤病因多种多样,与普通人群的 AKI 类似,它同样分为肾前性(最常见)、肾性和肾后性,并可进一步分为妊娠相关病因和妊娠无关病因(表 2-8-1)。

表 2-8-1　妊娠合并急性肾损伤病因分类

病因分类	与妊娠相关	与妊娠无关
肾前性	出血(胎盘早剥、前置胎盘、子宫收缩乏力、子宫破裂、术中出血、产后出血等) 妊娠剧吐 感染(感染性流产、绒毛膜羊膜炎等)	大出血(外伤等) 药物:利尿剂、非甾体抗炎药 充血性心力衰竭 脓毒症、胃肠炎等
肾性	ATN、ARCN(PE、HELLP 综合征、AFLP、羊水栓塞) TMA(TTP、aHUS、PE、HELLP 综合征、AFLP、DIC) 狼疮性肾炎和(或)APS	ATN 原发性或继发肾小球疾病 急性间质性肾炎、肾毒性药物
肾后性	极少数情况下压迫可导致双侧积水 医源性膀胱和输尿管损伤 阴道分娩对膀胱/尿道的自发性损伤	双侧输尿管梗阻(结石、肿瘤等) 肾小管阻塞(尿酸结晶)

注:ATN,急性肾小管坏死;ARCN,急性肾皮质坏死;PE,子痫前期;AFLP,妊娠期急性脂肪肝;TMA,血栓性微血管病;TTP,血栓性血小板减少性紫癜;aHUS,非典型溶血性尿毒综合征;DIC,弥散性血管内凝血;APS,抗磷脂综合征。

(1)血容量不足:导致孕妇血容量不足的所有因素,都可能导致妊娠合并急性肾损伤的发生。妊娠期大量失血(产后出血、胎盘早剥等),导致肾前性缺血以及肾灌注降低,当肾缺血长时间持续存在,导致肾小管细胞坏死或凋亡而出现 ATN,同时大量失血过程中发生的弥散性血管内凝血也可加剧肾脏病理损害,直接导致肾损伤,增加 ARF 的风险。另外,妊娠剧吐也是妊娠期导致血容量减少的重要原因。

（2）感染：由于妊娠期激素和解剖学等生理变化，妊娠期尿路感染较为常见，但很少引起AKI，除非严重感染伴有脓血症。感染性流产是导致严重感染的主要原因之一，肾盂肾炎、绒毛膜羊膜炎、肺炎也是导致AKI的常见感染性原因，其中，肾盂肾炎在非妊娠患者中极少导致AKI，但由于妊娠期间输尿管扩张，膀胱松弛，以及机体对细菌内毒素敏感性增加，肾盂肾炎发展为全身性炎症和脓血症的风险增大，故而容易导致妊娠合并急性肾损伤。

（3）PE或HELLP综合征：导致妊娠合并急性肾损伤的最常见原因。约40%的AKI患者合并重度PE或HELLP综合征，重度PE患者的AKI发生率约为1%，HELLP综合征患者的AKI发生率为3%～15%，且通常发生在产前或产后早期。单纯PE患者发生AKI的并不多，而当有子痫、胎盘早剥、胎死宫内、弥散性血管内凝血、HELLP综合征等并发症时易发生AKI。PE特征性病理变化是肾小球毛细血管肿胀，甚至毛细血管内腔完全闭塞，使得患者GFR、肾有效血浆流量与正常孕妇相比，分别降低32%和24%左右，肾功能受损并发展为ARF的风险增高。此外，PE或HELLP综合征孕妇对血管紧张素Ⅱ和儿茶酚胺反应的敏感性增加，血管易收缩痉挛，出现炎症反应和凝血功能活化，造成血容量降低和易患血栓性微血管病，这些因素均会增加患AKI的风险。

（4）TMA：主要指TTP和aHUS。两者均出现器官微血管纤维蛋白和（或）血小板血栓。典型的TTP表现为血小板减少、溶血性贫血、发热、神经功能异常和肾功能不全，而aHUS临床特征是微血管病性溶血性贫血、血小板减少、全身缺血和多器官功能衰竭，主要发生于脑部和肾脏。两者有极为相似的病理生理过程，即血管内血栓引起的血小板消耗、红细胞破坏和全身性缺血，但aHUS神经系统受累不明显，主要影响肾脏，且常发生在产后。aHUS通常导致严重的AKI，需要频繁透析，相比而言，TTP则仅发展为轻度肾功能不全。肾小球血栓形成并纤维沉积和肾入球小动脉的纤维坏死是肾脏主要的病理表现。目前认为TTP是因获得性或先天性ADAMTS13缺失所造成的，而aHUS则是因为C_3转化酶的调节异常与补体激活系统紊乱而导致肾脏内皮损伤，因而在选择具体治疗方案时应考虑该病因差异。

（5）AFLP：妊娠晚期快速进展性肝衰竭，常伴有恶心、呕吐、全身乏力和精神状态改变。实验室检查异常包括高胆红素血症、转氨酶水平升高、血氨水平升高和低血糖。AFLP患者的肾活检显示毛细血管袢增厚和肾小管游离脂肪酸的轻度氧化，肾小球细胞过多，导致急性肾小管坏死和肾灌注降低，从而发生AKI。80%的AFLP患者可出现蛋白尿和外周性水肿，与PE相似，应该相互鉴别。

（6）原发性和继发性肾小球疾病：妊娠期可发生急性肾小球肾炎，各型慢性肾病患者在妊娠期间肾脏负担加重或因伴有PE而发生AKI。妊娠早期没有严重高血压及蛋白尿的轻度肾功能不全的孕妇，继续妊娠不会改变病程的进展，发生ARF的概率很低。但50%已有中、重度肾功能不全的孕妇的肾功能会随着妊娠的进展而恶化，故而应严格掌握慢性肾病患者的妊娠指征。

（7）肾后性原因：梗阻性的妊娠合并急性肾损伤并不常见。生理性的肾积水可见于90%的孕产妇，这与妊娠期间子宫对输尿管的压迫，子宫的增大，以及由孕激素水平升高引起的平滑肌松弛有关。尿潴留和妊娠的结石因素（尿钙、草酸、尿酸和钠增加）的结合可能导致肾结石形成。膀胱和输尿管的医源性损伤是妊娠合并急性肾损伤的罕见原因，通常是紧急剖宫产的并发症，特别是在有泌尿系统解剖学变异的女性中，比如异位肾脏等。另外，多胎、孤立肾、羊水过多等也是引起妊娠合并急性肾损伤的原因，治疗时均是对因治疗。

【临床思维】

1. 妊娠状态对肾功能的影响及患者发生 AKI 的概率 妊娠与肾脏的关系甚为密切。孕妇胎盘和肾组织间有相同的可溶性抗原,胎盘中包含许多父源性异体抗原,使母体产生抗体。当父源性异体抗原性增强,或母体免疫反应失调时,在血液循环中可能形成抗原抗体免疫复合物沉积于母体肾小球;或父源性异体抗原与母体肾小球固有成分及已种植于肾小球的外源性抗体结合,在母体肾脏局部可能形成免疫复合物,而致肾脏免疫损伤和炎症反应。

妊娠期女性血液处于高凝状态,加上雌激素、孕激素水平增高,使肾盂肾盏扩张,尿道平滑肌松弛,增大的子宫压迫输尿管,导致肾盂积水、肾血流量降低。

综合以上因素,肾动脉长期痉挛缺血,为肾脏的免疫损伤的"着床"创造了有利条件。

2. 妊娠合并急性肾损伤的临床表现

(1)少尿期:出现尿量减少、进行性氮质血症、水钠潴留、高钾血症和代谢性酸中毒及低钙血症和高磷血症,另外,可能出现高血压、心力衰竭、心律失常和心包炎等。少尿期一般持续1~2周。

(2)多尿期:进行性尿量增多是肾功能开始恢复的一个标志,但仍会发生氮质血症和电解质紊乱。此期仍易发生感染、心血管并发症和上消化道出血等。多尿期持续时间多为1~3周或更长。

(3)恢复期:尿量逐渐减少,血尿素氮和肌酐水平接近正常,肾小球滤过功能多在3~12个月恢复。

3. AKI 的分期诊断标准 2012 年 KDIGO 提出了基于血清肌酐变动和尿量变化的 AKI 定义,得到了广泛认可。KDIGO 的标准见表 2-8-2,其中,ARF 则对应 AKI 的第 3 期表现,然而,对于妊娠合并 ARF 而言,由于缺乏循证数据,其诊断标准目前尚未能达成一致。

表 2-8-2 AKI 的分期诊断标准

分　期	血 清 肌 酐 标 准	尿 量 标 准
1 期	基础值的 1.5~1.9 倍,或增加 ≥26.5 μmol/L	<0.5 mL/(kg·h),持续 6~12 h
2 期	基础值的 2.0~2.9 倍	<0.5 mL/(kg·h),持续 12 h 及以上
3 期	基础值的 3.0 倍,或肌酐升高至 353.6 μmol/L 及以上或开始进行肾脏替代治疗,或年龄 <18 岁 GFR 下降至小于 35 mL/(min·1.73 m^2)	少尿[<0.3 mL/(kg·h)]持续 24 h 及以上或无尿持续 12 h 及以上

4. 妊娠合并急性肾损伤患者应完善的辅助检查 妊娠合并急性肾损伤的肾前性、肾性和肾后性病因分析基于病史、体格检查、尿常规、尿液性质改变,包括尿相对密度、尿渗透压、尿钠和尿沉渣镜检情况等,特别是尿液性质改变,有利于鉴别肾前性还是肾性 AKI。

(1)肾功能检查:正常妊娠期患者在生理情况下 GFR 和肾有效血浆流量均有所增高,使得血清肌酐水平较非妊娠妇女有所下降,通常在妊娠早期、中晚期分别下降约 10% 和 30%。妊娠期正常血清肌酐为 44.2~53.04 μmol/L,血清肌酐 >88.4 μmol/L,则提示肾功能异常,肾脏受损。

(2)尿液检查。

①尿量测定:尿量 <400 mL/24 h 或 <20 mL/h 为少尿,尿量 <100 mL/24 h 或 <10 mL/h

为无尿。少尿或无尿是肾功能不全最早出现的症状,也是通过 AKI 分期判断疾病严重程度的重要指标。

②尿蛋白定量:对原发性肾小球肾炎和重度 PE 的诊断具有重要作用。妊娠期间因肾脏分泌尿蛋白增加,妊娠晚期尿蛋白定量可由 60~90 mg/24 h 升高至 180~250 mg/24 h,妊娠期正常的尿蛋白定量应该小于 260 mg/24 h,但目前认为即使达到 300 mg/24 h 仍属正常范围。

③尿液性质分析:有助于鉴别肾前性、肾性和肾后性病因。肾前性主要因血容量降低引起,尿少,尿色深,尿比重>1.020,尿渗透压>400 mmol/L,尿钠<20 mmol/L,尿沉渣镜检阴性。肾性则尿液少而色淡,尿比重<1.05,尿渗透压<350 mmol/L,尿钠>40 mmol/L,尿沉渣镜检有红细胞管型时提示肾小球病变,而尿液呈棕色,有肾小管上皮细胞管型则为急性肾小管坏死。无尿而尿检无特殊者可能为肾后性梗阻所致,应仔细排查原因。

(3)影像学检查:可提示肾脏病变或肾后性病变(如结石、梗阻等)。

(4)超声检查:可帮助评估肾脏血流量,从而明确肾血流灌注。

(5)肾活检:非妊娠患者无法明确诊断时,做肾活检是有利的。研究表明,约 70% 患者经过肾活检明确诊断后,调整了治疗方案。非妊娠患者肾活检发生严重并发症的概率<1%,故肾活检是比较安全的。在妊娠期,如 AKI 病因难以辨别,尽管可能有一定的风险,但必要时还是需要借助肾活检明确诊断。

5. 妊娠合并急性肾损伤需要鉴别的疾病 具体见表 2-8-3。

表 2-8-3 妊娠合并急性肾损伤鉴别诊断及主要治疗措施

待鉴别疾病	PE/HELLP 综合征	TTP	aHUS	AFLP
起始时间	妊娠晚期	妊娠中晚期	多见于产后	围产期
主要临床特征	高血压、蛋白尿	神经系统症状、发热和紫癜	重度肾损伤	恶心、呕吐和不适
主要实验室检查特征	血小板减少、轻度溶血和肝转氨酶水平升高	重度溶血、血小板减少、存在 vWf 多聚体、ADAMTS13 活性重度降低(<10%)	重度溶血、血小板减少	低血糖、凝血功能障碍(INR 升高)和转氨酶水平升高
肾损伤	轻度/中度	轻度/中度	重度	中度
分娩后肾脏恢复情况	良好,分娩数天至数周内恢复	较差,肾功能恢复的概率较低	较差,肾功能恢复的概率较低	良好,分娩几天内至数周内恢复
主要治疗措施	终止妊娠,控制血压	血浆置换	血浆置换,使用依库珠单抗抑制补体途径	终止妊娠,支持治疗

6. 妊娠合并急性肾损伤的处理措施

(1)一般治疗:成功治疗妊娠合并急性肾损伤的关键在于快速、准确地发现和纠正诱发因素,对症支持治疗,预防进一步损害和恶化。

①严密监测:妊娠合并急性肾损伤的管理涉及妇产科、肾内科、新生儿科等多个学科,应在多学科合作模式下进行重症监护治疗。专人护理,尤其要详细记录患者 24 h 出入量,并监测

尿液性质、血液生化、肌酐清除率及动脉血气等,及时追踪肾功能的变化,了解病情。

②维持体液平衡:进行液体复苏以保证血流动力学稳定,保持肾脏及子宫胎盘灌注至关重要,每日补液量应为显性失液量加上非显性失液量减去内生水量,大致可用前一日尿量加500 mL计算,必要时进行有创血流动力学监测。如果血容量正常但少尿持续存在,并伴肾功能恶化或液体过负荷,则应限制液体量并行透析治疗。既往认为使用多巴胺、袢利尿剂、心钠素等来增加肾血流量,从而保持尿量可以改善结局,但目前的证据表明这些药物在 AKI 的治疗中并没有显示出任何益处,因而实际应用中应谨慎。

③纠正电解质紊乱及酸中毒:电解质紊乱中尤其要注意高血钾。血钾>6.5 mmol/L 时,可以通过静脉注射 50% 葡萄糖注射液 50 mL 加普通胰岛素 6~10 U 或口服阳离子交换树脂紧急处理,无效时可进行血液净化治疗。高磷血症患者可以口服氢氧化铝,每 2~4 h 1 次,能阻止肠道内磷的吸收而使血钙水平升高。当血磷<1.13 mmol/L 时即可减量,并加服碳酸钙。低血钙患者静脉注射 10% 葡萄糖酸钙注射液 100 mL/d,分次静脉缓注,或口服碳酸钙 4~5 g/d。钙离子和钠离子都能对抗钾离子对心脏的抑制作用。除非严重低钙引起抽搐,应在血磷适当降低后补钙,以免在甲状旁腺功能亢进的作用下形成软组织异位钙化。低钠血症患者一般不需要特殊处理,对于大量利尿引起的低钠血症可酌情补充氯化钠或乳酸钠溶液。对于代谢性酸中毒,当 HCO_3^- <15 mmol/L 时,使用 5% 碳酸氢钠 100~250 mL 注射液静滴,有目的地使 pH 增至 7.2(在该水平时母儿受到的不利影响最小)。

④其他对症支持治疗:如使用甲基多巴和拉贝洛尔降压,通过输血或使用人类重组红细胞生成素纠正贫血等。

(2)特殊治疗:不同病因 AKI 的处理。

①妊娠相关血栓性微血管病(TMA):TMA 是一组急性临床综合征,以微血管病性溶血性贫血、血小板减少以及由于微循环中血小板血栓造成的器官受累为主要表现。妊娠相关 TMA 属于继发性 TMA,约占 TMA 的 8%~18%,并且具有很高的死亡率,包括 PE、HELLP 综合征、TTP 及 HUS。

a. PE:在妊娠前无高血压病史的患者,在妊娠 20 周后出现的高血压且伴有蛋白尿、水肿、凝血功能及肝功能的异常,通常发生在初产妇。本病发生率为 2%~7%,其中 2%~12% 的 PE 患者可能发生 HELLP 综合征。患者肾脏血流量下降,GFR 平均下降 25%。少数情况下会出现肾功能的重度下降,有时甚至发生肾小管及肾皮质坏死。

治疗上,对于轻至中度的 PE 患者,即血压<140/90 mmHg、蛋白尿<500 mg/24 h、肾功能正常、血尿酸<268 pmol/L 及不足以诊断 HELLP 综合征的患者,应给予卧床休息等对症治疗直到妊娠 37 周以后。对于重度 PE 患者,若孕龄<24 周,继续妊娠对胎儿存活无益,并且会增加妊娠者并发症的风险,建议终止妊娠;妊娠 24~37 周的患者,在给予母儿监测、血压控制、糖皮质激素促进胎肺成熟及硫酸镁保护脑的治疗措施下,可继续妊娠到 37 周;若孕龄>37 周,应终止妊娠。但无论哪种情况下,一旦发生患者病情加重、子痫及胎儿窘迫,均应立刻终止妊娠。

b. HELLP 综合征:妊娠期高血压患者同时并发 HELLP 综合征,多见于重度妊娠期高血压疾病患者,发病率约为 10%。主要表现为溶血、肝酶水平升高、血小板减少。急性肾衰竭是本病的常见并发症之一。实验室检查可见贫血、网织红细胞升高,外周血涂片可见到破碎红细胞,血清 LDH(>600 U/L)是溶血的敏感指标之一,还可有 PLT 下降(<100×10⁹/L)、AST(70 U/L)及胆红素水平升高(>12 mg/L)等。

治疗同重度 PE,应尽早终止妊娠,并给予积极的对症支持疗法。有学者建议使用糖皮质激素治疗血小板减少和肝酶水平增高,但需要进一步证实。

c. TTP:典型表现为微血管病性溶血性贫血、血小板减少、肾脏损害、神经精神异常、发热五联征。妊娠相关 TTP 主要发生在产前,通常在妊娠 24 周内,可为新发或者复发(既往有TTP 病史)。其病因主要是缺乏 ADAMTS13,可能与遗传因素或是存在抗 ADAMTS13 自身抗体有关。虽然 ADAMTS13 缺乏也会导致 DIC、HUS、PE 及 HELLP 综合征,但是严重缺乏者(ADAMTS13<5%)只存在于 TTP 中。

对于 TTP 的治疗,主要应用血浆置换疗法,除非合并 PE,否则不需立刻终止妊娠。血浆置换越早越好,即使不能完全确诊,试验性行血浆置换的益处也远大于 TTP 并发症的风险。起始血浆置换应每日进行,每次置换 1 倍血浆容量(60~70 mL/kg),连续 3 天,直到 PLT>150×10⁹/L 及血清 LDH 水平恢复正常,继续逐渐减量应用到两周。如果 TTP 发生在妊娠前3 个月,血浆置换应持续到分娩结束,置换频率按照 PLT 及血清 LDH 的水平调整。血浆置换无效的患者,应尽早终止妊娠。肾功能不全患者应行血液透析治疗。

遗传性 TTP 患者再次妊娠后若未预防性行血浆置换治疗,TTP 的复发率几乎为 100%,在妊娠前 3 个月应开始预防性行血浆置换治疗。获得性 TTP 且有严重 ADAMTS13 缺乏的患者再次妊娠时 TTP 复发率也达 20%,当这类患者 ADAMTS13<10%或血涂片中明确发现破碎红细胞时,应当尽早开始预防性血浆置换治疗。

d. HUS:表现为肾衰竭、血小板减少和微血管病性溶血性贫血(可找到红细胞碎片)三联征。HUS 分为典型和非典型两类。典型 HUS 主要由大肠埃希菌 0157:H7 感染导致血管内皮损伤所致。非典型 HUS 被证实与调控肾脏内皮细胞的补体系统缺陷有关,即补体因子 H、补体因子 I 和膜辅助因子蛋白缺乏或存在自身抗体;患者体内对补体旁路途径的异常调控,导致膜攻击复合物形成,继而损伤内皮细胞。此外,感染及失血也能导致补体旁路异常,出现产后 HUS。HUS 及 TTP 都属 TMA 范畴,TTP 更易出现神经系统症状,HUS 则容易出现肾脏受损,故可以加以区分。

HUS 的治疗同 TTP,主要依靠血浆置换去除导致内皮细胞损伤和血小板聚集的细胞因子或自身抗体,并能补充正常止血所需的 vWF。如果无法进行血浆置换,在患者无容量过负荷或高血压的情况下可给予血浆输注(首次 30~40 mL/kg,而后改为 10~20 mL/kg)。

②AFLP:目前病因未明,推测与妊娠晚期激素变化引起的脂肪酸代谢障碍有关,大量胎儿的脂肪酸释放入母亲体内,过量的长链脂肪酸沉积在肝组织内,导致母亲肝功能损伤。

本病起病急骤,病情凶险,常造成多器官损伤,死亡率高达 75%~85%。AFLP 处理时机的早晚与本病的预后密切相关。本病临床主要表现为黄疸和严重的肝功能损害,早期症状为恶心、呕吐,常被认为是正常的妊娠反应而误诊,数日后出现黄疸,渐进性加重,伴有剧烈头痛、意识障碍、全身出血倾向及 AKI。实验室检查可发现高胆红素血症,血清转氨酶、血清肌酐和血尿酸水平增高,其中血尿酸水平的增高和肾功能减退不成比例,并可在临床表现出现之前已升高,有助于早期诊断。部分患者抗凝血酶Ⅲ减少,提示可能存在 DIC。肝活检时脂肪染色可见肝细胞内大量脂肪微滴浸润,细胞肿胀,胞质内充满微小脂肪滴,能明确诊断。肾脏损伤较轻,可见肾小管细胞脂肪空泡形成及非特异性改变。

治疗措施包括尽早终止妊娠和支持治疗。终止妊娠后,大多数患者肝功能可以恢复,由于本病发生的时间多在足月时,因此胎儿一般可以存活。输成分血(如新鲜冰冻血浆、血小板和红细胞等)可补充血液内一些凝血因子及其他缺少成分。血浆置换可以清除体内的一些炎症因子,减少血小板聚集,促进血管内皮的修复。发生急性肾衰竭时,可以行血液透析治疗;肝衰竭时,可以行人工肝治疗。

③ATN:妊娠合并急性肾损伤的最常见病理类型,其病理和临床表现与非妊娠患者肾小管坏死相似。妊娠伴发ATN有两个高峰期。妊娠早期(8~12周)ATN的主要原因是感染性流产,全身性感染可引起低血压,从而造成肾脏低灌注和肾实质缺血;另外,自发性流产引起的失血、妊娠剧吐导致的严重容量不足也能引起ATN。妊娠晚期(34~40周)ATN的发生多由于产科大失血所致,特别是胎盘早期剥离或隐匿性胎盘后出血;其次可继发于妊娠期高血压疾病、宫内死胎延滞或羊水栓塞等。无论何种原因导致的ATN,都必须按ATN的一般处理原则积极治疗,尽可能寻找并去除病因。考虑到高毒素血症及缺血缺氧对胎儿的影响,保守治疗效果不佳时,应尽早采取血液净化治疗。行血液透析治疗时会导致黄体酮水平下降,引起早产,故应适当补充黄体酮。

④ARCN:发病初期临床表现没有特异性,突发无尿是ARCN最常见和最主要的临床症状。双侧肾皮质坏死将发展为不可逆性急性肾衰竭;不完全性肾皮质坏死表现为肾皮质局灶或片状坏死,肾功能可有一定程度的恢复,但较ATN恢复得慢,预后与发病初期无尿症状持续的时间有关。肾活检是本病诊断的金标准,但由于ARCN患者大多病情危重,存在凝血功能障碍,限制了早期肾活检的开展。

本病病因尚不明确,多见于胎盘早剥、宫内死胎延滞、严重的宫内出血及羊水栓塞等,上述原因导致休克、肾脏低灌注、持续性肾缺血而引起皮质坏死,而包膜下皮质由肾外血管供血而免于受累。治疗措施主要是肾脏替代治疗、病因治疗及对症支持治疗等。肾功能恢复情况取决于肾皮质坏死的程度,部分患者肾功能可恢复到脱离透析水平。

7. 妊娠合并急性肾损伤患者肾脏替代治疗的启动时机 肾脏替代治疗已经被成功地应用于妊娠合并急性肾损伤的治疗。尿毒症患者蓄积的尿素、肌酐及其他代谢产物可通过胎盘影响胎儿,尽早给予血液净化治疗可避免发展至肾小管坏死及肾皮质坏死,能有效降低母儿死亡率。在肾功能持续恶化的危重状态下,血液净化是有效的治疗手段。其适应证包括尿毒症(血清肌酐309.4~442 μmol/L 或 GFR 降低至小于 20 mL/min)、容量负荷过重、严重代谢性酸中毒造成循环障碍、高钾血症(血钾>7 mmol/L)、肺水肿、利尿剂治疗无效。

肾脏替代治疗包括腹膜透析、血液透析、血液滤过和血液透析、持续性肾脏替代治疗,其中持续性肾脏替代治疗和间歇性腹膜透析是妊娠合并急性肾损伤透析治疗的主要方式。持续性肾脏替代治疗具有血流动力学稳定、溶质清除效率高且能提供充分营养支持的优点,适用于多器官功能衰竭患者,但所需时间长,费用高,且需注意肝素用量。一般来说,妊娠期间一旦有血液净化指征,应尽早进行血液净化治疗,并增加血液净化强度和优化体液平衡管理,从而获得更好的妊娠结局。

妊娠期需严格控制母体体重和透析时的滤透率,并且需注意透析中的胎儿监护。治疗过程中需补充胎儿生长发育所需的铁、钙及维生素,血清铁蛋白应维持在200~300 μg/mL,可静脉补铁 10~15 mg/d,口服钙剂 1.5~2 g/d。为了维持胎儿正常生长需要,妊娠期行透析治疗时应该控制营养摄取及平衡,血液透析时摄取的蛋白质应大于 1.3 g/(kg·d),腹膜透析时应大于 1.4 g/(kg·d);血液透析时摄取的能量应大于 35 kcal/(kg·d),腹膜透析时应大于 25 kcal/(kg·d)。

8. 妊娠合并急性肾损伤患者可行的手术治疗 当肾衰竭的发生是由于泌尿道阻塞所造成时,应通过膀胱镜放置支架和进行经皮肾治疗等以减轻梗阻。在急需快速终止妊娠以防止病情进展的情况下,可选择剖宫产术终止妊娠。所有其他疗法失败后,可进行肾移植。

9. 血液净化治疗在妊娠合并急性肾损伤治疗中的作用 目前已有大量研究证实妊娠合并急性肾损伤特别是达到 3 期的患者应首选血液净化治疗。血液净化治疗可以减少尿毒症蓄积的尿素、肌酐及其他代谢产物,从而减少其通过胎盘影响胎儿。尽早给予血液净化治疗可避免发展至肾小管坏死及肾皮质坏死。血液透析使用的肝素有利于改善溶血性尿毒症及合并早期 DIC 患者的高凝状态而减少微血栓形成。

10. 妊娠期合并急性肾损伤患者的妊娠期管理 对妊娠合并急性肾损伤的成功管理需要肾脏科、产科、ICU 和其他团队成员之间进行密切的合作。明确妊娠合并急性肾损伤的潜在病因对其正确的管理至关重要。对于活检明确的肾小球肾炎,需要使用激素和免疫抑制剂。对于重度 PE/HELLP 综合征或 AFLP,早期终止妊娠是必要的。静脉使用镁制剂仍然是预防先兆子痫患者癫痫发作的基础,但镁是经肾脏排泄的,中度至重度妊娠合并急性肾损伤的患者面临着镁中毒的危险。在肾功能完好的女性中,通常的镁负荷量是 4～6 g,在最后一次抽搐发作后的 24 h 内,每小时的维持剂量为 1～2 g;对于中度肾功能损害患者,建议降低镁剂的标准负荷剂量,监测血清镁水平(治疗浓度为 5～8 mg/dL)和临床毒性(低血压和嗜睡);对需要透析的严重肾功能损害患者,建议采用较低的负荷剂量(4 g),在密切监测血清镁水平的基础上进行进一步的管理。

对于大多数 TTP 病例,建议使用血浆置换,而对 aHUS 则需要添加依库珠单抗。其他措施如液体复苏、预防进一步肾损伤、及时启动肾脏替代疗法以及及时终止妊娠可能是必要的。如必须液体复苏,需严格调控,因为患者在内毒素性损伤或先兆子痫的基础上容易出现肺水肿。

妊娠合并急性肾损伤的大多数并发症在医学上与普通患者相似。①容量过负荷:可以用利尿剂治疗。②高钾血症:用阳离子交换树脂治疗。③代谢性酸中毒:纠酸治疗。④贫血:输血和(或)促红细胞生成素。如果使用这些干预措施后,肾脏损伤仍然进展或者患者出现尿毒症的迹象,则需要进行肾脏替代治疗。

对于妊娠合并急性肾损伤,关于起始时间、治疗时间或肾脏替代疗法的数据有限,因此透析处方需要个性化。类似于晚期肾脏疾病患者,孕妇应该考虑更长的、更频繁的透析治疗,以避免低血压,同时有利于恢复电解质平衡,并充分清除氮质血症。

11. 妊娠前的肾脏疾病在妊娠期的管理和治疗 在妊娠前已存在肾功能不全的孕妇,其流产的风险仍高于有其他疾病(非肾脏病)的对照组妇女。孕妇流产的最主要预测因素包括 GFR 下降的程度和高血压,此外,还有蛋白尿的严重程度、孕妇年龄及已存在的基础病(如糖尿病、活动性系统性红斑狼疮肾炎)。当妇女血清肌酐＜123.76 μmol/L 且血压正常时,妊娠可能不会促进肾功能不全的进展;当血清肌酐＞123.76 μmol/L 时,肾功能下降和流产的危险增加;当妇女血清肌酐＞265.2 μmol/L 或更高时,不建议妊娠,其原因是发生严重的胎儿和孕妇并发症事件的风险会增加。发生活动性系统性红斑狼疮肾炎、抗磷脂综合征和动脉栓塞事件的患者不建议妊娠。系统性红斑狼疮肾炎患者在妊娠前应连续 6 个月肾功能稳定,且血清肌酐＜123.76 μmol/L,完全缓解后,须将致畸的抗高血压和免疫抑制剂改为妊娠期安全制剂。

临床病例

患者,女,28 岁。

【主诉】

呕吐、双下肢水肿 5 天,胎心监护反应型 2 h。

【现病史】

患者 G1P0,孕 36^{+4} 周,头位待产,5 天前出现呕吐,呕吐物为胃内容物,伴双下肢水肿,偶有心慌、胸闷,无头晕眼花,无皮肤瘙痒,无皮肤瘀点、瘀斑,遂至我院内科就诊,予对症处理,同时行胎心监护,结果提示胎心监护反应型,遂收入产科住院待产。患病以来,患者精神、饮食、睡眠均较差,大便正常,尿量较少,体重明显增加。

【既往史】

既往身体健康,否认乙肝病史,否认高血压、糖尿病、慢性肾病等病史,否认食物、药物过敏史,否认外伤、输血史,否认手术史,余个人史及家族史未见特殊。生育史:G1P0。

【辅助检查】

(1) 肝肾功能+电解质:AST 485 U/L,ALT 378 U/L,TBil 57.5 μmol/L,DBil 34.8 μmol/L,IBil 22.6 U/L,TP 64.7 g/L,白蛋白 34.6 g/L,血清总胆汁酸(TBA)128.6 μmol/L,Cr 197.4 μmol/L,BUN 5.54 μmol/L,LDH 517 U/L,K$^+$ 5.0 mmol/L。

(2) 凝血功能:PT 13.1 s,APTT 27 s,FIB 1.02 g/L,D-二聚体 6.53 μg/mL。

(3) 血常规:WBC 12.16×10^9/L,Hb 98 g/L、PLT 132×10^9/L。

(4) 淀粉酶:血淀粉酶 52 U/L。

(5) 尿常规:尿蛋白(+++)。

【初步诊断】

①AFLP;②妊娠期肝内胆汁淤积;③急性肾功能不全;④G1P0,孕 36^{+4} 周,头位待产。

【诊疗经过】

患者入院后完善相关检查,因尿少、急性肾功能不全、肝功能异常,急诊行剖宫产术,术中予呋塞米静推,尿量仍较少,血氧饱和度较差,术后转 ICU 继续治疗,予以预防感染、护肝、利尿等治疗。

术后第 1 天 患者尿量为 310 mL,Cr 230.4 μmol/L,血钾 K$^+$ 5.5 mmol/L,FIB 1.0 g/L。因尿量仍较少,肌酐水平较高,血氧饱和度较差,予以血液净化治疗以改善容量负荷和纠正酸碱失衡及电解质紊乱,同时因 FIB 水平持续下降,肝功能异常,予以血浆置换以改善肝功能。

术后第 3 天 术后第 5 天,患者因容量过负荷,间断予以 CRRT,入 ICU 治疗 9 天,患者肝肾功能降至正常后出院。

患者出院 42 天 返院体检示肝肾功能正常。

【经验总结】

1. 妊娠合并急性肾损伤需要积极干预治疗的情况 对于妊娠合并急性肾损伤需要及时查找产科常见病因。妊娠合并急性肾损伤一旦确诊,应在一般处理的前提下,按不同病因进行积极的有针对性的治疗。

2. 妊娠合并急性肾损伤患者终止妊娠的指征和方式 妊娠合并急性肾损伤患者需定期

检测肾功能,一旦发生恶化,及时终止妊娠,是降低母儿并发症和病死率的关键,肌酐＞132.6 mmol/L为终止妊娠指征。不论孕周大小、胎儿能否存活,都应终止妊娠,切勿盲目等待。对于胎盘早剥、PE 及 HELLP 综合征患者,及时终止妊娠可有效控制其疾病进展。在分娩方式的选择上也需根据实际情况,如子宫颈成熟,行缩宫素静滴,人工破膜,阴道助产以缩短第二产程,避免产妇过度疲劳;如子宫颈不成熟,或引产失败,或有产科指征,适时剖宫产;足月妊娠时,已临产而无产科指征者应争取阴道分娩,否则行剖宫产。

3. 妊娠合并急性肾损伤血液净化时机以及方式 妊娠合并急性肾损伤可由多种原因引起,积极寻找并去除病因十分重要。妊娠期 TTP 或 HUS 治疗首选血浆置换或血浆输注,对于 HELLP 综合征和 AFLP 则需及时终止妊娠。妊娠期合并 ARF 的血液净化治疗多主张早期进行,这样不仅可以减少 ARF 的致命并发症如心力衰竭、消化道出血、感染等,而且有利于原发病的恢复和治疗。同时应熟练掌握透析时机、频率和指征。血液净化治疗方法的选择则取决于患者的合并症情况、治疗的需要及设备和条件。

（李　洁）

第九节　妊娠期急性胰腺炎

【疾病概述】

妊娠期急性胰腺炎(acute pancreatitis in pregnancy,APIP)主要发生在妊娠中晚期,发病率在 1/10000～1/1000 之间。APIP 具有发病急、进展快、并发症多、病死率高等特点,一旦发病,孕产妇病死率为 3.3%,胎儿病死率为 11.6%～18.7%。

急性胰腺炎的特征是外分泌胰腺的功能单位腺泡细胞受损,导致腺泡中胰蛋白酶原的异常释放和激活,并激活其他消化酶、激肽系统和补体级联反应,从而导致胰腺实质的自我消化。APIP 的发病并非由某单一因素所致,而是与妊娠期高脂血症、胆源性因素、妊娠期体内激素水平及物质代谢变化等因素相关。

1. 妊娠期高脂血症 女性在妊娠期摄入大量高脂、高热量食物,使血脂水平明显增高,正常情况下,孕妇血液中甘油三酯(TG)含量不超过 3.3 mmol/L,若甘油三酯含量超过正常水平,则可能会成为诱发 APIP 的高危因素。妊娠晚期孕妇体内的胎盘生乳素分泌增多,促进脂肪分解,致使血清游离脂肪酸水平增高,进一步导致胰腺腺泡细胞发生脂肪浸润及胰腺血管发生脂肪颗粒凝集、栓塞,引起胰腺微循环障碍,激活胰蛋白酶原,从而导致急性胰腺炎。国外文献报道,高脂血症性急性胰腺炎约占成人急性胰腺炎(acute pancreatitis,AP)的 10%,在 APIP 中甚至高达 50%。

2. 胆源性因素 女性在妊娠生理情况下,随着孕周的增加,体内雌、孕激素水平逐渐增高。雌激素作用于肝脏可导致胆汁酸、胆固醇分泌增加,胆盐分泌减少,从而导致胆汁中胆盐、胆固醇、卵磷脂等成分比例失调;同时,胆盐肝肠循环的减少及大量雌激素的作用,引起胆囊平滑肌松弛、蠕动减弱及胆管张力减低,导致胆囊的排空能力减弱。此外,在妊娠中晚期,增大的子宫逐渐对胆道系统产生压迫作用,致使胆道阻力增大,胆汁排出受阻。以上多种因素综合作用导致胆汁中胆固醇浓度增高及胆汁在胆道系统内淤积,加速胆固醇析出形成结石。我国妊娠期胆石症的发病率为 2.5％～4.5％。胆石一旦形成,极易嵌顿于胆道末端,引起胆管与胰管的共同开口——Oddi 括约肌流出道梗阻,进而导致胆汁逆流并激活胰蛋白酶原,致使胰腺组织发生自身消化,导致 APIP。胆结石和(或)胆泥是成人急性胰腺炎中最常见(占 40％～50％)的原因。

3. 暴饮暴食　机体在进食大量高脂肪、高蛋白食物时,会促使胰腺分泌大量消化酶,引起胰管内压力增高,进而导致胰管内胰液外溢,引起胰腺组织自身消化。同时,妊娠晚期增大的子宫对胆胰管产生机械性压迫,进一步加重胰液排出受阻情况,引起 APIP。

4. 甲状旁腺功能亢进　体外实验发现,胰酶的分泌量可随钙离子浓度的增高而增加,因而研究者认为钙是胰腺外分泌功能的最重要的刺激因素。妊娠期甲状旁腺细胞增生,使甲状旁腺功能亢进,血钙水平增高。持续增高的血钙激活胰蛋白酶原,导致胰腺组织出现自身消化,从而发生胰腺炎。

5. 酒精和创伤　酒精在大多数国家是成人急性胰腺炎最常见的第二位原因(约占 20％),但酒精所致 APIP 在中国孕妇人群中的比例很低。

6. 其他因素　妊娠期高血压疾病时,全身小动脉长期处于痉挛状态,导致各器官供血不足,胰腺长期处于缺血状态,最终导致 APIP。部分学者认为,糖尿病也是诱发 APIP 的重要因素之一。某些药物及精神因素也可诱发 APIP。

【临床思维】

1. APIP 的临床表现　常见腹痛、恶心、呕吐。90％的患者会出现上腹痛症状,疼痛多位于左上腹部,多伴有腰背部放射痛,餐后加重,弯腰时可缓解;随着病情进展,肠系膜及腹膜受外溢的胰液侵及而发生局限性腹膜炎,并且呕吐后疼痛症状无缓解,严重时导致肠麻痹,患者出现持续性呕吐症状;病情进一步加重时,患者会出现发热、全身炎症反应综合征(systemic inflammatory response syndrome,SIRS)、休克、多器官功能衰竭等情况,危及患者生命安全。重症急性胰腺炎患者由于胰酶或坏死组织液沿腹膜后间隙渗到腹壁下,两侧腰部皮肤呈暗灰蓝色,称 Grey-Turner 征,或周围皮肤青紫,称 Cullen 征。

2. APIP 的诊断　APIP 在妊娠各个阶段皆可发生,以妊娠中晚期居多。产后短期内发生的急性胰腺炎逐渐增多。妊娠期出现符合下列三项中两项者即可做出 APIP 诊断。

(1) 无明显诱因出现中上腹部疼痛不适,并伴有后背部放射痛。

(2) 血生化检查提示血清淀粉酶和(或)脂肪酶水平≥3 倍正常值。

(3) 腹部超声、CT、MRI 等检查提示呈急性胰腺炎影像学改变。

3. APIP 需要鉴别的疾病　与产科相关急症相鉴别,如流产、早产、临产、胎盘早剥、子宫破裂、异位妊娠破裂等。此外,与急性阑尾炎、急性胆囊炎、胃十二指肠溃疡、肠穿孔、肠系膜血管栓塞等其他急腹症相鉴别。

4. APIP 的治疗　APIP 治疗原则有病因治疗、目标导向性液体复苏、维护重要器官功能、促进胃肠道功能恢复、镇痛及预防血栓、减轻 SIRS、有指征地使用抗生素、个体化外科和产科干预措施等。

妊娠早中期患者应以治疗诱发急性胰腺炎的病因为主,其次考虑胎儿因素;而对于妊娠晚期患者,由于胎儿存活率比较高,在治疗过程中需兼顾胎儿因素,必要时及时终止妊娠,避免胎死宫内。因此,对 APIP 患者的治疗应根据其不同病因、病情严重程度及妊娠周数制定个性化治疗方案(详见图 2-9-1)。

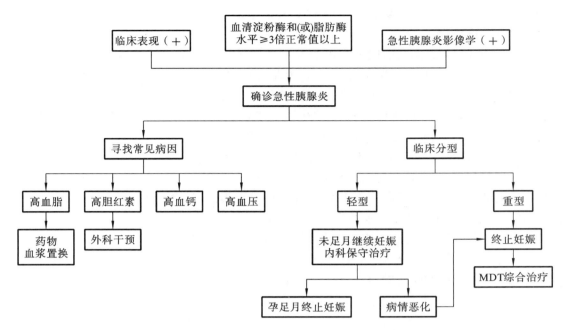

图 2-9-1　APIP 诊断和治疗简易流程图

（1）病因治疗。

①急性高脂血症性胰腺炎的降脂治疗：在药物降脂方面，他汀类药物对胎儿具有致畸作用，临床上已明确禁止他汀类药物用于 APIP 的治疗；对于严重高脂血症患者，可使用胰岛素和低分子肝素治疗；血浆置换疗法是目前最快且安全有效的降血脂方法。

②急性胆源性胰腺炎的微创治疗：请消化内外科医生会诊以协助解除胆道结石梗阻，如内镜逆行胰胆管造影（endoscopic retrograde cholangiopancreatography，ERCP）联合内镜下 Oddis 括约肌切开术，放置鼻胆管引流，经超声/CT 引导下经肝胆囊穿刺造瘘术。

（2）液体复苏维持循环功能：胰腺炎症及其伴随的全身炎症反应导致液体向第三间隙渗出。在严重的情况下，导致低血容量、低灌注，最终器官衰竭，这是患者早期死亡的原因之一。但过度补液会在急性呼吸窘迫综合征的基础上出现高静水压性肺水肿，使腹腔间室综合征的发生率增高，所以胰腺炎急性期的过多和过少的液体补充都是有害的。早期液体复苏时，若有条件，进行血流动力学监测，并避免过度的液体复苏。早期液体复苏以晶体溶液为主，推荐使用生理盐水或乳酸钠林格注射液，同时维持电解质平衡。

复苏时需设立复苏终点，定期评估液体需求，避免过度补液，同时观察液体复苏成功的标志。既往有肾病或心衰的患者，必须考虑积极复苏所导致的液体过负荷风险。这些危险可表现为肺水肿、血液稀释导致的缺氧和腹腔高压。国际胰腺病协会/美国胰腺协会建议输注晶体溶液 5～10 mL/（kg・h），直到达到一个或更多复苏目标（如心率＜120 次/分，平均动脉压 65～85 mmHg，尿量＞0.5～1 mL/h，血细胞比容 35%～44%）。

（3）氧疗维持呼吸功能：胰腺炎患者的主要呼吸问题是腹腔压力增加导致的限制性通气功能障碍，早期呼吸管理的重点是预防误吸。根据患者呼吸功能损伤情况选择不同的氧疗措施，如鼻导管吸氧、面罩吸氧、无创或有创机械通气。

（4）促进胃肠道功能恢复。

①禁食及胃肠减压：减少食物对胃肠道的刺激，可降低胃酸等消化液的分泌功能，从而进

一步抑制胰腺组织的外分泌功能,减轻胰液对胰腺自身组织及周围组织的破坏,同时也可改善肠道胀气及肠麻痹症状。

②通过中药促进胃肠功能恢复:胰腺炎常伴急性胃肠损伤,可通过腹内压监测评估胃肠功能障碍状态,以指导治疗。可采用穴位刺激、中药内服、中药外敷等中医药治疗。

③抑制胰液分泌,抗胰酶活性:质子泵抑制剂或 H_2 受体拮抗剂可通过抑制胃酸的分泌而减少促胰酶的分泌,进一步降低胰酶的分泌量,同时也可预防应激性溃疡的发生。生长抑素类制剂可抑制胰腺的内、外分泌,从而改善胰腺的生理功能。

④营养支持治疗:由于 APIP 患者较常规胰腺炎患者有更高的营养支持需求,为满足孕妇及胎儿的营养需求,需在禁食的同时给予完全肠外营养支持治疗,在条件允许时应尽早由完全肠外营养逐渐过渡为完全肠内营养治疗,以保障肠道黏膜的完整性,减轻胰腺负荷,避免发生肠内菌群移位,降低感染等并发症的发生率。

(5)镇痛及预防血栓:疼痛是急性胰腺炎的主要症状,应及时充分治疗。根据相关评分、器官功能导向和孕周选择合适剂量的镇痛、镇静药物治疗。一般不推荐应用吗啡或胆碱能受体拮抗剂。可给予盐酸哌替啶肌内注射。可根据有无抗凝禁忌选择肝素或低分子肝素预防血栓。

(6)清除和减轻 SIRS。

①重症急性胰腺炎(severe acute pancreatitis,SAP)早期血液中大量促炎性细胞因子过度释放,促炎性细胞因子和抗炎性细胞因子平衡破坏,导致炎症反应失控,造成 SIRS。有效清除炎症介质是预防多器官功能衰竭的关键。在起病 48～72 h 内启动连续肾脏替代治疗(CRRT)可稳定内环境、清除炎症介质等。

②SAP 早期腹腔内有大量血性渗液,内含胰蛋白酶、促炎性细胞因子、细菌和内毒素等,可引起腹膜水肿、腹腔间室综合征、SIRS 和多器官功能衰竭。腹腔灌洗能减轻胰腺及全身的炎症反应。

③SAP 早期易继发细菌感染,应使用广谱、高效、易通过血胰屏障的抗生素。

(7)外科治疗。

①胰腺炎早期:除胆源性胰腺炎伴胆道梗阻而采取外科手术治疗外,目前多采用 MDT 的救治模式,即使需要外科干预,也通常采用微创介入方法,如腹腔引流管等。妊娠中期有胆囊结石、胆囊炎的 APIP 孕妇,可行腹腔镜下胆囊切除术;有胆管结石的 APIP 孕妇可选择行胆总管探查术或 ERCP。SAP 并发腹腔间室综合征患者在保守或微创手段应用后效果不佳、经影像学证实胰腺组织出现融合性坏死、病情持续恶化、腹内压＞20 mmHg 同时存在器官功能障碍持续加重的情况下考虑开腹手术。

②胰腺炎中期:如果存在感染性腹腔积液或感染性胰腺坏死,根据临床状况逐步实施经皮穿刺引流、可视化内镜辅助清创引流,直至最终手术清创引流,并根据临床表现和培养结果选择抗生素。

③胰腺炎后期:可能出现胰腺假性囊肿、肠瘘、腹腔大出血等危及生命的并发症,应选择有救治经验和条件的医院救治。

(8)产科治疗:由于 APIP 患者的特殊性,在治疗过程中需密切监测宫缩、胎心率及患者阴道分泌物情况,给予胎动计数、胎心监护及 B 超检查等检测胎儿在宫腔内发育情况。对于有早产征象的患者,需要给予硫酸镁抑制宫缩以及地塞米松以促进胎儿肺成熟。APIP 患者的早产率高达 30%～40%,且近 40%分娩于 35 周前。此外,妊娠中晚期增大的子宫会对腹腔内脏器产生机械性压迫作用,增加胆胰管梗阻程度,不利于病情的缓解。因此,在经保守治疗后而未能使病情得到有效缓解时,需考虑及时终止妊娠。

5. APIP 的早期识别

(1)妊娠期糖尿病孕妇产检中增加血脂筛查。妊娠期糖尿病常伴有胰岛素抵抗,可降低脂蛋白的活性,增加血中甘油三酯浓度,进而增加急性胰腺炎的发作风险。在家族性高甘油三酯血症孕妇中,血清甘油三酯水平的升高更明显。

(2)产检抽血发现乳糜样血清时需要进一步检查是否存在高脂血症胰腺炎。

(3)如果遇到妊娠中晚期女性出现持续性中上腹胀痛,并伴有恶心、呕吐等症状,应警惕 APIP 的发生,尽早行相关血生化及影像学检查以明确诊断。

(4)在妊娠中晚期,胃肠道、系膜等组织因受到增大子宫的挤压而上移堆积至胰腺前,此时中腹部压痛、反跳痛及腹部包块等急性胰腺炎的典型临床体征并不明显,而仅表现为中上腹深压痛及腰背部酸胀感,需注意鉴别。

6. 通过实验室和影像学结果鉴别急性胰腺炎的严重程度 若血淀粉酶水平超过 1000 U/L,则强烈提示急性胰腺炎,但是淀粉酶水平的高低和胰腺炎的严重程度不成正比。

血钙<1.87 mmol/L、血清 CRP>150 mg/L、PCT≥0.5 μg/L,提示重症急性胰腺炎,病情严重,预后不良。

若胰腺超声提示胰腺实质内出现粗大、强回声光团;CT 提示胰腺周围显著渗出,合并胰腺实质内或胰腺周围单处液体聚集,广泛胰腺内外积液,存在胰腺实质内出血、坏死,胰腺周围脂肪坏死,形成胰腺脓肿,提示合并胰腺组织坏死、感染,属于重症急性胰腺炎。

7. 急性胰腺炎的分级和预后 《中国急性胰腺炎诊治指南(2021)》根据 2013 年更新制定的美国亚特兰大 AP 诊断标准,强调根据有无器官功能衰竭将 AP 分为轻症急性胰腺炎(mild acute pancreatitis,MAP)、中度重症急性胰腺炎(moderately severe acute pancreatitis,MSAP)和 SAP 三大类。根据患者入院后 24 h 内有无器官功能衰竭可区分 MAP 和 SAP;根据器官功能衰竭在 48 h 内是否能恢复,可区分 MSAP 和 SAP。值得注意的是,AP 的病情发展不是静止的,其病理变化动态发展,因此 SAP 被定义为持续性或渐进性器官功能衰竭和(或)局部胰腺并发症。根据影像学结果,APIP 在临床可分为妊娠合并间质水肿性胰腺炎和妊娠合并坏死性胰腺炎。

MAP 患者无器官功能衰竭,也无局部或全身并发症,通常可在 1~2 周内恢复;MSAP 患者有短暂性器官功能衰竭(48 h 内可恢复),或有局部或全身并发症,占 AP 的 10%~30%,局部并发症常无需特殊处理,可以自行吸收或自愈,病死率<5%;SAP 有持续性器官功能衰竭(>48 h),可累及一个或多个器官,占 AP 的 5%~10%,病死率高达 30%~50%。决定 AP 预后和结局的主要因素是 SIRS 所致的多器官功能不全或衰竭的严重程度和持续时间。器官衰竭和感染性胰腺坏死是 SAP 患者的主要死因,重视 SAP 早期治疗是改善患者预后、降低病死率的关键。

8. 高脂血症性胰腺炎 高脂血症性胰腺炎即高脂血症引起的急性胰腺炎,因与血清甘油三酯水平密切相关,与血清胆固醇无关,又称为高甘油三酯血症性胰腺炎。诊断标准:血清甘油三酯(TG)≥11.3 mmol/L,或甘油三酯 5.65~11.3 mmol/L 且出现乳糜样血清,并排除其他原因引起的急性胰腺炎。血清甘油三酯在 1.7~5.65 mmol/L 范围的胰腺炎,称为伴高甘油三酯血症性急性胰腺炎。

9. 妊娠期高脂血症性急性胰腺炎降脂的目标 高脂血症性急性胰腺炎是指 AP 并静脉乳

糜状血或血甘油三酯＞11.3 mmol/L。患者的 TG 水平与预后密切相关。高甘油三酯血症与 AP 的发病率呈正相关，TG 水平升高与 AP 的严重程度有关。一般情况下，若 TG＜5.65 mmol/L，则不易发生 AP，但若 TG＞11.3 mmol/L，则易发生 AP。所以在 TG＞11.3 mmol/L 时应积极使用降脂治疗，尽快将 TG 水平降至 5.65 mmol/L 以下。

10. APIP 患者终止妊娠的指征　尽管 AP 引发血容量下降，从而使胎盘血流量迅速下降、胎儿窘迫，同时胰腺炎本身可以刺激子宫，导致子宫异常收缩。但有学者认为 APIP 并不是流产、引产及分娩的适应证，故不主张将终止妊娠作为 AP 的治疗手段。是否终止妊娠应在保证母体生命安全的前提下，视孕周和胎儿在宫内的情况而定。

对于妊娠早中期患者，以治疗 APIP 的病因为主，其次考虑胎儿因素，如治疗过程中加强对胎儿胎心、胎动等指标的监测，一旦发现存在胎儿死亡情况，应尽早引产，排出死胎；对于妊娠晚期患者，由于胎儿存活率比较高，在治疗过程中需兼顾胎儿因素，经保守治疗无效后，可在积极做好术前准备工作后及时终止妊娠。而对于存在以下情况者，应及时终止妊娠：①足月妊娠的 APIP 患者；②有明显的流产或早产征象；③胎儿窘迫或死胎。由于剖宫产操作较快、对母体影响最小，因此一般选择该法来终止妊娠。

11. 腹部 CT/MRI 对 APIP 早期的临床指导意义

（1）CT：疾病早期及时和定期复查腹部 CT 有助于 AP 的诊断、寻找诱因、分型、评估并发症和指导治疗。CT 平扫应在急诊就诊后 12 h 内完成，评估胰腺及其周围、胆道等情况；胰腺坏死常在入院 48 h 后才出现，建议在发病 72 h 后完成增强 CT 检查，或发病 7～10 天内复查，可有效区分胰腺周围液体积聚和胰腺坏死范围。妊娠期 CT 检查应根据病情决定，妊娠早期患者尽量避免 CT 检查，妊娠中晚期 APIP 患者，在知情选择的基础上可酌情行 CT 检查。妊娠期无法完成腹部 CT 时可以选择腹部 MRI。

（2）MRI：对胎儿无明显影响，适用于妊娠期，现已经广泛运用于产科临床。磁共振胆胰管成像（MRCP）可协助诊断及其并发症、筛查隐匿性胆总管结石。

12. AP 的预防　对于无胰腺炎的普通人群，旨在降低患病率。通过管理饮食、肥胖、吸烟、饮酒可以降低胰腺炎的发生率。有研究显示，如果所有人体重都在正常范围内（BMI 18～25 kg/m²），则四分之一的胰腺炎能免于发生；如果所有人都不吸烟，则至少一半以上的胰腺炎能免于发生；如果所有人都有节制地饮酒，则近五分之一的胰腺炎能免于发生；食用蔬菜和水果的习惯可使与外分泌胰腺有关的疾病的风险降低近 30%，食用蔬菜尤其使患 AP 的风险在统计学上显著降低。

临床病例

患者，女，29 岁。

【主诉】

孕 30^{+1} 周，双胎，上腹隐痛 8 天，加重 2 天。

【现病史】

平素月经规则，末次月经 2019 年 8 月 16 日，预产期 2020 年 5 月 23 日。孕妇诉 2020 年 3 月 6 日无明显诱因出现上腹部隐痛不适，不伴恶心、呕吐等表现，孕妇于当地医院就诊，具体不详，自诉症状持续约 2 天后缓解，未予以处理。现孕 30^{+1} 周，孕妇诉昨日 7 点左右无明显诱因出现上腹部疼痛加重，于当地医院就诊，B 超提示胰腺体积增大，考虑炎性改变，血淀粉酶

824.5 U/L,血脂肪酶 1010.87 U/L,故转至我院就诊。现孕妇诉上腹部隐痛不适,压痛明显,不伴恶心、呕吐、反酸、嗳气等不适,偶有宫缩,无阴道流血、流水,自觉胎动正常,今因"孕 30^{+1} 周,双胎,上腹隐痛 8 天,加重 2 天"入院。孕期体重随孕周逐渐增加。

【既往史】

既往体健,否认乙肝病史,否认心、肺、肝、肾病史,否认高血压、糖尿病病史等,否认药物过敏史,否认外伤史。生育史:G5P2A0。2013 年顺娩一女婴,体重 3400 g,现体健。2015 年 7 月因"巨大儿"剖宫产一女婴,体重 3800 g,现体健。家族史:否认双胎家族史,此孕自然受孕。

【入院查体】

T 36.7 ℃,P 111 次/分,R 23 次/分,BP 104/68 mmHg,SpO_2 98%(鼻导管给氧 1 L/min),双侧瞳孔正大等圆,对光反射可,颈软,双肺呼吸音清,未闻及明显干湿啰音,HR 111 次/分,律齐,各瓣膜区未闻及异常杂音,妊娠腹,无阴道流血、流液,四肢活动度可,双下肢无明显水肿,生理反射存在,病理反射未引出。专科查体:宫高 36 cm,腹围 114 cm,胎方位为头位/头位,胎心率为 134 次/分、147 次/分,宫缩无,先露头,先露浮,胎膜存,宫口未开。

【辅助检查】

入院当天:2020 年 3 月 13 日。

血淀粉酶 824.5 U/L,血脂肪酶 1010.87 U/L。

血液分析:超敏 C 反应蛋白 159.60 mg/L;中性粒细胞比例 81.3%;PLT 258×10^9/L;血红蛋白 117 g/L;白细胞计数 16.50×10^9/L。

血脂:甘油三酯 3.27 mmol/L。凝血功能+D-二聚体:凝血酶原时间 12.8 s;血浆 D-二聚体 18.54 μg/mL。肝功能:白蛋白 30.5 g/L;肾功能、心肌酶谱、电解质、心肌标志物未见明显异常。

患者 B 超:胰腺体积增大,考虑炎性改变。

胎儿彩超示:双活胎,双头位,BPD 7.9 cm/8.0 cm,AFV 4.1 cm/4.1 cm,脐动脉 S/D 2.45/2.65,胎儿估重 1680 g/1708 g。

【初步诊断】

①妊娠合并急性胰腺炎;②G5P2,孕 30^{+1} 周,待产;③双胎妊娠(双绒双羊,双头位);④妊娠合并瘢痕子宫(前次剖宫产)。

【诊疗经过】

入院第 1 天 告病重,完善相关检查,给予禁食水、补液、抑酶(奥曲肽)、抑酸(奥美拉唑)、低分子肝素预防血栓及对症治疗;与家属沟通病情,如果 AP 加重,需要终止妊娠。针对胎儿予以地塞米松促胎肺成熟、硫酸镁保护脑神经;监测胎心、胎动、胎儿彩超、宫缩等情况。

入院第 3 天 孕 30^{+3} 周,神志清楚,精神状态可,无发热,未诉腹部不适。

辅助检查:2020-03-15。

(1)血液分析:超敏 C 反应蛋白 169.31 mg/L,单核细胞绝对数 0.81×10^9/L,中性粒细胞绝对数 14.37×10^9/L,血红蛋白 99 g/L,白细胞计数 16.50×10^9/L。

(2)凝血功能+D-二聚体:活化部分凝血活酶时间 23.5 s,凝血酶原时间 12.7 s,凝血酶时间 17.7 s,血浆 D-二聚体 7.96 μg/mL。

(3)血淀粉酶:淀粉酶 168.1 U/L。

停用地塞米松。继续禁食水,经静脉补充营养,继续予以抑酶(奥曲肽)、护胃(奥美拉唑)

等对症治疗,继续予以低分子肝素(2500 U,q12 h)预防血栓形成。密切关注患者病情变化,必要时随时终止妊娠。

入院第 5 天 孕 30^{+5} 周。

(1)胸部 CT 平扫:双肺斑片影及条索影,右下节段性肺不张,双侧少量胸腔积液,提示重度脂肪肝。

(2)胰腺平扫:a.胰腺及其周围的异常改变,提示急性胰腺炎。b.胆囊增大,提示脂肪肝;双肾轻度积水。c.双侧腰肋部皮下筋膜水肿。

(3)胰腺核磁平扫提示急性胰腺炎。

腹痛较前缓解,淀粉酶已恢复正常。

入院第 8 天 孕 31^{+1} 周,开始经口进流质饮食,无腹痛、腹胀,无恶心、呕吐等不适,大小便正常。

入院第 11 天 孕 31^{+4} 周。

复查胰腺平扫:胰腺体积稍大,胰体部局部信号欠均,边缘稍模糊,周围见少许长 T$_2$ 信号,左侧肾前筋膜增厚模糊、信号增高,胰管可见。胆囊体积增大,内信号欠均;肝脏在反相位上信号明显减低。肝右叶见小斑片状稍长 T$_2$ 信号影;双侧胸腔见少许积液影。

与 3 月 18 日胰腺平扫结果比较:胰腺病灶范围较前缩小(胰头部病灶吸收),周围积液部分吸收;腰胁部软组织异常信号未见显示。

诊断结论:①符合胰腺炎改变,病灶部分吸收;②胆囊增大、脂肪肝;③肝右叶异常斑片影,建议复查;④双侧胸腔少许积液。

入院第 12 天 孕 31^{+5} 周,一般情况可,进流质饮食后无腹痛、腹胀,无恶心、呕吐等不适,大小便正常。办理出院,继续期待妊娠。

孕妇住院期前后生命体征、腹部阳性体征、血淀粉酶、胎心率一览表见表 2-9-1。

表 2-9-1 孕妇住院前后生命体征、腹部阳性体征、血淀粉酶、胎心率一览表

入院天数	孕周	T/℃	P /(次/分)	R /(次/分)	BP /mmHg	SpO$_2$	上腹部 隐痛	血淀粉酶 /(U/L)	胎心率 /(次/分)
—8	28^{+5}	—	—	—	—	—	+	—	—
—2	29^{+6}	—	—	—	—	—	++	—	—
1	30^{+1}	36.7	111	23	104/68	98%	+	824.5	134/147
3	30^{+3}	36.9	106	23	99/66	98%	—	168.1	—
4	30^{+4}	36.8	108	22	105/65	98%		100.9	
5	30^{+5}	36.4	102	20	117/85	99%			
6	30^{+6}	36.2	100	20	109/72	98%			
7	31	36.5	82	20	118/80	98%			
8	31^{+1}	36.5	85	17	111/77	98%			
9	31^{+2}	36.2	89	20	118/77	98%			
10	31^{+3}	36.3	74	20	125/80	98%	—	96	—
12	31^{+5}	36.3	91	17	111/72	100%	—	—	136/152

注:入院天数 —8 表示入院 8 天前。

【出院随访】

妊娠至 36^{+5} 周分娩,母婴一般情况好。

【经验小结】

(1) 此病例为双胎妊娠合并急性胰腺炎患者,外院治疗未好转,家属因无力承担早产费用,保胎心情急切来我院就诊,经过医患间充分良好沟通,孕妇对保守治疗反应好,腹部症状消失,血淀粉酶持续下降至正常,胰腺影像学好转,保胎成功,避免了早产。

(2) APIP 保守治疗失败时腹部症状和体征加重,血淀粉酶水平持续不降,胰腺影像学提示病情加重;保守治疗成功后,若胰腺炎再次发作,应考虑终止妊娠,以免出现 SAP,危及母儿生命。

(3) AP 的诊治,尤其是 SAP 的救治充分体现了 MDT 理念。器官功能维护、液体复苏、内环境调整、血液净化治疗、脓毒症、营养支持等环节需要 ICU 的支持,胆管结石胆囊切除、腹腔高压、胰腺脓肿、胰腺假性囊肿等并发症需要外科医生的及时介入,APIP 需要产科医生的指导等。因此,AP 的治疗需要多学科的知识,建立 MDT 会诊制度。对于已经诊断 SAP 的患者,建议立即转入 ICU 治疗,对于不具备 ICU 条件的单位,建议尽快完成转院治疗。选择交通工具时,需要选择有监护设备和呼吸支持(如简易呼吸机)的车辆,一般路程时间为 3 h 之内,时间过长会增加转运途中的风险。

(4) 如果遇到妊娠中晚期女性出现持续性中上腹胀痛,腰背部酸胀感,并伴有恶心、呕吐等症状,应警惕急性胰腺炎,尽早就医,行相关血生化及影像学检查以明确诊断,避免不良事件的发生。

(甘 泉)

第十节 妊娠合并神经系统疾病

一、可逆性后部脑病综合征

【疾病概述】

可逆性后部脑病综合征(PRES)多见于恶性高血压、子痫、严重肾脏疾病、恶性肿瘤化疗以及各种器官组织移植后接受免疫抑制治疗的患者。症状包括头痛、精神行为异常、癫痫、皮质盲或其他视觉改变、小脑性共济失调等,预后较好,绝大多数患者神经系统症状能够完全恢复。颅脑影像学检查具有鲜明的特征性,病变主要累及大脑半球枕叶、后颞顶叶的皮质下白质以及小脑、脑干等部位。CT 显示为低信号,MRI 为长 T1 长 T2 信号。大多数患者影像学显示的病灶与临床表现相一致,为可逆性病变。Hinchey 等认为此病的发病机制是大脑后顶枕部局部脑水肿。此外,也有学者提出高血压白质脑病、高灌注白质脑病、可逆性白质脑病以及枕顶白质脑病等概念来描述这类临床综合征。

一般情况下,脑灌注压变化范围波动在 $50 \sim 150$ mmHg 之间(脑灌注压=平均动脉压-颅内压),大脑可以通过自身调节维持相对恒定的脑血流量。脑血流量自身调节机制与脑血管压力反应、化学因素(如 CO_2 浓度)以及自主神经系统有关。

当血压下降时,脑动脉舒张,为脑细胞保持足够的血流和灌注。当血压升高时,脑动脉透壁压升高,局部血管内皮的机械感受器通过离子通道、整合素和细胞骨架变形将压力变化转变为细胞反应,引起血管收缩,从而维持一个相对稳定的血流量。

脑血流量的自身调节需要神经血管单位,包括神经元、血管内皮细胞和星形胶质细胞。来自神经元、血管内皮细胞和星形胶质细胞的化学信号有助于控制脑血流量。血管内皮细胞可以分泌血管舒张因子(一氧化氮(NO)、前列环素、硫化氢、内皮源性超极化因子)和血管收缩因子(血栓素 A_2、内皮素 Ⅰ 和血管紧张素 Ⅱ)。

PRES 的病理生理机制主要为急剧升高的血压超过了脑血流自身调节上限,导致大脑高灌注。

动脉血压急剧升高,自身调节反应失效,引起大脑高灌注,破坏血脑屏障,致血浆和大分子物质溢出到组织间隙。大脑后部对高灌注尤其敏感。因为后颅窝交感神经较少,而交感神经可以在血压急骤升高时帮助维持脑血管的自我调节能力,所以后部白质更容易出现血管渗透性增高而引起血管源性的脑水肿。在部分易感患者中,即使血压没有超过典型的自身调节范围,也可以导致内皮细胞功能受损和血脑屏障破坏。因此,患者的基础血压、血压升高幅度和升高速度是重要影响因素。

除血压急剧升高外,循环细胞因子过载也可能会引起内皮细胞功能异常。在炎症反应中,淋巴细胞和单核细胞的激活导致细胞因子(如肿瘤坏死因子 α(TNFα)、白介素-1(IL-1)、干扰素-γ(IFN-γ))释放。这些细胞因子激活血管内皮细胞分泌血管活性物质,使血管通透性增高,导致大脑间质水肿。TNF-α 和 IL-1 诱导黏附分子(如细胞间黏附分子-1、血管细胞黏附蛋白-1、E 选择素等)的表达。TNF-α 诱导血管内皮生长因子(VEGF)的表达,VEGF 可以使血管通透性增高。PRES 患者免疫系统激活后也会释放细胞因子,使 VEGF 的表达水平上调。子痫前期和子痫患者血 VEGF-A 水平升高,与 PRES 显著相关。

【临床思维】

1. PRES 的临床症状和体征 PRES 患者均存在严重的基础疾病。值得注意的是不管患者的基础疾病如何,即使既往的基础血压正常,在病程中多数患者也会出现短暂的血压升高。神经系统症状多在上述基础疾病的治疗过程中出现,急性或亚急性起病。早期多有头痛并出现精神状态改变和行为异常,如注意力障碍、嗜睡或昏睡、烦躁、自发动作减少、记忆力和注意力下降,但通常保持对刺激的反应。随着病情进展,可以出现视力异常,最常见的是偏盲、视觉忽略和皮质盲,偶有幻视;多数患者有癫痫发作,表现形式多样,但以全身强直-阵挛发作最为常见。也有学者报道过以枕叶癫痫为主要临床表现的 PRES,癫痫的临床病程经过多较为短暂,虽然短时间内可能频繁发作,但很少发展为癫痫持续状态。如果病变累及小脑、脑干或者基底节区,也会出现相应的临床症状如共济失调、锥体束征或颅神经麻痹等。这些症状可以在数周内完全消失,但如果未能得到正确治疗,也有可能进一步恶化而导致继发颅内出血、梗死或其他不可逆白质病变。当部分 PRES 患者同时合并颅内出血,出现颅内高压和肢体偏瘫症状,临床表现则较为复杂,应在关注上述症状的同时进行细致全面的查体和分析,并加以鉴别。

2. PRES 的特征性影像学表现 PRES 在临床上并不少见,但直到最近才被广泛认识,主要因为现代颅脑影像学扫描技术的进步。根据各种文献报道的病例分析,PRES 的颅脑影像学(CT 和 MRI)改变具有鲜明的特征,主要累及大脑半球顶枕区,表现为以皮质下白质为主的弥漫性对称性大片脑水肿,小脑、额颞叶白质以及基底节均偶有受累,经适当治疗,上述部位的异常信号多可在数月内恢复。近年来,随着认识的不断深入,也出现了越来越多关于不典型PRES 影像学特征的报道,病灶部位包括双侧丘脑、内囊、脑干、额顶叶白质等。头颅 CT 常见大脑半球后部以白质为主的大片脑水肿,可以对称或不对称分布,灰质一般不受累;MRI 的分辨率较高,除上述部位的病灶外,还可以清晰显示累及小脑、脑干、额颞叶白质以及基底节的病灶,表现为 T1 加权等或低信号,T2 加权高信号,FLAIR 序列更为敏感,能显示早期微小的局部异常。还有学者进行弥散加权成像(DWI)以及表观弥散系数(apparent diffusion coefficient,ADC)的测定,不仅进一步提高了微小病灶的检出率,而且能与其他性质的疾病进行鉴别。因为细胞毒性水肿在 DWI 上呈现高信号,在 ADC 上呈现低信号,而 PRES 为血管性脑水肿,在 DWI 上呈现等或低信号,在 ADC 上呈现高信号。这两种检测序列可区别缺血性脑损伤的细胞毒性脑水肿与 PRES 的血管性脑水肿,对疾病的鉴别诊断具有重要的意义。

值得重视的是,由于患者多具有严重的基础疾病,不同部位的脑血管病变严重程度可能不同,颅内影像学检查常常有其他的阳性发现,最常见的是脑出血病灶,因此影像学诊断尤应注意全面。Narayan P 等回顾性分析了 16 例原发性严重肾脏疾病伴有高血压的 PRES 患儿,其中 2 例合并颅内出血病灶。血压控制 4 周后患儿的神经系统症状有不同程度的改善,复查头颅 MRI 显示有 3 例患儿原有白质病灶未完全消失,2 例为基底节出血病灶,1 例为额叶深部多发片状白质病变,推测可能是由于血管病变的程度较重以至引起不可逆的神经系统损害所致。

3. PRES 的诊断 PRES 的治疗策略和预后与许多其他白质病变不同,因此明确诊断对制订治疗方案和正确估计预后具有重要作用。正确的诊断不仅建立在对本病影像学特点正确认识的基础上,还要与患者的临床病史紧密结合。如条件许可,应尽量采用 MRI 检查,包括一些特殊序列如 DWI、ADC 等,有助于进一步鉴别诊断。

诊断要素:①基础疾病的诱因;②神经系统症状和体征;③特征性的影像学改变;④排除其他可能白质病变;⑤可逆性的良性病程。

4. 需要与 PRES 鉴别的疾病 由于脑白质病变是一大类病因、发病机制、治疗和预后完全不同的疾病,因此鉴别诊断尤为重要。常见的鉴别诊断如下(表 2-10-1)。

表 2-10-1 临床上需要鉴别的疾病

疾病名称	鉴别要点
感染性脑炎	CSF 细胞数增多,CSF 微生物或 PCR 阳性,发热,外周血白细胞增多,颅脑影像学可为单侧
自身免疫性脑炎或副肿瘤性脑炎	恶性肿瘤病史,血清或 CSF 特异性抗体阳性,颅脑影像学可为单侧
进行性多灶性白质脑病	常伴免疫抑制,亚急性或慢性起病;颅脑影像学可为单侧
渗透性脱髓鞘综合征	有快速纠正血钠或血糖病史,不好发于顶枕叶,典型的中央脑桥异常信号(蝙蝠翼状)
肿瘤(淋巴瘤、胶质瘤、转移瘤)	亚急性或慢性起病,恶性肿瘤病史,近期体重下降,CSF 细胞学异常,无临床和影像学上的好转,颅脑影像学可为单侧

续表

疾病名称	鉴别要点
中枢神经系统血管炎	亚急性或慢性起病,CSF 细胞数增多,细胞毒性水肿
急性播散性脑脊髓炎	儿童好发,前期病毒或细菌感染,疫苗接种,50%～75%患者发热,影像上幕上病灶通常不对称
中毒性白质脑病	毒物药物接触史,毒物或药物筛查阳性,症状常在数周内进展,MRS 示乳酸峰升高,NAA 峰降低
脑白质疏松	无急性临床症状,影像学上异常信号是连续的,且围绕脑室周围

CSF,脑脊液;MRS,磁共振波谱成像;NAA,N-乙酰天冬氨酸。

（1）脱髓鞘疾病：这是白质病变最常见的一类疾病,如多发性硬化、急性播散性脑脊髓炎、进行性多灶性白质脑病等。鉴别诊断对有典型影像学表现（如颅内多发、对称、类圆形病灶）者并不困难,但对于部分影像学表现并不典型的病例,必须紧密结合临床病史、症状和体征、脑脊液的实验室检查,如缺乏基础疾病病史、病程呈缓解复发或进行性加重、脑脊液寡克隆区带阳性等。

（2）病毒性脑炎：因多数患者都有严重的基础疾病,抵抗力较差,因此应注意与病毒性脑炎相鉴别。病毒性脑炎伴有发热的全身症状,病灶多累及大脑皮质额颞叶,癫痫的症状较为突出且顽固,脑电图、脑脊液实验室检查等多可提供阳性证据。

（3）静脉窦血栓形成：病灶多累及双侧顶枕叶皮质、旁中央小叶。MRI 显示脑水肿、脑梗死或出血,MRA 提示颅内静脉的深浅静脉、静脉窦狭窄、充盈缺损、闭塞。除了累及区域的神经系统定位体征外,颅内高压为最突出的症状,细致的眼底检查和脑脊液检查可以提供诊断的重要线索。

（4）脑梗死：特别是后循环系统的梗死,如典型的基底动脉尖综合征,累及双侧小脑上动脉和大脑后动脉,临床表现为多颅神经损害和高位锥体束征。本病的预后较差,患者往往遗留严重的神经系统症状甚至死亡。

5. PRES 的治疗及预后　早期诊断是治疗的关键,本病早期为可逆性的血管源性脑水肿病理过程,但延误治疗有可能造成神经细胞进一步损害而不可逆地变性死亡。

主要治疗措施如下。

（1）积极控制高血压：强调在数小时之内将血压降至正常水平。这一点与脑梗死早期需要维持一定水平血压以保证脑的灌注压有所不同。降压药物的选择没有太多的临床证据,各种文献报道中一般多采用钙通道阻滞剂、血管紧张素转化酶抑制剂（ACEI）以及中枢性降压药,较少报道采用 β 受体阻滞剂。

（2）加强对症治疗：如控制癫痫的频繁发作。但抗癫痫药物在颅内影像学恢复正常后应在短期内较快地减量至停药,同时适当使用脱水剂治疗,一方面,以减轻血管源性脑水肿,另一方面,有利于解除癫痫发作后存在的细胞性脑水肿。

（3）原发病的治疗：对于原有严重基础疾病应进行针对性的积极治疗,使用细胞毒性药物的患者应停用或根据情况减量,待病情缓解后可以继续使用。

本病预后良好,多数患者可以完全康复而不遗留神经系统症状和体征,多数患者可以完全恢复。多数患者可在 1 周内恢复,少数患者需要数周。但由于患者往往同时具有严重的基础疾病,早期正确的诊断和鉴别诊断有一定难度,必须提高对本病的认识程度,通过对翔实的病史、体格检查和颅脑影像学进行综合分析才能得出正确的结论。有条件的患者应在4周左右复查头颅MRI。

并不是所有PRES患者都可以完全恢复。部分研究显示最严重的类型可导致死亡,1~3个月内随访死亡率为3%~6%。严重的神经功能缺损和死亡主要是由于颅内出血,后颅窝水肿伴脑干压迫或脑疝,或者弥漫性大脑水肿和颅内压增高。10%~20%患者可遗留神经功能后遗症,包括永久性偏瘫、癫痫发作、视力下降、头晕。部分研究显示颅内出血与不完全恢复相关。

5%~10%PRES患者会复发,高血压未控制比其他病因(如接受免疫抑制治疗)所致复发率更高。

回顾性研究显示,10%~15%癫痫患者数年后再次出现癫痫发作,但多数是因为诱发因素未控制,最常见为PRES复发。尚无前瞻性随机对照研究指导抗癫痫药物合适使用的时间。一般可在起病数周后和颅脑病灶消失后停用抗癫痫药物。

临床病例

患者,女,33岁。

【主诉】

发现血压升高伴腹痛1天,抽搐1次。

【现病史】

患者于孕37^{+4}周产检发现尿蛋白(+++),血压升高。2019年11月1日破水后LOA顺产一活女婴,体重2060 g,身长40 cm,分娩过程顺利,产时共出血320 mL。次日凌晨患者诉剑突下胀痛,给予护胃、解痉、抑酸及对症治疗,10:00突发抽搐、意识丧失、牙关紧闭,给予硫酸镁及甘露醇注射液静滴,小便为酱油色,约2 min后抽搐停止。

【既往史】

否认心脏病、糖尿病病史,平素月经规律,无吸烟、饮酒史,G3P2。

【入院查体】

T 36.5 ℃,P 122次/分,R 20次/分,BP 164/97 mmHg,SpO_2 98%,神志清楚,GCS 15分,双肺呼吸音清,心律齐,腹部稍膨隆,子宫收缩可,恶露量少于月经量,双下肢轻度水肿,导尿管引流小便呈酱油色,约500 mL。

【辅助检查】

2019年11月1日,我院尿蛋白(+++)。

2019年11月1日,肾功能:胱抑素C 1.40 mg/L,肌酐72.1 μmol/L。

2019年11月1日,血液分析:PLT $210×10^9$/L。

2019年11月1日,肝功能+肾功能+心肌酶谱+电解质:总胆汁酸4.8 μmol/L,间接胆红素5.8 μmol/L,直接胆红素0.5 μmol/L,总胆红素6.3 μmol/L,天冬氨酸氨基转移酶23.8 U/L,丙氨酸氨基转移21.8 U/L。

血气分析:pH 7.25,PCO_2 25 mmHg,PO_2 152 mmHg,Na^+ 123 mmol/L,K^+ 4.6 mmol/L,Lac 9.1,HCO_3^- 11.7 mmol/L,BE −13.3 mmol/L,THbc 13.3 g/dL。

NT-proBNP 196.99 pg/mL。血栓弹力图示低血小板或功能不良。

【初步诊断】

①产后子痫;②HELLP综合征;③G3P2,孕38^{+2}周顺产一活女婴;④足月小于胎龄儿;⑤代谢性酸中毒;⑥电解质紊乱、低钠血症。

【诊疗经过】

2019年11月2日,全腹部CT平扫＋颅脑CT平扫:①颅内多个脑回状低密度影,建议MRI检查。②双下肺少许感染,双侧少量胸腔积液。③少量腹腔积液,少量盆腔积液。④肝内小钙化灶。

脑部MRI:双侧顶枕叶皮层下白质异常信号,考虑PRES可能,建议随访复查。

入科后即予以心电监护,给予解痉、降压、输注激素、输血小板、利尿及纠正电解质紊乱等对症支持治疗。夜间患者再次出现四肢抽动,意识丧失,予以抢救治疗后约15 min逐渐苏醒,意识清楚,继续给予降压、输注激素、抗癫痫、脱水、纠正电解质及对症治疗。

2019年11月8日,脑部MRI示PRES。复查:双侧额顶枕叶皮层下异常信号范围较前明显缩小。

【经验总结】

(1)妊娠期间出现癫痫发作时,必须及时完善颅脑CT。若CT显示后枕叶低密度信号,及时完善颅脑MRI检查,必要时加做DWI及ADC序列检查。

(2)对于合并严重高血压、肾脏疾病及出现子痫的孕产妇,若出现头痛、注意力障碍、嗜睡或昏睡、烦躁、偏盲、偏瘫等症状,应高度怀疑PRES的可能。

(3)诊断时应注意与其他白质病变、脑炎、脑梗死、静脉窦血栓、肿瘤性病变相鉴别。

(4)早期诊断,及时治疗。早期快速降低血压,使用抗癫痫药物控制癫痫,适当使用脱水剂减轻脑水肿。

(5)发病4周后复查颅脑MRI,待颅脑病灶消失后停用抗癫痫药物,平时规律控制血压。

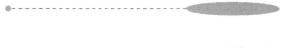

（夏　星）

二、癫痫发作与癫痫持续状态

【疾病概述】

当孕妇出现类似癫痫发作时,首先必须要确定的一个问题是,她是否为癫痫发作。第二个问题是,这是否就代表了子痫。癫痫在人群中的发病率大约为0.5%,是妇女妊娠期间最常见的神经系统疾病。妊娠会增加癫痫发作的频率,妊娠期癫痫的发病率为0.5%～1%,死亡率为正常健康妊娠妇女的10倍。目前还不清楚这种增加是由于癫痫发作的敏感性增加,还是由于血液中抗惊厥药物浓度的下降所致。抗惊厥药物的分布和药物在肝脏的清除率在孕期都有所升高。苯妥英钠的变化在妊娠期尤为显著。苯巴比妥的肾脏清除率在妊娠期也有所升高。这种生理变化导致当给予患者常规用量时,抗惊厥药物血药浓度将相对下降。非妊娠期每个月至少经历一次癫痫发作的妇女,在妊娠阶段癫痫发作的频率肯定会增加。即使在妊娠前癫痫发作频率得到很好控制的妇女,在妊娠期也可能会出现癫痫的复发,因此必须保持足够稳定的抗惊厥药物血药浓度。

已经确诊癫痫的女性在妊娠前，一定要在医生的指导下做好妊娠的准备。癫痫孕妇（含用药治疗者）有 85%～90% 的概率获得正常婴儿。但癫痫女性生育的婴儿的出生缺陷发生率高于普通人群。这个风险在服用抗癫痫药物或者未经治疗用药的癫痫妇女中均存在。风险的大小与母体症状的严重程度、控制癫痫发作所需药物的数量成正比。婴儿多种功能障碍都与产妇抗惊厥药物使用相关。多种药物均可导致婴儿面部的畸形。暴露于苯妥英钠和卡马西平的婴儿，远端指节发育不全的畸形率为 15%～30%。暴露于丙戊酸的婴儿，在妊娠前 3 个月神经管畸形的发生率为 1%～2%。目前还不清楚的是，在抗癫痫治疗过程中婴儿的异常发育是由于药物的直接胚胎毒性作用所致还是相对的叶酸缺乏或者抵抗所致。在妊娠前期以 0.5～1 mg/d 的剂量，通过膳食补充叶酸似乎是合理的，但研究者并没有找到补充叶酸可以有效预防畸形的直接可靠依据。

妊娠晚期使用抗惊厥药物可能导致胎儿和新生儿异常出血，尽管母亲的凝血系统似乎不受抗惊厥药物影响，但是大约一半暴露于抗惊厥药物的新生儿将出现维生素 K 依赖性凝血因子的缺乏。母体在分娩前两周补充维生素 K（20 mg/d）将有效预防新生儿出现凝血功能障碍。如果发生早产，母体单次肌内注射剂量 10 mg 也足够预防新生儿发生凝血功能障碍。即使在接受抗惊厥药物治疗的患者中，大多数婴儿在出生时通过肌内注射 1 mg 维生素 K，可以有效预防临床出血性疾病。

癫痫持续状态指癫痫连续发作之间意识尚未完全恢复又频繁再发，或癫痫发作持续 30 min 以上不自行停止。长时间的癫痫发作，如不能及时得到控制，可因高热、循环衰竭或者神经元兴奋、毒性损伤导致不可逆的脑损伤，致残率及病死率极高。

癫痫持续状态是一种威胁生命的紧急情况，在癫痫患者中的发病率为 1%～5%，至今其病死率仍高达 13%～20%，及时诊断和治疗可提高患者的生存率。妊娠癫痫持续状态虽少见，但因癫痫发作而导致的外伤可引起流产、早产、胎盘早剥，甚至胎死宫内，严重威胁母儿安全，必须采取紧急治疗方案保护母体和胎儿的安全。长时间的癫痫发作可能会导致乳酸性酸中毒、心脑血管不稳定和不可逆的脑损伤。因此妊娠合并癫痫患者需产科和神经科医生共同管理，迅速控制癫痫发作是治疗的关键，否则危及生命；同时需给予有效的支持、对症治疗。妊娠期定期监测，避免癫痫持续状态发生；如发生，根据孕周和胎儿情况综合决定终止妊娠的时机和方式。

【临床思维】

1. 引起癫痫发作的因素

（1）遗传因素：特发性癫痫的主要原因。

（2）脑部疾病：各种明确或者可能的中枢神经系统（central nervous system，CNS）病变所致，如脑结构异常或者影响脑功能的各种因素（如染色体异常、先天性畸形、围产期损伤、颅脑外伤、中枢神经系统感染、中毒、脑肿瘤、脑血管疾病、代谢遗传性疾病和变性疾病等）均可引起。

（3）全身或者系统性疾病：缺氧、内分泌疾病、心血管疾病、高热、电解质失调。

（4）其他：药物过量、长期饮酒戒断、睡眠剥夺和过度饮水等。

2. 癫痫发作的类型

（1）部分运动性发作：部分运动性发作指局部肢体的抽动，多见于一侧口角、眼睑、手指或足趾，也可涉及整个一侧面部或一个肢体的远端，有时表现为言语中断。如果发作是自一处开始后，按大脑皮质运动区的分布顺序缓慢地移动，例如自一侧拇指沿手指、腕部、肘部、肩部扩展,这种发作称为杰克逊癫痫,病灶在对侧运动区。如部分运动性发作后,遗留暂时性(数分钟至数日)局部肢体的瘫痪或无力,称为托德瘫痪。如局部抽搐持续数小时或数日,则称为持续性部分性癫痫,病灶在运动区。

(2)失神发作:脑电图上呈规律和对称的 3 周/秒棘慢波组合,患者意识短暂(3～15 s)中断,无先兆和局部症状,发作和休止均突然,每天可发作数次至数百次。患者停止当时的活动,呼之不应,两眼瞪视不动,但可伴有眼睑、眉或上肢的颤抖(3 次/秒),或有简单的自动性活动(如擦鼻、用手按面、咀嚼、吞咽),一般不会跌倒,手中持物可能坠落,事后立即清醒,继续原先的活动,对发作无记忆。

(3)强直-阵挛发作:全面性强直-阵挛发作在特发性癫痫中旧称大发作,以意识丧失和全身抽搐为特征。发作可分为 3 期。

①强直期:所有的骨骼肌呈现持续性收缩。上睑抬起,眼球上窜。喉部痉挛,发出叫声。口部先强张而后突闭,可能咬破舌尖。颈部和躯干先屈曲而后反张。上肢自上举、后旋,转变为内收、前旋。下肢自屈曲转变为强烈伸直。强直期持续 10～20 s 后在肢端出现微细的震颤。

②阵挛期:待至震颤幅度增大并延及全身,成为间歇的痉挛,即进入阵挛期。每次痉挛都继有短促的肌张力松弛。阵挛频率逐渐减慢,松弛期逐渐延长。本期持续 0.5～1 min。最后 1 次强烈痉挛后,抽搐突然终止。

在以上两期中,患者出现心率增快,血压升高,汗、唾液和支气管分泌物增多,以及瞳孔散大等自主神经征象;呼吸暂时中断,皮肤自苍白转为发绀;瞳孔对光反射和深、浅反射消失。

③惊厥后期:阵挛期以后,尚有短暂的强直痉挛,造成牙关紧闭和大小便失禁。呼吸首先恢复,口鼻喷出泡沫或血沫。心率、血压、瞳孔等回至正常,肌张力松弛,意识逐渐苏醒,自发作开始至意识恢复历时 5～10 min。醒后感到头痛、全身酸痛和疲乏,对抽搐全无记忆。

3. 癫痫发作的判断 由于大多数癫痫发作发生在院外,必须回顾性地确立诊断。通常根据患者的发作史,特别是可靠目击者提供的发作过程和表现的详细描述,结合发作间期脑电图出现痫性放电可确诊,必要时可通过视频脑电图监测发作表现及同步脑电图记录证实。某些孕妇无可靠的目击者提供病史,夜间睡眠时发作或因发作稀少,视频脑电图监测未记录到发作则临床诊断困难。

需与以下疾病相鉴别。

(1)子痫:多伴有血压升高和蛋白尿。

(2)晕厥:短暂性全脑灌注不足导致短时间意识丧失和跌倒,偶可引起肢体强直-阵挛性抽动或尿失禁。有些可在久站、剧痛、见血或情绪激动时发生,或者因排尿、咳嗽和叹气等诱发。患者常有头晕、恶心、眼前发黑和无力等先兆,跌倒较缓慢,面色苍白,出汗,有时脉搏不规则。晕厥引起的意识丧失极少超过 15 s,以意识迅速恢复并完全清醒为特点,不伴发作后意识模糊,除非脑缺血时间过长。一般为自限性症状,无需抗癫痫药物治疗。

(3)假性癫痫发作:如癔症性发作,可有运动、感觉障碍和意识模糊等类似癫痫发作症状,常有精神诱因,具有表演性。视频脑电图有助于诊断。

(4)发作性睡病:可根据突然发作的不可抑制的睡眠、睡眠截瘫、入睡前幻觉及猝倒症等与癫痫发作鉴别。

(5)低血糖症:血糖水平低于 2 mmol/L 时可产生局部癫痫样抽动或者四肢强直发作,伴意识丧失,常见于胰岛 B 细胞瘤或者长期服用降糖药的 2 型糖尿病患者,病史有助于鉴别诊断。

4. 妊娠前合理选用抗癫痫药物

(1)长期无发作者应将药物减量至停用,停用后病情仍稳定者再妊娠最理想。

(2)仍有发作者,应与神经科医生协同调整药量,控制发作后再妊娠。用药原则如下。

①尽可能用单一药物。

②大发作者首选苯巴比妥作为长期用药;小发作者可选用卡马西平或扑米酮,无效时再考虑换用苯妥英钠或乙琥胺等。

③禁用三甲双酮或丙戊酸钠等明显致畸药。

④长期使用苯巴比妥或苯妥英钠时应补充维生素 D(400 U/d)及叶酸(1 mg/d)。

⑤定期监测血药浓度,调整药量以维持其有效水平。

5. 妊娠期抗癫痫药物的使用 妊娠期使用抗癫痫药物者胎儿畸形的发生率为正常人群的 2～3 倍,最常见的畸形为唇裂、腭裂、先天性心脏病或小头畸形等。三甲双酮可以引起多发性畸形,且使精神发育迟缓的发生率增高;丙戊酸钠可使颅面畸形、骨骼异常及神经管畸形的发生率增高,因此在备孕期及妊娠期禁用。苯巴比妥、苯妥英钠及卡马西平的致畸作用相对较轻,亦可引起小头畸形、颅面畸形、肢体远端发育不良及轻、中度精神发育迟缓等。

抗癫痫药物应用的注意事项如下。

(1)补充维生素 D 及叶酸。

(2)监测胎儿发育:妊娠 18～24 周行 B 超筛查胎儿畸形,有条件者可行超声心动图检查以排除先天心脏畸形;采用妊娠图或隔期 B 超监测胎儿生长发育;妊娠 30～32 周后,是否需常规定期进行胎心监护尚有不同意见,但若有宫内缺氧高危因素,应及时进行监护。

(3)说服并监督患者按规定服药。不得任意变动原来的有效方案。酌情监测血药浓度,能测定游离药物浓度更好,以维持最低有效剂量,预防发作。

(4)早孕反应严重者采用缓释胶囊,每晚使用,有助于维持血药浓度。

(5)长期服用苯巴比妥或苯妥英钠者可致胎儿、婴儿体内维生素 K 依赖性凝血因子缺乏。可考虑于妊娠 34 周开始给予维生素 K 20 mg,1 次/天,以防止新生儿出血。

6. 癫痫持续状态的处理原则

(1)保持呼吸道通畅,防止误吸与外伤。

(2)对于原使用抗癫痫药物者应取血测血药浓度。

(3)药物:首选地西泮 10 mg 缓慢静推,隔 15～20 min 可重复应用,总量不超过 30 mg。连续发作时,还可加用苯妥英钠 200～300 mg 加 5% 葡萄糖注射液 20～40 mL,缓慢静推,用量依血药浓度而定,每分钟注射不超过 50 mg,必要时 30 min 后可再注射 100 mg。心律不齐、低血压或肺功能损害者要慎用。发作不止时还可用异戊巴比妥钠 300～500 mg 溶于注射用水 10 mL 内,缓慢静注,一旦出现呼吸抑制,应停止。上述处理仍不能控制时建议转 ICU,使用咪达唑仑泵入及插管镇静治疗。

癫痫持续状态的处理流程见图 2-10-1。

7. 癫痫发作与终止妊娠的抉择 根据胎儿宫内情况、孕周及孕妇情况综合决定终止妊娠的时机及方式。癫痫发作和抗癫痫药物均对妊娠有不良影响。

癫痫持续状态可导致母体缺氧,继而导致子宫强直收缩、胎儿缺氧及酸中毒。如引起子宫强直收缩可考虑应用宫缩抑制剂。如妊娠>34 周,患者处于癫痫持续状态,应给予持续的电

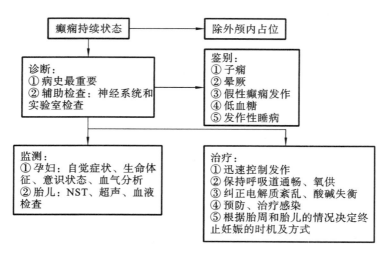

图 2-10-1　癫痫持续状态的处理流程

子胎心监护,如胎心 5 min 内未恢复正常或者癫痫复发,应尽快终止妊娠。癫痫持续状态并不是剖宫产的指征,如短时间内可以经阴道结束分娩,可在抗癫痫治疗的同时,保证母儿安全的前提下尽快经阴道分娩,否则应尽快行剖宫产术终止妊娠。如癫痫持续状态得到控制,胎心可恢复或者正常,孕周较小,可期待妊娠至足月。

8. 妊娠合并癫痫产妇的新生儿需要的观察和处理　新生儿娩出后,新生儿科医生应在场,并检查新生儿是否患有由于产妇应用抗癫痫药物而导致的畸形,或者应用苯二氮䓬类药物引起的新生儿戒断综合征,或者应用酶诱导性抗癫痫类药物引起的新生儿出血性并发症。

（夏　　星）

第三章
评分及危重孕产妇院内和院间转运

一、评分

评分是重症医学重要的一部分。重症患者病情危重,时间紧迫,各种疾病严重程度评分可以为临床提供一致的、量化的标准来评估病情,不需要完全依赖临床医生的工作经验,部分评分能帮助医生早期发现、早期识别疾病危重程度,尽快采取干预措施,以免延误病情。各种评分还可用于评价不同单位之间的治疗效果,或者用来评价临床研究中不同组别的病情危重程度,比较新药及新治疗措施的有效性。现将重症相关评分系统分享给产科医生,供参考。

(一)非特异性病情严重程度评分

1. 急性生理与慢性健康评分(acute physiology and chronic health evaluation,APACHE)
此评分由 Knaus 于 1981 年提出(第一代),1985 年提出 APACHE Ⅱ,至 2005 年推出第四代。

APACHE Ⅱ 因为简便可靠、设计合理、预测准确、免费,目前使用最为普遍。作为重症患者病情分类和预后的预测系统,分值越高,表示病情越重,预后越差,病死率越高。

APACHE Ⅱ 评分的应用:评估病情,利于制订治疗方案;入院后可通过动态评分来评价医疗措施的效果;选择手术时机;评价医疗质量;进行科研或学术交流,如控制、对照组间的病情可比性;预测预后等。

APACHE Ⅱ 由 A 项、B 项及 C 项三部分组成。A、B、C 各项得分之和即为 APACHE Ⅱ 评分,联合各项权重,可以得出预计病死率。

1)A 项 急性生理学评分(表 3-0-1),共 12 项,总分=12 项评分之和。前 11 项由临床最常用的生命体征、血常规、血液生化和血气分析指标构成,各项指标正常为 0 分,依据其偏离正常值的程度分别计为 1~4 分。评价肺氧合功能时,如吸氧浓度(FiO_2)<0.5,用动脉氧分压(PaO_2)作为评分指标;如 $FiO_2 \geqslant 0.5$,则用肺泡-动脉氧分压差($P_{(A-a)}DO_2$)作为评分指标。对血液酸碱度的测定仍首选动脉血 pH,如无动脉血气分析,则记录静脉血 HCO_3^-。如为急性肾衰竭,则血肌酐(Cr)的记分加倍。第 12 项为 Glasgow 昏迷评分(GCS)(表 3-0-2),主要反映中枢神经系统功能,其评分越高,表示病情越轻,正常为 15 分。以 15 减去 GCS 实际得分后再计入急性健康评分。

表 3-0-1　APACHE Ⅱ 急性生理学评分

参　数	4	3	2	1	0	1	2	3	4
体温/℃	≥41	39.0~40.9		38.5~38.9	36.0~38.4	34.0~35.9	32.0~33.9	30.0~31.9	≤29.9
平均动脉压/mmHg	≥160	130~159	110~129		70~109		50~69		≤49
心率/(次/分)	≥180	140~179	110~139		70~109		55~69	40~54	≤39
呼吸频率/(次/分)	≥50	35~49		25~34	12~24	10~11	6~9		≤5
PaO_2 (FiO₂<50%)					>70	61~70		55~60	<55
$P_{(A-a)}DO_2^a$ (FiO₂≥50%)	≥500	350~499	200~349		<200				
动脉 pH	≥7.7	7.60~7.69		7.5~7.59	7.33~7.49		7.25~7.32	7.15~7.24	<7.15
血浆 HCO_3^-	≥52	41.0~51.9		32~40.9	22~31.9		18~21.9	15~17.9	<15
血浆钠/(mmol/L)	≥180	160~179	155~159	150~154	130~149		120~129	111~119	≤110
血浆钾/(mmol/L)	≥7	6.0~6.9		5.5~5.9	3.5~5.4	3~3.4	2.5~2.9		<2.5
血清肌酐^b/(μmol/L)	≥309.4	176.8~300.56	132.6~167.96		53.04~123.76		<53.04		
HCT/(%)	≥60	50~59.9		46~49.9	30~45.9		20~29.9		<20
WBC(×10⁹/L)	≥40	20~39.9		15~19.9	3~14.9		1~2.9		<1
Glasgow 昏迷评分	E:		V:		M:		GCS=		15-GCS=

注：a. $P_{(A-a)}DO_2 = FiO_2 \times (PB - PH_2O) - PaCO_2/RQ = FiO_2 \times (760-74) - PaCO_2/0.8 = 713 \times FiO_2 - PaCO_2/0.8$，其中，$P_{(A-a)}DO_2$，肺泡动脉氧分压差；$FiO_2$，吸入氧浓度；PB，大气压；$PH_2O$，水蒸气压；RQ，呼吸熵。b. 急性肾衰竭时评分加倍。

表 3-0-2　Glasgow 昏迷评分 (GCS)

睁眼（E）		语言（V）		运动（M）	
自主睁眼	4	语言正常	5	遵嘱动作	6
语言刺激睁眼	3	语言混乱	4	疼痛定位	5

续表

睁眼（E）		语言（V）		运动（M）	
疼痛刺激睁眼	2	用词不恰当	3	疼痛刺激屈曲	4
不睁眼	1	声音无法理解	2	疼痛（异常）屈曲	3
		无语言	1	疼痛伸展	2
				疼痛无反应	1

2）B 项　年龄评分：从 44 岁以下到 75 岁以上共分为 5 个阶段，分别评为 0～6 分（表 3-0-3）。

表 3-0-3　年龄评分

年龄/岁	评分值/分
＜44	0
45～54	2
55～64	3
65～75	5
＞75	6

3）C 项　慢性健康评分：下列器官或系统功能严重障碍或衰竭者，如行急诊手术或未手术治疗加 5 分，择期手术治疗加 2 分。

（1）心血管系统：休息或轻微活动时出现心绞痛或心功能不全的表现，如心悸、气急、水肿、肝大、肺部啰音等，或符合美国纽约心脏病协会（NYHA）制定的心功能Ⅳ级标准。

（2）呼吸系统：慢性限制性、阻塞性或血管性肺部疾病所致患者活动严重受限，不能上楼梯或做家务，或有慢性缺氧、高碳酸血症、继发性红细胞增多症、严重肺动脉高压（＞5.33 kPa），或需呼吸机支持。

（3）肝脏：活检证实肝硬化，伴门静脉高压，以往有门脉高压致上消化道出血、肝衰竭、肝性脑病或肝昏迷史。

（4）肾脏：接受长期透析治疗。

（5）免疫功能障碍：接受免疫抑制剂、化学治疗、放射治疗、长期类固醇激素治疗，或近期使用大剂量类固醇激素，或患有白血病、淋巴瘤或艾滋病等抗感染能力低下者。

Knaus 等认为，患有上述慢性疾病和器官功能障碍时，急诊手术较择期手术死亡率高，且未手术者的死亡率也高（可能与未手术者因病情重而不能承受手术治疗有关），因此未手术和急诊手术同样计分。

2. 多脏器功能障碍评分　Marshall 于 1995 年提出，Richard 于 2000 年改良。这个评分参数少，评分简单，对病死率和预后预测准确。不足的是，只反映了 6 个常见器官（或系统）功能的一个指标，不能全面反映器官（或系统）的功能状态，也没有考虑对其他影响预后的因素（表 3-0-4）。

表 3-0-4　MODS 评分

器官（或系统）衰竭	变　　量	0 分	1 分	2 分	3 分	4 分
呼吸系统	PaO_2/FiO_2	≥301	226～300	151～225	76～150	＜76
血液系统	血小板（×10⁹/L）	＞150	101～150	51～100	20～51	＜20

器官(或系统)衰竭	变　　量	0 分	1 分	2 分	3 分	4 分
肝脏	胆红素/(μmol/L)	≤20	21～60	61～120	121～240	>240
PAHR	HR×CVP/MAP	≤10	11～15	16～20	21～30	>30
中枢神经系统	GCS	≥15	13～14	10～12	7～9	≤6
肾脏	肌酐/(μmol/L)	<100	101～200	201～350	351～500	>500

注:PAHR,压力调整心率,PAHR＝心率×右心房压(或中心静脉压)/平均动脉压。右心房压常用中心静脉压代替。

(二)镇痛镇静评分

ICU 的重症患者处于强烈的焦虑与应激之中,尤其是危重症产妇,患者常因分娩、各种有创诊治操作、疼痛、对重症疾病的恐惧、对胎儿或新生儿的思念与担心等,存在焦虑与躁动、易激惹状态,或者是伴随着挣扎动作和极度焦虑的躁动。目前临床常用疼痛评分工具有数字评定量表、行为疼痛量表、重症监护患者疼痛评估表。

镇痛镇静治疗是重症病房的基本治疗,狭义上特指应用药物消除患者疼痛及躯体不适感,减轻患者交感神经系统的过度兴奋,减轻或消除患者焦虑、躁动甚至谵妄,帮助和改善患者睡眠,诱导遗忘,减少或消除患者治疗期间病痛的记忆,降低重症患者的代谢速率,减少氧耗氧需,使机体组织氧耗的需求尽可能适应氧输送,减轻各器官的代谢负担。

相对于全身麻醉患者的镇静与镇痛,对重症患者的镇静镇痛治疗更加强调"适度"的概念,"过度"与"不足"都可能给患者带来损害;为此,需要对患者疼痛与镇痛镇静疗效进行准确的评价。

ICU 患者理想的镇静状态是既能保证安静入睡,又容易被唤醒。应在镇静治疗开始时就明确所需的镇静水平,定时、系统地进行评估和记录,并随时调整镇静用药以达到并维持所需镇静水平。目前临床常用的镇静评分工具有 Ramsay 评分、RASS(Richmond 躁动-镇静评分)、镇静-躁动评分(SAS)等。

1. 数字评定量表(NRS)　目前对于疼痛评估最可靠的依据仍然是患者的主诉,最常用的评分工具为 NRS。NRS 是一个从 0～10 的点状标尺,0 代表不疼,1～3 代表轻度疼痛,4～6 代表中度疼痛,7～9 代表重度疼痛,10 代表疼痛难忍(图 3-0-1)。评估时患者选择一个数字描述自己的疼痛程度。不足之处是患者易受数字和描述文字的干扰,导致灵敏性和准确性降低。

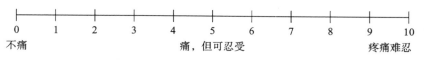

图 3-0-1　数字评定量表(NRS)

2. 行为疼痛量表(behavioral pain scale,BPS)　目前评估重症患者疼痛首选 BPS,因为其适合无法进行交流的镇静和机械通气患者(表 3-0-5)。

BPS 包括面部表情、上肢运动和通气依从性或发声三个参数。每个参数的评分为 1～4分,总分为 3～12 分。根据 BPS 评分,可以将疼痛分为中度或重度,并监测患者在 ICU 期间BPS 评分的演变。

表 3-0-5 行为疼痛量表（BPS）

项 目	1 分	2 分	3 分	4 分
面部表情	放松	部分紧张	完全紧张	扭曲
上肢运动	无活动	部分弯曲	手指、上肢完全弯曲	完全回缩
通气依从性（插管）	完全能耐受	呛咳，大部分时间能耐受	对抗呼吸机	不能控制通气
发声（非插管）	无疼痛相关发声	呻吟频率≤3 次/分且每次持续时间≤3 s	呻吟频率＞3 次/分或每次持续时间＞3 s	咆哮或使用"哦""哎呦"等言语抱怨，或屏住呼吸

3. 重症监护患者疼痛评估表（CPOT 评分） 患者在气管插管、深度镇静情况下常不能主观表达疼痛的强度。在此情况下，患者的疼痛相关行为（运动、面部表情和姿势）与生理指标（心率、血压和呼吸频率）的变化可反映疼痛的程度，需仔细观察来判断疼痛的程度及变化。CPOT 评分有很好的相关性，可重复性也较好（表 3-0-6）。

表 3-0-6 重症监护患者疼痛评估表（CPOT 评分）

项 目		分 值		描 述
面部表情		放松平静	0	未见面部肌肉紧张
		紧张	1	存在皱眉、耸鼻或任何面部变化（如睁眼或疼痛时流泪）
		表情痛苦	2	上述所有面部变化加上双目紧闭（患者可能咬气管导管或者张口）
身体活动度		活动减少或者保持正常体位	0	完全不动（不代表没有疼痛）或正常体位（因为疼痛或防卫而产生的运动）
		防护状态	1	缓慢小心地移动，轻抚痛处，通过移动身体引起别人的注意
通气依从性	人机协调（针对气管插管患者）	焦躁不安	2	拉扯气管导管，试图坐起，在床上翻来覆去，不配合指示；袭击工作人员，试图翻越栏杆
		人机协调	0	通气顺畅，无呼吸报警
		呛咳但仍可耐管	1	呛咳，触发呼吸机报警，疼痛时自主呼吸暂停
		人机对抗	2	人机不同步
	发声（针对无气管导管患者）	语调平稳或不出声	0	说话时语调平稳或不出声
		叹息、呻吟	1	—
		哭喊、抽泣	2	—

续表

项　　目	分　　值		描　　述
肌紧张:当患者处于休眠状态时,使其上肢被动弯曲和伸展,并做出评估,或被动翻身时做出评估	放松	0	对被动运动无抵抗
	紧张、僵直	1	抵抗被动运动
	非常紧张、僵直	2	对被动运动强烈抵抗,无法完成被动运动

注:①必须在患者休息 1 min 后再进行观察,以获得 CPOT 基线值。

②应该在患者处于疼痛状态时观察其反应(如翻身、吸痰、更换伤口敷料时)

③应该在对患者使用镇痛剂前或者镇痛效果达峰值效应时进行评估,以评价治疗效果是否有效。

④在观察患者期间,使用 CPOT 进行等级评定时应选择对应的最高分值。

⑤在使用 CPOT 进行等级评定时肌紧张应作为最后的评定项目。

4. Ramsay 评分　临床上使用最为广泛的镇静评分标准,分为六级,分别反映三个层次的清醒状态和三个层次的睡眠状态(表 3-0-7)。Ramsay 评分被认为是可靠的镇静评分标准,但缺乏特征性指标来区分不同的镇静水平。

表 3-0-7　Ramsay 评分

状　　态	临床症状	分　　值
清醒	焦虑或易激惹,或不安,或两者都有	1
清醒	能合作,定位感好,平静	2
清醒	只对指令应答	3
睡眠	对轻叩眉间或大的听觉刺激反应轻快	4
睡眠	对轻叩眉间或大的听觉刺激反应迟缓	5
睡眠	对轻叩眉间或大的听觉刺激无反应	6

5. RASS　见表 3-0-8。

表 3-0-8　RASS

分　　值	描　　述	定　　义
+4	有攻击力	有暴力行为
+3	非常躁动	试图拔出气管、胃管、输液器
+2	躁动焦虑	身体激烈移动,无法配合呼吸机
+1	不安焦虑	焦虑紧张但身体只有轻微的移动
0	清醒平静	清醒,处于自然状态
−1	昏昏欲睡	没有完全清醒,但可保持清醒超过 10 s
−2	轻度镇静	无法维持清醒超过 10 s
−3	中度镇静	对声音有反应
−4	重度镇静	对身体刺激有反应
−5	昏迷	对声音及身体刺激都无反应

注:使用镇静药物后评分,记录病程;白天目标分值为 0～1 分;夜间目标分值为 −1～−2 分。

6. SAS 由 Riker 提出(表 3-0-9)。

表 3-0-9 SAS

分 值	描 述	定 义
7	危险躁动	拉拽气管内插管,试图拔除各种导管,翻越床栏,攻击医护人员,在床上挣扎
6	非常躁动	需要保护性束缚并反复通过语言提示劝阻,咬气管插管
5	躁动	焦虑或身体躁动,经言语提示劝阻可安静
4	安静合作	安静,容易唤醒,服从指令
3	镇静	嗜睡,语言刺激或轻摇可唤醒并能服从简单指令,但又迅即入睡
2	非常镇静	对躯体刺激有反应,不能交流及服从指令,有自主运动
1	不能唤醒	对恶性刺激无或仅有轻微反应,不能交流及服从指令

注:恶性刺激指吸痰或用力按压眼眶、胸骨或甲床 5 s。

(三)血栓风险评估

Caprini 血栓风险评估量表(表 3-0-10)主要用于外科住院患者 VTE 的评估与防控。根据数值决定患者用什么方式预防血栓。如果分值比较低,患者可以通过物理预防的方法,比如多活动双下肢、多喝水,或者是穿预防血栓的弹力袜,起到预防血栓的目的(表 3-0-11)。

表 3-0-10 Caprini 血栓风险评估量表

分值	1分	2分	3分	5分
评估内容	41~60 岁 小手术 BMI 大于 25 kg/m² 腿肿胀 静脉曲张 妊娠或产后 有不明原因的或者习惯流产史 口服避孕药或激素替代治疗 脓毒症(1 个月内) 严重肺病,包括肺炎(1 个月内) 肺功能异常 急性心梗 充血性心衰 肠道炎性疾病 需卧床休息的内科患者	61~74 岁 关节镜手术 大的开放手术(45 min 以上) 腹腔镜手术 恶性肿瘤 卧病在床大于 72 h 石膏固定 中心静脉通路	年龄大于 75 岁 VTE 病史 VTE 家族史 凝血因子 V 莱顿突变阳性 凝血酶原 G20210A 阳性 狼疮抗凝物阳性 抗心磷脂抗体阳性 血清同型半胱氨酸水平升高 肝素诱导的血小板减少 其他的先天性或者获得性血栓疾病	脑卒中(1 个月内) 择期关节置换术 髋、骨盆、腿骨折 急性脊髓损伤 多发创伤

表 3-0-11　血栓预防方案

风险因素总分/分	风险等级	VTE 发生率	推荐预防方案
0～1	低	<10%	早期活动
2	中	10%～20%	药物预防或物理预防
3～4	高	21%～40%	药物预防和物理预防
≥5	极高危	41%～80%	药物预防和物理预防

（四）胰腺炎相关评分

临床上曾提出多种评分系统(如 APACHE Ⅱ、Ranson 评分、急性胰腺炎严重程度床边指数等)来预测重症急性胰腺炎的发生,但均存在不足,不能满足临床需求。《中国急性胰腺炎诊治指南(2021)》指出急性胰腺炎器官功能障碍的诊断标准基于改良 Marshall 评分系统,任何器官评分≥2 分可说明存在器官功能障碍(表 3-0-12)。

表 3-0-12　改良 Marshall 评分系统的评分内容

项　　目	0 分	1 分	2 分	3 分	4 分
呼吸(PaO_2/FiO_2)	>400	301～400	201～300	101～200	<101
血肌酐[a]/(μmol/L)	<134	134～169	170～310	311～439	>439
收缩压[b]/(mmHg)	>90	<90,输液有应答	<90,输液无应答	<90,pH 7.2～7.3	<90,pH<7.2

注:[a] 既往有慢性肾衰竭患者的评分依据基线肾功能进一步恶化的程度而定,对于基线血肌酐≥134 μmol/L 者尚无正式的修订方案;[b] 未使用正性肌力药。

（五）产科 DIC 评分

妊娠期 DIC 的常见病因有大量出血伴补液不足、胎盘早剥、PE/HELLP,少见病因有妊娠期急性脂肪肝、羊水栓塞、死胎(数周)、脓毒症。2023 年 8 月中华医学会血液学分会血栓与止血学组发布了《产科弥散性血管内凝血临床诊断与治疗中国专家共识》,参考 2017 年中华医学会血液学分会血栓与止血学组发表的中国弥散性血管内凝血诊断积分系统(Chinese DIC scoring system,CDSS),制订了产科弥散性血管内凝血诊断评分表(表 3-0-13),若总分超过 7 分,可诊断 DIC。

表 3-0-13　产科弥散性血管内凝血诊断评分表

评　分　项		分数
产科原发病:胎盘早剥、羊水栓塞、HELLP 综合征、宫内感染、死胎滞留		2
临床表现	①出血倾向:产后大出血止血困难,产道或手术创面出血、渗血、止血困难,肉眼可见血尿和黑便,紫癜,黏膜出血,齿龈出血,注射部位出血等	1
	②多器官脏器功能衰竭:少尿或无尿,急性呼吸功能衰竭,肺部啰音,粉红色泡沫样痰等心衰表现,肉眼可见黄疸,意识模糊,抽搐,坏死性肠炎,其他重要器官衰竭	1
	③休克:脉搏>100 次/分,或血氧饱和度(SpO_2)≤90%,血压下降超过40%,出冷汗,面色苍白	1

续表

评 分 项			分数
实验室指标	血小板计数(×10⁹/L)	≥100	0
		80～<100	1
		<80	2
		24 h内下降≥50%	1
	D-二聚体/(mg/L)	<5	0
		5～<9	2
		≥9	3
	凝血酶原时间(PT)及活化部分凝血活酶时间(APTT)延长	PT延长<3 s且APTT延长<10 s	0
		PT延长≥3 s或APTT延长≥10 s	1
		PT延长≥6 s	2
	纤维蛋白原/(g/L)	≥1.0	0
		<1.0	1

（六）抑郁量表

危重孕产妇往往需要心理治疗，首先应进行心理疾病筛查和评估，有助于早期识别孕产妇的心理问题，及时干预或转诊。目前常用的孕产妇心理筛查量表主要为自评量表，可在医务人员的指导下由孕产妇自行填写完成。

1. 爱丁堡产后抑郁量表（Edinburgh postnatal depression scale，EPDS） Cox 等于1987年编制的在西方广泛应用的心理量表，1998年香港中文大学的 Lee 等将其编译成中文版，2009年王玉琼等将 EPDS 进行重新修订，使其更符合中国内地语言习惯，广泛用于中国内地孕产妇抑郁症的筛查。EPDS 共10个条目，分别涉及心境、乐趣、自责、抑郁、恐惧、失眠、应付能力、悲伤、哭泣和自伤等。EPDS（表3-0-14）是一个有效的评测工具，帮助识别产妇出院后的情绪适应状况。最好在第一次产后检查前评估。

表 3-0-14 爱丁堡产后抑郁量表（EPDS）

序号	在过去7天(包括今天)，以下情景出现的频率如何？	评 分			
		同以前一样	没有以前那么多	肯定比以前少	完全不能
1	我能看到事物有趣的一面，并笑得开心	0	1	2	3
2	我欣然期待未来的一切	0	1	2	3
3	当事情出错时，我会不必要地责备自己	0	1	2	3
4	我无缘无故感到焦虑和担心	0	1	2	3
5	我无缘无故感到害怕和惊慌	0	1	2	3
6	很多事情冲着我来，使我透不过气	0	1	2	3
7	我很不开心，以至失眠	0	1	2	3

序号	在过去 7 天(包括今天),以下情景出现的频率如何?	评 分			
		同以前一样	没有以前那么多	肯定比以前少	完全不能
8	我感到难过和悲伤	0	1	2	3
9	我不开心到哭	0	1	2	3
10	我想过要伤害自己	0	1	2	3

计算 1~10 题的总分。

结果解释:

0~8 分,没有产后抑郁症,希望您继续保持良好的心情。

9~12 分,轻度产后抑郁症,应在 2~4 周内监测并重复测评 EPDS。

13~30 分,产后抑郁症,为了您和家人的幸福,建议您进行更专业的检测。

2. 9 项患者健康问卷(PHQ-9) 美国精神医学学会、美国妇产科医师学会及中华预防医学会心身健康学组均推荐使用 PHQ-9 进行妊娠期抑郁的评估(表 3-0-15)。该问卷包含 9 个条目,内容与《精神疾病诊断与统计手册(第五版)》(DSM-5)中单相重性抑郁的 9 条诊断标准相对应,并附加 1 项社会心理障碍评估条目。此量表包含 9 条,总分 27 分,《孕产妇心理健康管理专家共识(2019 年)》建议 PHQ-9 评分>14 分时,需关注孕妇情绪问题,必要时转诊,进行专业的心理诊断和治疗。

表 3-0-15　9 条目患者健康问卷(PHQ-9)

序号	在过去的两周内,以下情况烦扰您有多频繁?	评 分			
		完全不会	好几天	一半以上的天数	几乎每天
1	做事时提不起劲或没有兴趣	0	1	2	3
2	感到心情低落,沮丧或绝望	0	1	2	3
3	入睡困难,睡不安稳或睡眠过多	0	1	2	3
4	感觉疲倦或没有活力	0	1	2	3
5	食欲不振或吃太多	0	1	2	3
6	觉得自己很糟或觉得自己很失败,或让自己或家人失望	0	1	2	3
7	对事物专注有困难,例如阅读报纸或看电视时	0	1	2	3
8	动作或说话速度缓慢到别人已经察觉?或烦躁或坐立不安,动来动去的情况更胜于平常	0	1	2	3
9	有不如死掉或用某种方式伤害自己的念头	0	1	2	3

计算 1~9 题的总分。

评分标准:

0~4 分无抑郁,5~9 分为轻度抑郁,10~14 分为中度抑郁,15~19 分为中重度抑郁,20~27 分为重度抑郁。

(胡　晶)

二、危重孕产妇院内和院间转运

危重孕产妇的院内或院间转运通常是由于诊断、治疗在原医疗地点难以完成而采取的措施,转运的目的是得到必需的诊断、治疗或加强医疗条件,应是不得已而为之,但在实际中尚有其他原因。危重孕产妇转运的医疗任务十分繁重,转运期间并发症和死亡风险增高,尤其是转运途中分娩风险高的患者,甚至影响孕产妇及胎儿预后。因而,不论院内或院间转运均需对获益和风险进行评估,唯有获益大于风险才是转运的先决条件。为降低转运风险,改善预后,转运前应适当计划,人员和设备配置要满足应对预想和突发抢救的需要,转运中需要采取措施规避风险。

(一)转运的获益和风险评估

凡危重孕产妇需要进一步加强医疗,原医疗单元对疾病的认知水平有限、无法提供相应的技术或操作时,即应转运。在搬动过程中,体位变化可能导致呼吸道梗阻、通气不足、低氧血症、低血压、心律失常、继发性出血、高血压、颅内压增高等病情变化,严重时患者可能昏迷,甚至猝死,所以重症患者转运有相当大的潜在危险。为此,重症患者的检查、操作、治疗要尽可能在床边完成,尤其在将要进行的检查或操作对患者的救治和预后帮助不大时,不宜冒险转运。

危重孕产妇的转运程序更加严格。首先,发现危重孕产妇后要及时报告并直接向"孕产妇救治中心"转诊。在偏远地区或交通不便的地区,尽量动员社区力量来解决转诊所需的交通工具和人力。其次,加强孕产妇系统管理,早期识别和处理孕期初筛出的合并症和并发症,成立初级产科抢救小组,对孕产妇严重并发症进行初步抢救的同时,及时将危重孕产妇转诊。再者,县级医疗保健机构要履行高危产妇的转诊职能,凡不能正确诊断和处理的孕产妇,都要及时转诊。应以积极主动的态度对待转诊,不能延误或推诿。"孕产妇救治中心"负责接收其他医疗保健机构转诊的高危孕产妇,需要成立院内产科抢救组,承担危重孕产妇的诊疗和抢救,提高救治水平。

影响转运决策的因素有去甲肾上腺素剂量、动脉血的氧合状况、PEEP 水平、转运人员的急救水平、设施配备和交通工具。拥有较高急救水平的转运人员可使重症患者的转运风险显著降低。交通工具、设备需求亦至关重要,因为转运期间高达 1/3 的不良事件与设备有关。在现代条件下,已能将非常严重的患者安全转运到目的地,甚至是远距离转运。因此,在确认转运获益后,主要根据护送人员的急救水平、设施配备和交通工具是否具备相应的功能等因素来制订转运决策。

(二)危重孕产妇的院内转运

1. 转运前准备

(1)转运人员:一般为 3 名,其中 1 名必须是护士,另 2 名随行人员根据患者病情决定,可以是医生、助产护士。护士需具备急危重患者抢救能力,最好有重症医学护理资质,如果患者存在分娩高风险,应有助产士协助转运。患者生命体征不稳定时,须由具备气道管理经验和高级生命支持技术的医生负责。

（2）随行设备。

①监护设备：血压计、脉氧仪、心电监护仪、多普勒胎心计数仪，或包含上述监测项目的监护仪。

②供氧设备：需满足转运全程氧供需要，并富余氧供 30 min 以上。携带 ECMO 转运。

③人工气道：需要气道管理设备（包括气管插管及便携式气道吸引装置）。根据需要备便携式人工呼吸器。如条件允许，建议采用带有管道脱开和气道高压报警装置的便携式呼吸机。

④其他：根据情况备带有蓄电池的输液泵。必要时配备除颤器。

（3）随行药品：携带足够的液体和静脉注射药物甚至血液制品。根据转运患者的情况，备毒麻药品、抗心律失常药、升压药和其他急救药品。

（4）制订意外应急预案：制订呼吸心搏骤停、严重心律失常、窒息等的应急处理预案，允许受过训练的随行人员在紧急情况下按方案实施急救。

（5）书写交接内容：包括病情与治疗计划。

2. 转运前联络和协调

（1）联络后续治疗单元：向后续治疗单元通报患者病情和后续治疗必备设备和药品，通报患者到达的预计时间。如病情需要，可邀请后续治疗单元的医生会诊，共同讨论并制订转运方案。

（2）及时通知其他人员（如产科医生、介入科医生、助产士、电梯管理人员等），以便及时配合转运。

3. 转运前患者的处理

（1）带有气管插管的患者，出发前需将插管固定牢靠，并标定插管深度。

（2）检查人工呼吸机，调整转运途中和接收单位可用的通气模式，并保证患者病情平稳。如替代通气条件无法确保安全，则需重新评价转运风险和获益，重新决定转运与否。

（3）循环不稳定的患者需积极复苏治疗，待血压好转稳定后方可转运。

4. 转运中的监护和生命支持

（1）转运中监护：至少需定时监测动脉血压、脉率与呼吸。尽可能实行持续心电监护和持续血氧饱和度监测，监测水平尽可能与转运前等同。

（2）转运中呼吸支持：需要呼吸支持的患者，根据病情需要使用面罩复苏器（气囊）或适合转运的便携式呼吸机提供呼吸支持，机械通气参数尽可能与转运前保持一致。

（3）转运中循环支持：循环不稳定的患者，转运中宜应用输液泵和微量泵，尽可能保证液体治疗、血管活性药和正性肌力药的应用能与转运前的方案保持一致。发生紧急情况时，按预案进行抢救治疗。

5. 转达后续医疗单位　通过医生-医生和（或）护士-护士交接，保证后续治疗及时进行。交接内容包括病情、转运全过程中患者状况以及治疗计划。如患者监护权未移交，随行人员要一直陪护患者直至回到原救治单元。

6. 注意事项

（1）在循环功能支持下血流动力学仍不稳定的患者不宜转运。

（2）转运前夹闭导尿管，持续胃肠减压，谨防误吸。

（3）对于危重孕产妇的院内转运，应联系有经验的产科医生。

（4）对于有外伤的孕产妇，必要时会使用脊柱固定装置以保证转运安全。

（三）危重孕产妇的院间转运

1. 获益/风险评估和知情同意 院间转运前，须对转运利益和转运风险进行充分讨论，确认患者能在接收方医院获得更好的必需的诊疗或加强医疗，有助于改善预后，并对预想的转运风险有防范措施，方可决定转运患者。

患方提出的转运应有书面申请和签字。医院方决定的转运，事先应征得患者本人、监护人同意，对于无自知能力的患者应征得授权人同意，并由患方签字存档。如果病情危急，未来得及讨论，宜将转运指征和未来得及讨论征求同意的原因做书面记录。

2. 转运小组 转运病情不稳定的患者时，转运小组负责人必须是医生；转运病情危重但稳定的患者时，小组负责人可以是受过专业训练的护士。

（1）拥有气道管理、开放静脉通路、识别和处理心律失常、基本生命支持和高级生命支持等技能的医务人员 4 名，其中 1 名 ICU 医生，1 名产科医生，1 名 ICU 护士，1 名具备助产士资格的护士。

（2）熟悉路线的司机 1 名，担架员 2 名。

3. 转运方式 根据患者病情紧急程度、天气条件、持续性生命支持所需的医疗措施，以及可利用的人力、物力资源等综合因素决定海、陆、空运等转运方式，然后提请转运部门对可行性认证，协调转运时间。确认后通报接收方医院。一般由转运小组负责医生与接收医疗单位的医生协商确定；如由接收方医院提供转运小组，转运方式和时间可由接收方医生决定。

4. 转运前患者的处理

（1）开放安全的静脉通路。

（2）对需要进行液体复苏和（或）使用血管活性药的患者，在转运前需要稳定循环功能。

（3）呼吸衰竭患者在转运前建立人工气道。为确保人工气道畅通可靠，宜采用气管插管或气管切开，转运中不宜采用喉罩。转运前标示插管深度并确保固定牢靠。

（4）使用人工呼吸机的患者，转运前需调定合适的氧浓度和通气量。如受转运条件限制，通气模式需要更换，应在转运前调定，保证患者能适应新的通气模式且病情稳定。如患者无法耐受新的通气模式，应对转运的获益和风险重新进行评估，重新决定转运时机。

（5）肠梗阻患者和机械通气患者需留置胃管，行胃肠减压。

（6）长途转运的患者、使用利尿剂的患者留置导尿管。

（7）对躁动、有粗鲁行为或不配合的患者，转运前可适当应用镇静剂和（或）肌松剂。

（8）对于转运途中可能分娩的患者，配备有助产资质的助产士、新生儿暖箱或跟随新生儿转运的急救车辆和人员等资源，确保危重孕产妇安全转运。

5. 随行设备及药品 所有设备（表 3-0-16）应调整在预设状态。对所有药品（表 3-0-17）的有效期和效价均应定期核查。需配备产后出血及新生儿抢救物品及药物。

表 3-0-16　转运车设备及耗材

设 备 名 称	单位	数量	设 备 名 称	单位	数量
绷带	卷	3	助产包	个	1
体温计	根	1	止血钳	个	1
开口器	个	1	卵圆钳	把	5
压舌板	个	1	手电筒和备用电池	套	1
镊子	把	1	活力碘	瓶	1
剪刀	把	1	棉签	包	5
胶布	卷	1	敷贴	片	2
砂轮	个	1	酒精棉棒	包	10
输液器	个	1	听诊器	个	1
50 mL 注射器	个	10	经鼻胃管	个	1
20 mL 注射器	个	10	药物雾化器	个	1
10 mL 注射器	个	10	外科剪	把	1
2 mL 注射器	个	10	便携式呼吸机	个	1
静脉输液管	个	数个	连接人工呼吸器和气管套管的软接管	套	1
Y 形输液接口	个	数个	喉镜及备用电池和灯泡	套	1
延长管	个	数个	口咽通气道	组	1
三通开关	个	数个	气管切开套包	个	1
套管针(22 G)	个	5	环甲膜穿刺包	个	1
套管针(18 G)	个	5	水溶性润滑剂	支	1
普通手套	盒	1	鼻导管	根	2
无菌手套	副	10	氧气管	根	2
纱布	包	10	简易呼吸器及配套面罩	套	1
静脉穿刺用的束带	根	1	氧气袋或便携式氧气瓶	个	2
输液泵	个	2	低压负压吸引器装置	套	1
输液加压袋	个	1	吸引导管	根	10
血糖仪及血糖试纸	套	1	脊柱固定装置	个	1
便携式心电监护仪	个	1	四肢固定用软束带	套	1
ECG 电极片	包	1	通信设备	套	1
ECG 监护/除颤器	个	1	新生儿抢救药品	套	1
除颤器衬垫或凝胶	个	1			

表 3-0-17 转运车配备药品

药品名称	单位	数量	药品名称	单位	数量
肾上腺素	支	5	缩宫素	支	4
去甲肾上腺素	支	10	卡贝缩宫素	支	1
多巴胺	支	10	卡前列素氨丁三醇	支	1
多巴酚丁胺	支	5	氨甲环酸	支	4
地塞米松	支	5	葡萄糖酸钙	支	2
氢化可的松	支	5	利多卡因	支	4
苯海拉明	支	2	胺碘酮	支	3
氯雷他定片	盒	1	西地兰	支	2
硫酸镁	支	8	阿托品	支	3
亚宁定	支	8	异丙肾上腺素	支	3
硝酸甘油	支	4	呋塞米	支	2
硝苯地平	瓶	1	普通胰岛素	支	8
速效救心丸	盒	1	50%葡萄糖	支	4
阿司匹林	盒	1	氯化钾	支	4
氨茶碱	支	2	肝素	支	1
沙丁胺醇	支	2	平衡液(500 mL)	袋	2
特布他林	支	2	碳酸氢钠(250 mL)	袋	1
对乙酰氨基酚悬浮液	盒	1	5%葡萄糖(500 mL)	瓶	2
双氯芬酸钠栓	盒	1	5%葡萄糖(100 mL)	瓶	2
蒙脱石散	盒	1	0.9%氯化钠(100 mL)	瓶	2
地西泮	支	2	新生儿抢救物品	套	1
咪达唑仑	支	1			

6. 转运中的监护和生命支持,记录监测结果并给予相应处理(图 3-0-2)

(1) 监测脉搏、血氧饱和度、动脉血压、呼吸频率,进行心电监护。

(2) 根据病情需要,监测有创动脉血压、中心静脉压或呼气末二氧化碳浓度。

7. 转运接收方医院(表 3-0-18)

(1) 确定转运接收方医院的具体接收科室。

(2) 通过医生-医生和(或)护士-护士交接保证后续治疗及时进行。交接内容包括病情、转运过程中患者状况以及治疗计划。

(3) 向接收方医院递交转院小结以及有关化验和检查结果副本,递交转运过程中监测和处理的书面记录副本。

(4) 如转院过程由院外专业转运小组执行,转出方医院应向该转运小组中能承担治疗和急救的执业医师详细介绍患者病情。患者的转院小结、有关化验和检查结果副本、治疗计划等医疗文书,可通过传真或随同患者转给接受方医院。

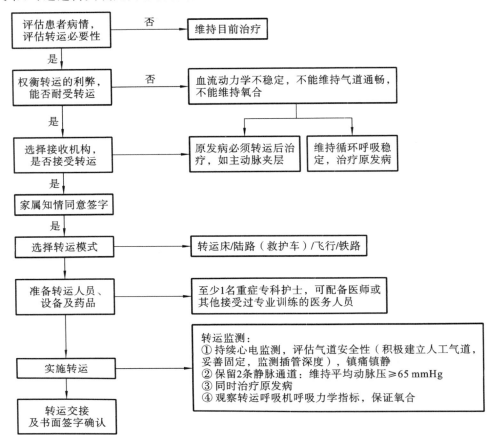

图 3-0-2　危重孕产妇转运流程

表 3-0-18　湖北省妇幼保健院外出转运核对单

姓名	性别	年龄	主要诊断	

项　目	是/否
1. 需要的设备与药物带了吗?	
★ 设备:确认所有设备正常工作!	
• 监测设备:监护仪	
• 生命支持设备	
转运呼吸机(确保氧气、电量充足)	
简易呼吸器	
氧气瓶(充满状态)	
微量泵(确保电量充足)	
喉镜、气管插管	
★ 药物:必要时将药物提前抽到注射器备用	
• 血管活性药:去甲肾上腺素、多巴胺	
• 复苏用药:肾上腺素、阿托品	

续表

项 目	是/否
• 镇静镇痛:咪达唑仑、吗啡	
• 过敏:地塞米松、肾上腺素	
2. 相关人员通知了吗?	
• 救护车、电梯、接送负责人:确保转运路途畅通	
• 接收科室人员:告知需要准备的设备和药物,确认出发到达时间	
• 辅助检查科室人员	
3. 转运前患者再评估	
★ 评估气道	
• 是否需要提前建立人工气道(呕吐、意识不清)	
• 气管插管患者确定插管深度并妥善固定	
• 适当镇静镇痛	
• 转运前充分吸痰	
★ 机械通气	
• 转运前换用转运呼吸机短时通气,观察能否耐受及血氧($SpO_2 \geqslant 95\%$)	
★ 循环	
• 保证通畅的静脉通路	
• 低血容量者转运前必须进行有效液体复苏	
• 需要血管活性药者,保证收缩压$\geqslant 90$ mmHg,舒张压>60 mmHg,MAP$\geqslant 65$ mmHg,备好微量泵	
4. 转运中监测	
脉氧、心率、呼吸、血压、呼吸机报警,气管插管患者注意插管位置,避免意外脱出。	
5. 产科患者特殊交代	
孕妇途中分娩准备、转运前后胎心计数、转运途中胎心监护	

(胡 晶 李运祥)

主要参考文献

Zhuyao Cankao Wenxian

[1] 中华医学会妇产科学分会产科学组,中华医学会围产医学分会.产后出血预防与处理指南(2023)[J].中华妇产科杂志,2023,58(6):401-409.

[2] 张斌,蒋守银,江利冰,等.创伤后大出血与凝血病处理的欧洲指南(第5版)[J].中华急诊医学杂志,2019,28(4):429-431.

[3] 中华医学会围产医学分会,中国输血协会临床输血管理学专业委员会.产科输血治疗专家共识[J].中华围产医学杂志,2023,26(1):4-10.

[4] 杨孜,张为远.《妊娠期高血压疾病诊治指南(2020)》解读[J].中华妇产科杂志,2020,55(6):425-432.

[5] 中华医学会妇产科学分会妊娠期高血压疾病学组.妊娠期高血压疾病诊治指南(2020)[J].中华妇产科杂志,2020,55(4):227-238.

[6] Garovic V D,Dechend R,Easterling T,et al. Hypertension in pregnancy:diagnosis,blood pressure goals,and pharmacotherapy:a scientific statement from the American Heart Association[J]. Hypertension,2022,79(2):e21-e41.

[7] Bello N A,Zhou H,Cheetham T C,et al. Prevalence of hypertension among pregnant women when using the 2017 American College of Cardiology/American Heart Association blood pressure guidelines and association with maternal and fetal outcomes[J].JAMA Netw Open,2021,4(3):e213808.

[8] Garovic V D,White W M,Vaughan L,et al. Incidence and long-term outcomes of hypertensive disorders of pregnancy[J].J Am Coll Cardiol,2020,75(18):2323-2334.

[9] 魏玉梅,杨慧霞.妊娠期高血糖的诊断及管理[J].中国实用妇科与产科杂志,2020,36(2):117-120.

[10] Bowyer L,Robinson H L,Barrett H,et al. SOMANZ guidelines for the investigation and management sepsis in pregnancy[J]. Aust N Z J Obstet Gynaecol,2017,57(5):540-551.

[11] Singer M,Deutschman C S,Seymour C W,et al. The third international consensus definitions for sepsis and septic shock(Sepsis-3)[J]. JAMA,

2016,315(8):801-810.

[12] Evans L, Rhodes A, Alhazzani W, et al. Surviving sepsis campaign: international guidelines for management of sepsis and septic shock 2021 [J]. Intensive Care Med,2021,47(11):1181-1247.

[13] 连岩,王春亭,王谢桐.妊娠和产褥期脓毒症早期识别和处理[J].中华围产医学杂志,2022,25(12):912-918.

[14] 《孕产期甲状腺疾病防治管理指南》编撰委员会,中华医学会内分泌学分会,中华预防医学会妇女保健分会.孕产期甲状腺疾病防治管理指南[J].中华内分泌代谢杂志,2022,38(7):539-551.

[15] 毛雨鸽,侯新琳.母孕期甲状腺疾病对胎儿及妊娠结局的影响[J].中华新生儿科杂志,2020,35(5):399-400.

[16] 高晓彤,单忠艳.妊娠期甲状腺功能减退症的诊治进展[J].中国实用内科杂志,2021,41(2):146-149.

[17] 杨威,高爽,张慧芳.妊娠合并甲减行左甲状腺素钠早期干预的有效性分析[J].中华内分泌外科杂志,2022,16(2):207-210.

[18] 中华医学会血液学分会血栓与止血学组.成人原发免疫性血小板减少症诊断与治疗中国指南(2020年版)[J].中华血液学杂志,2020,41(8):617-623.

[19] 中华医学会血液学分会血栓与止血学组.血栓性血小板减少性紫癜诊断与治疗中国指南(2022年版)[J].中华血液学杂志,2022,43(1):7-12.

[20] 中国成人血小板减少症急诊管理共识专家组.中国成人血小板减少症急诊管理专家共识[J].中华急诊医学杂志,2022,31(2):161-168.

[21] 中华医学会妇产科学分会产科学组.原发免疫性血小板减少症妊娠期诊治专家共识[J].中华妇产科杂志,2023,58(3):170-177.

[22] Marik P E, Plante L A. Venous thromboembolic disease and pregnancy [J]. N Engl J Med,2008,359(19):2025-2033.

[23] 上海市母婴安全专家委员会,上海市医学会围产医学专科分会,上海市医学会妇产科专科分会产科学组,等.上海市产科静脉血栓栓塞症的综合管理共识[J].上海医学,2020,43(12):709-714.

[24] Lao T T. Pulmonary embolism in pregnancy and the puerperium[J]. Best Pract Res Clin Obstet Gynaecol,2022,85(Pt A):96-106.

[25] 中华医学会妇产科学分会产科学组.妊娠期及产褥期静脉血栓栓塞症预防和诊治专家共识[J].中华妇产科杂志,2021,56(4):236-243.

[26] 汪丽萍,钟梅.妊娠合并系统性红斑狼疮的活动期管理[J].中华产科急救电子杂志,2019,8(2):82-86.

[27] 贺芳.妊娠合并系统性红斑狼疮与不良妊娠结局[J].中国实用妇科与产科杂志,2020,36(5):412-416.

[28] 徐琦,陈慧.妊娠合并系统性红斑狼疮的诊治进展[J].实用妇产科杂志,2021,37(8):570-572.

[29] 梁如玉,安媛.系统性红斑狼疮早期诊断新工具——系统性红斑狼疮风险概率指数[J].中华风湿病学杂志,2022,26(7):501-502.

[30] 国家皮肤与免疫疾病临床医学研究中心,国家妇产疾病临床医学研究中心,中国风湿免疫病相关生殖及妊娠研究委员会,等.2022中国系统性红斑狼疮患者生殖与妊娠管理指南(精简版)[J].中华妇产科杂志,2022,57(11):801-808.

[31] 廖媛,严小丽,王丹,等.妊娠剧吐并发Wernicke脑病死亡1例[J].实用妇产科杂志,2019,35(6):479-480.

[32] 陈露露,漆洪波.美国妇产科医师学会"妊娠期恶心呕吐指南2018版"要点解读[J].实用妇产科杂志,2018,34(6):421-426.

[33] Stawny M, Gostyńska A, Olijarczyk R, et al. Stability of high-dose thiamine in parenteral nutrition for treatment of patients with Wernicke's encephalopathy[J]. Clin Nutr,2020,39(9):2929-2932.

[34] Arts N J, Walvoort S J, Kessels R P. Korsakoff's syndrome: a critical review[J]. Neuropsychiatr Dis Treat,2017,13:2875-2890.

[35] 中华医学会心血管病学分会心力衰竭学组,中国医师协会心力衰竭专业委员会,中华心血管病杂志编辑委员会.中国心力衰竭诊断和治疗指南2018[J].中华心血管病杂志,2018,46(10):760-789.

[36] 缪慧娴,林建华.妊娠合并心脏病的早期识别与分层管理[J].实用妇产科杂志,2021,37(3):175-178.

[37] 郑鸿露,杨彦,黄旭,等.妊娠合并心脏病临床诊治的研究进展[J].中国计划生育学杂志,2023,31(5):1237-1241.

[38] 杨怡珂,漆洪波.美国妇产科医师学会(ACOG)"妊娠期高血压和子痫前期指南2019版"要点解读(第一部分)[J].中国实用妇科与产科杂志,2019,35(8):895-899.

[39] 安兰芬,金志珊,刘晓夏,等.孕17周HELLP综合征1例报道及文献复习[J].中华全科医学,2020,18(9):1612-1614.

[40] 普小芸,朱大伟,李力.HELLP综合征诊治的相关问题[J].实用妇产科杂志,2020,36(12):896-898.

[41] Chen G Z, Huang K, Ji B R, et al. Acute fatty liver of pregnancy in a Chinese Tertiary Care Center: a retrospective study[J]. Arch Gynecol Obstet,2019,300(4):897-901.

[42] Naoum E E, Leffert L R, Chitilian H V, et al. Acute fatty liver of pregnancy: pathophysiology, anesthetic implications, and obstetrical management[J]. Anesthesiology,2019,130(3):446-461.

[43] 于乐成.2016年美国胃肠病学院临床指南:肝脏疾病与妊娠[J].临床肝胆病杂志,2016,32(4):619-627.

[44] Zhong Y, Zhu F F, Ding Y L. Early diagnostic test for acute fatty liver of pregnancy: a retrospective case control study [J]. BMC Pregnancy Childbirth,2020,20(1):162.

[45] Maier J T, Schalinski E, Häberlein C, et al. Acute fatty liver of pregnancy and its differentiation from other liver diseases in pregnancy [J].

Geburtshilfe Frauenheilkd,2015,75(8):844-847.

[46] 中华医学会妇产科学分会产科学组.妊娠期急性脂肪肝临床管理指南 (2022)[J].中华妇产科杂志,2022,57(1):13-24.

[47] 中华医学会呼吸病学分会哮喘学组.支气管哮喘防治指南(2020年版)[J]. 中华结核和呼吸杂志,2020,43(12):1023-1048.

[48] 中国医师协会心力衰竭专业委员会,国家心血管病专家委员会心力衰竭专 业委员会,中华心力衰竭和心肌病杂志编委会.围生期心肌病诊断和治疗中 国专家共识2021[J].中华心力衰竭和心肌病杂志,2021,5(1):3-16.

[49] 刘燕燕,冯玲.围产期心肌病诊治[J].中国实用妇科与产科杂志,2019, 35(11):1224-1228.

[50] 卢家凯.提高妊娠合并危重心脏病孕产妇围手术期处理质量的关键环节 [J].中华妇产科杂志,2019,54(3):149-153.

[51] Moussa H N,Rajapreyar I. ACOG Practice Bulletin No. 212: pregnancy and heart disease[J]. Obstet Gynecol,2019,134(4):881-882.

[52] 中华医学会妇产科学分会产科学组.羊水栓塞临床诊断与处理专家共识 (2018)[J].中华妇产科杂志,2018,53(12):831-835.

[53] Humbert M,Kovacs G,Hoeper M M,et al. 2022 ESC/ERS guidelines for the diagnosis and treatment of pulmonary hypertension[J]. Eur Respir J, 2023,61(1):2200879.

[54] Martin S R,Edwards A. Pulmonary hypertension and pregnancy[J]. Obstet Gynecol,2019,134(5):974-987.

[55] Jha N,Jha A K,Mishra S K,et al. Pulmonary hypertension and pregnancy outcomes:systematic review and meta-analysis[J]. Eur J Obstet Gynecol Reprod Biol,2020,253:108-116.

[56] 马纪,王海云.妊娠合并肺动脉高压产妇围术期麻醉管理研究进展[J].国际 生物医学工程杂志,2020,43(6):491-495.

[57] 马平康,杜睿,李晓展,等.先天性心脏病合并重度肺动脉高压患者围手术期 麻醉管理[J].山东医药,2008,48(29):48-49.

[58] 张春雷,刘亚光,赵丽云,等.重度肺动脉高压产妇术中肺高压危象的麻醉管 理[J].心肺血管病杂志,2017,36(5):390-393.

[59] 董佳慧,孙耕耘.结缔组织病相关肺动脉高压的研究进展[J].中华肺部疾病 杂志(电子版),2014,7(1):90-93.

[60] Chelghoum Y,Vey N,Raffoux E,et al. Acute leukemia during pregnancy: a report on 37 patients and a review of the literature[J]. Cancer,2005, 104(1):110-117.

[61] Fracchiolla N S,Sciumè M,Dambrosi F,et al. Acute myeloid leukemia and pregnancy:clinical experience from a single center and a review of the literature[J]. BMC Cancer,2017,17(1):442.

[62] Madabhavi I, Sarkar M, Modi M, et al. Pregnancy outcomes in chronic myeloid leukemia:a single center experience[J]. J Glob Oncol,2019,

5:1-11.

[63] Moiz B, Ali S S. Plasma cell leukemia in pregnancy[J]. Blood, 2012, 120(18):3633.

[64] Robertson H F, Apperley J F. Treatment of CML in pregnancy[J]. Hematology Am Soc Hematol Educ Program,2022,2022(1):123-128.

[65] Casini A,de Moerloose P. How I treat dysfibrinogenemia[J]. Blood,2021, 138(21):2021-2030.

[66] Casini A, Neerman-Arbez M, Ariëns RA, et al. Dysfibrinogenemia:from molecular anomalies to clinical manifestations and management[J]. J Thromb Haemost,2015,13(6):909-919.

[67] Yan J,Deng D H,Cheng P, et al. Management of dysfibrinogenemia in pregnancy:a case report[J]. J Clin Lab Anal,2018,32(3):e22319.

[68] Cai H, Liang M Y, Yang J J, et al. Congenital hypofibrinogenemia in pregnancy:a report of 11 cases[J]. Blood Coagul Fibrinolysis,2018,29(2): 155-159.

[69] Gonzalez Suarez M L, Kattah A, Grande J P, et al. Renal disorders in pregnancy:core curriculum 2019[J]. Am J Kidney Dis, 2019, 73(1): 119-130.

[70] Yadav S,Chauhan M, Jain D, et al. Renal outcomes of pregnancy-related acute kidney injury: a single centre experience in india[J]. Maedica (Bucur),2022,17(1):80-87.

[71] Lobo V A. Renal replacement therapy in pregnancy-related acute kidney injury:getting the timing right[J]. Indian J Crit Care Med,2020,24(8): 624-625.

[72] Shah S,Verma P. Pregnancy-related acute kidney injury:do we know what to do? [J]. Nephron,2023,147(1):35-38.

[73] Conti-Ramsden F I, Nathan H L, De Greeff A, et al. Pregnancy-related acute kidney injury in preeclampsia:risk factors and renal outcomes[J]. Hypertension,2019,74(5):1144-1151.

[74] Mahesh E,Puri S,Varma V, et al. Pregnancy-related acute kidney injury: an analysis of 165 cases[J]. Indian J Nephrol,2017,27(2):113-117.

[75] 中华医学会外科学分会胰腺外科学组. 中国急性胰腺炎诊治指南(2021) [J]. 中华消化外科杂志,2021,20(7):730-739.

[76] Mederos M A,Reber H A,Girgis M D. Acute pancreatitis:a review[J]. JAMA,2021,325(4):382-390.

[77] 高甘油三酯血症性急性胰腺炎诊治急诊共识专家组. 高甘油三酯血症性急性胰腺炎诊治急诊专家共识[J]. 中华急诊医学杂志,2021,30(8):937-947.

[78] Gupta V, Bhatia V, Khandelwal N, et al. Imaging findings in pediatric posterior reversible encephalopathy syndrome (PRES):5 years of experience from a tertiary care center in India[J]. J Child Neurol,2016,

31(9):1166-1173.

[79] Karia S J, Rykken J B, McKinney Z J, et al. Utility and significance of gadolinium-based contrast enhancement in posterior reversible encephalopathy syndrome[J]. AJNR Am J Neuroradiol,2016,37(3):415-422.

[80] Ract I, Poujade A, Carsin-Nicol B, et al. Spinal cord involvement in posterior reversible encephalopathy syndrome(PRES)[J]. J Neuroradiol, 2016,43(1):56-58.

[81] Zhang Y X,Zheng Y,Zhang B J,et al. Variant type of posterior reversible encephalopathy syndrome with diffuse cerebral white matter and brainstem involvement associated with intracranial hemorrhage[J]. J Stroke Cerebrovasc Dis,2016,25(12):e233-e235.

[82] Geocadin R G. Posterior reversible encephalopathy syndrome[J]. N Engl J Med,2023,338(23):2171-2178.

[83] 常琦,任明山,吴元波. 抗癫痫药物的致畸作用[J]. 中国神经免疫学和神经病学杂志,2016,23(1):55-58.

[84] Viale L, Allotey J, Cheong-See F, et al. Epilepsy in pregnancy and reproductive outcomes:a systematic review and meta-analysis[J]. Lancet, 2015,386(10006):1845-1852.

[85] Berg A T, Berkovic S F, Brodie M J, et al. Revised terminology and concepts for organization of seizures and epilepsies:report of the ILAE Commission on Classification and Terminology,2005-2009[J]. Epilepsia, 2010,51(4):676-685.

[86] Glauser T,Shinnar S,Gloss D,et al. Evidence-based guideline:treatment of convulsive status epilepticus in children and adults:report of the guideline committee of the American Epilepsy Society[J]. Epilepsy Curr, 2016, 16(1):48-61.

[87] 中华医学会神经病学分会脑电图与癫痫学组. 中国围妊娠期女性癫痫患者管理指南[J]. 中华神经科杂志,2021,54(6):539-544.

[88] 中华医学会血液学分会血栓与止血学组. 弥散性血管内凝血诊断中国专家共识(2017年版)[J]. 中华血液学杂志,2017,38(5):361-363.

[89] 中华预防医学会心身健康学组,中国妇幼保健协会妇女心理保健技术学组. 孕产妇心理健康管理专家共识(2019年)[J]. 中国妇幼健康研究,2019, 30(7):781-786.

[90] Yonkers K A, Wisner K L, Stewart D E, et al. The management of depression during pregnancy:a report from the American Psychiatric Association and the American College of Obstetricians and Gynecologists [J]. Gen Hosp Psychiatry,2009,31(5):403-413.

[91] Kroenke K, Spitzer R L, Williams J B. The PHQ-9:validity of a brief depression severity measure[J]. J Gen Intern Med,2001,16(9):606-613.

[92] 危重症患者院际转运专家共识组,国家急诊专业质控中心. 危重症患者院际

转运专家共识[J].中华急诊医学杂志,2022,31(1):17-23.

[93] 中国研究型医院协会卫生应急学专业委员会,中国中西医结合学会灾害医学专业委员会,广东省医学会急诊医学分会,等.患者院外转运服务规范专家共识(2018)[J].中华卫生应急电子杂志,2018,4(4):193-203.

[94] 急诊危重症患者院内转运共识专家组.急诊危重症患者院内转运共识——标准化分级转运方案[J].中国急救医学,2017,37(6):481-485.

[95] 阎萍,刘鹤莺,张文希,等.危急重症孕产妇分级救治及转运安全性评估——附典型产后出血 3 例分析[J].中国实用妇科与产科杂志,2017,33(8):866-869.

附录

绿色产科阳光 ICU 的
起源、发展与远景规划

一、绿色产科阳光 ICU 的起源

（一）ICU 的起源与发展

ICU 的英文全称是 intensive care unit，中文名称是重症监护室、重症监护病房、加强治疗病房等。2009 年 1 月 19 日，卫生部在《医疗机构诊疗科目名录》中增加"重症医学科"诊疗科目急危重症孕产妇救治与转诊中心。1997 年，中国病理生理学会成立危重病医学专业委员会，2005 年中华医学会成立重症医学分会，2008 年重症医学专业被国务院正式认定为二级学科。

ICU 的发展历程充分体现了多学科综合的特点。1863 年，南丁格尔结合自己的经验，首先提出应将术后患者放在一个特定的场所进行康复治疗，这是最早的关于 ICU 的设想。1923年，Dandy 在美国为脑外科患者开辟术后恢复室。1930 年，Kirschner 在德国创建手术恢复室与 ICU 混合型病房。第二次世界大战期间，创伤病房逐步建立。1943 年，休克病房建立。1942 年，烧伤病房建立。1945 年，产后恢复室建立。1952 年，丹麦哥本哈根发生脊髓灰质炎大流行，呼吸器应运而生，随后多家医院相继开设了 ICU，危重病医学快速发展。1970 年以后，北京、天津的一些医院创建了"三衰病房""集中观察室"等治疗危重病的单元。1984 年，北京协和医院正式成立加强医疗科（危重病医学科）。20 世纪 80 年代起，湖北省内各家医院陆续成立综合 ICU 和专科 ICU，湖北省妇幼保健院在 1983 年和 2005 年也先后成立了新生儿ICU（NICU）和儿童 ICU（PICU）。

（二）阳光 ICU 的起源

湖北省妇幼保健院（湖北省妇女儿童医院）成立于 1977 年，为湖北省卫生健康委员会直属的三级甲等妇幼保健院、华中科技大学同济医学院附属医院，承担湖北省妇女儿童医疗、保健、生殖健康技术指导、健康教育、妇幼卫生信息管理、科研教学六大任务，为湖北省妇幼保健业务指导中心。湖北省妇幼保健院始终坚持"以保健为中心，以保障生殖健康为目的，实行保健和临床相结合，面向群体、面向基层和预防为主"的妇幼卫生工作方针。产科为国家级助产士规范化培训基地、国家级孕产妇保健示范专科、湖北省急危重症孕产妇救治与转诊中心和湖北省临床重点专科。医院 2019 年分娩量为 2.9 万，位居全国前列。目前医院呈"一院三区"（街道口院区、光谷院区、洪山院区）发展布局。

随着生育政策的放开，高龄孕产妇与日俱增，妊娠合并症和并发症日益多见，产科医生不仅要面对患者数量的剧增，而且要面临手术难度的不断提高，还需要处理围术期的内科和ICU相关临床工作。深有感触的我从综合医院的综合ICU来到湖北省妇幼保健院开始着手创建符合孕产妇特色的专科ICU，同时兼顾医院其他成人科室的围术期的管理。通过前期各种形式的培训和后续持续的学习改进，2017年3月6日，湖北省妇幼保健院成立成人ICU。

（三）绿色产科与阳光ICU的融合与发展

疾病是复杂的，人心也是复杂的，每一位孕产妇对疾病的心理反应是不一样的，难以预料，因此，对于危重孕产妇的密切监护和综合治疗是必需的。传统ICU收治的患者大多处于昏迷状态或使用呼吸机的状态，而成人ICU大部分患者没有意识障碍，在治疗过程中患者需要倾诉、沟通和鼓励。鉴于此，我在创建ICU的初期就提出针对孕产妇特有的阳光ICU的理念，即"心情阳光、治疗阳光、结局阳光"，秉着"团结、协作、互助、包容"的态度，坚守"不断学习、改变自己、福泽他人"的价值观，朝着"综合实力领跑中国妇幼系统的成人ICU"方向不断前进。阳光ICU在科室医护的艰苦努力和产科及其他兄弟科室的大力支持下，截至2022年末，累积收治急危重症患者5000余名，救治成功率99.6%；其中孕产妇近4000名，无孕产妇死亡。2023年获评"湖北省临床重点专科"。

成人ICU收治的产科病种有妊娠期高血压疾病（重度子痫前期、HELLP综合征、子痫、癫痫发作、可逆性后部脑病综合征等）、产后出血（子宫动脉栓塞、腹主动脉球囊置入、子宫切除、膀胱修补、肠穿孔等）、妊娠合并心脏病（心律失常、结构性心脏病、急性心力衰竭、围产期心肌病、急性冠脉综合征等）、脓毒症与感染性休克、急性呼吸衰竭（肺水肿、哮喘发作、社区获得性肺炎等）、静脉血栓栓塞症（下肢深静脉血栓、肺栓塞、上矢状窦血栓等）、妊娠合并胃肠功能障碍（麻痹性肠梗阻、暴发性结肠炎、消化道出血、急性胰腺炎等）、妊娠合并肝功能不全（妊娠期急性脂肪肝、妊娠期肝内胆汁淤积、妊娠剧吐、卵巢过度刺激综合征等）、妊娠合并肾功能不全、妊娠合并血小板减少（特发性血小板减少性紫癜、血栓性微血管病、白血病、弥散性血管内凝血）、妊娠合并结缔组织病（系统性红斑狼疮、干燥综合征、类风湿性关节炎、抗磷脂综合征）、妊娠期糖尿病合并酮症酸中毒、妊娠合并甲亢、呼吸心搏骤停心肺复苏术后（羊水栓塞、麻醉意外、恶性心律失常）、临床营养或心理健康问题等。

（甘 泉）

二、绿色产科阳光ICU的发展

2017年3月6日是湖北省妇幼保健院绿色产科阳光ICU诞生的重要日子，从这一天起，湖北省妇幼保健院在湖北省妇幼界领先启动了重症产科阳光ICU理念，其核心理念是心情阳光、治疗阳光、结局阳光。

（一）发展历史及现状

ICU虽然是一个年轻的科室，但其变化和发展十分迅速，在医院的发展中，其在抢救急危重症患者中的重要性作用日益显著。危重症孕产妇需要具有重症监护资格的专业医务人员及团队为其提供相关的抢救、治疗和护理，他们可以及时给予危重症孕产妇有效、全面的评估以及最快且最适当的综合治疗，从而进一步降低危重症孕产妇的死亡率。

阳光ICU就是在这样的环境下产生的。阳光ICU不仅可以给予危重孕产妇安全系数最高的救治，而且极其注重她们的情感需求。

1. 心情阳光　从进入 ICU 的那一刻起,孕产妇会改变以往对 ICU 的恐惧及抵触。首先从病区的设计来看,以蓝色为主基调,给人的第一感觉是抗焦虑,寓意永不言弃以及氛围和谐。其次,着粉红色护士装的护士就像一朵朵美丽温情的小花,用微笑和温暖的问候驱赶患者的不适和担忧。病区分为重症监护区(红区)及亚重症区(黄区)。病区对来诊患者进行五色管理,入住红区的患者,家属不能 24 h 全程陪伴,但她们会在入住第一天收到来自配偶的一封真情挚爱的书信。你将看到她们在收到书信时将焦虑、担忧与惊喜、幸福交织在一起的表情,她们将孤独、艰辛、心酸、矛盾、纷争、焦虑瞬间化作了释怀的泪水和发自内心的幸福。阳光 ICU 里的情书是有矛盾的夫妻或家庭的“一剂良药”,帮助这些有纷争、不和谐的家庭解开了矛盾的症结,步入幸福和谐的新生活。

2. 治疗阳光　在大家的认知里,ICU 是个充满了恐惧的冰冷的地方。大多数人的脑海里会浮现出患者身上插满了各种管子的场景,身旁围着一圈冰冷的机器。而阳光 ICU 则不同,病区走廊两边是热情洋溢的照片墙,一张张照片定格了她们好转的瞬间以及出院时她们和医护的微笑,这发自内心的笑容给后来的患者足够的信心。阳光 ICU 有护士 24 h 的细致护理,主治医生还会在床边握着患者的手贴心交流,从而使其愿意配合治疗,这些都会让患者感受到温暖,减少孤单和焦躁。患者家属每天可探视三次,每次长达半小时的陪伴,让患者感觉到家属从未离开过。这里俨然就像一个温暖的大家庭。

3. 结局阳光　很多人说来了阳光 ICU 才如此安心,治疗期间情绪稳定,感觉分娩后的疼痛都少了一大半。经过 ICU 的精心呵护,大多数患者出院时都会添加科室的阳光妈咪微信群。能和与自己一样的新手妈妈相伴同行,分享育儿知识,分享生活经验,分享彼此的幸福与痛苦是一件快乐的事。重要的是阳光 ICU 的全体医护都在微信群里,实施 24 h 在线服务,为妈妈和宝贝的健康保驾护航。新手妈妈们纷纷表示从入住阳光 ICU 的第一天开始生活充满了安全感。截至目前近 2000 位妈妈每天活跃在阳光妈咪微信群里。同时阳光 ICU 开通了纳里医生线上问诊随访医疗服务平台,有专人线上回复患者的问题及负责药物的调整,该平台已服务近千名出院患者。

一年一度的阳光妈咪回归日大型庆典活动会在每年的 11 月份举行,活动内容则以新手妈妈在微信群里讨论最多的问题为主。在举办该活动的第一年,医院专门请来了心理情感专家和儿童保健科专家,现场为大家解决最棘手的家庭矛盾及讲解育儿知识。第二年则专门请来了亲子教育专家和早产儿保险解读专家为大家解惑答疑。第三年,庆典活动在线上举行,请来了健康管理师主讲儿童营养与健康,以及高级心理咨询师主讲家庭关系和儿童心理健康。第四年邀请了新手父母到武汉最有文化气息的昙华林进行静心茶道的学习,还请来了两位专家为大家深度讲解 HPV 感染的发生与诊疗以及如何通过调整一日三餐的饮食来提高免疫力,从此改善身体的营养状态。每一年的主题都贴近于大家的需求,愿能帮助到每一位阳光妈咪。

接下来准备打造阳光 ICU 爱心厨房 DIY(专为阳光 ICU 的患者准备的厨房),我们会准备好厨房所有用具及调味品,并写好针对不同重症患者的营养食谱,使其在住院期间,家属能够就近为患者做出真正健康的有营养的一日三餐,为患者快速恢复健康添砖加瓦。

(二)学科建设

1. 科室现况　阳光 ICU 从 2017 年最初的一个院区 6 张床位发展到现在三个院区 45 张床位,从最初的 1 名医生 6 名护士发展到目前的三个院区 17 名医生 30 名护士,科室规模及医护队伍不断壮大。

ICU 特色分区于 2017 年 10 月 18 日正式启用,分为重症区和亚重症区两个区域。

①重症区：密切监护抢救区（红区），实行封闭管理，病情相对稳定后由重症区转至亚重症区。

②亚重症区：普通监护区（黄区），开放管理，也称母婴同室区，病情完全稳定后转普通病房。亚重症区的设置既有利于病情的严密观察，也可促进母乳喂养，使孕产妇情绪障碍大幅度减少。

监护病房内实行医护动态交接班，根据患者病情和专科医生建议，随时修订各生命体征数值（需要控制的范围）以及患者的观察要点。每日两次的医护交接班由管床医生与责任护士共同执行，根据床尾 SBAR(situation,现状；background,背景；assessment,评估；recommendation,建议)标准化医护沟通模式（简化为四字：情、景、评、议）进行沟通。该沟通模式是医护人员之间快速准确传递病情的一种方式。医护通过交接班表格内容，交代患者的疾病治疗重点和护理观察要点，并根据病情不定时安排教学查房及护理查房，实施患者个体化全方位管理。

进行临床诊疗骨干培养及专科资质培训，派遣医护进修学习，让全体医护了解重症发展的各项前沿信息和技术，不断改进阳光 ICU 专科医护理论水平及实践技能。

2．监护技术和人文关怀 科室建立后不断开展新技术、新业务，如高流量吸氧、呼吸机的应用、气管插管技术、胸腹腔穿刺、深静脉穿刺、血流动力学监测、电复律与电除颤、连续性肾脏替代治疗(continuous renal replacement therapy,CRRT)、血浆置换、血气分析、血栓弹力图、肠黏膜屏障功能检测、床旁鼻空肠管置入等。目前，科室医护人员已能熟练运用床旁重症超声对患者心肺功能及其他部位进行动态评估，同时可在超声下进行深静脉穿刺，减少穿刺并发症。

科室秉承"敬佑生命、救死扶伤、甘于奉献、大爱无疆"的职业操守，同时在严谨的诊疗中融入人文关怀，让医疗服务充满人性的温度，了解患者的心理与情绪，重视患者的沟通与需求。阳光 ICU 的情书、走廊上的照片墙、阳光妈咪微信群以及一年一度的阳光妈咪回归日无不一一体现着有温度的医疗。接下来科室即将增加音乐治疗、孕产妇瑜伽、爱心厨房 DIY 等，为患者带来更佳的住院体验感。

3．质量与培训 七年来科室住院人数达 5000 余人次，门诊诊断与出院诊断符合率100%，住院三日确诊率100%，治愈好转率100%，急危重症抢救成功率99.6%，急救药品完好率100%，三级训练考试合格率均为100%。自即时检验(point of care testing,POCT)开展以来，全科医生及护士在完成培训及现场操作考核后方可参与检测。在工作之余，他们不断学习巩固操作程序、质控措施、仪器保养等，每月与检验科比对血样结果的准确性，以保证检验结果的可靠性。

医疗组每周一次固定开展业务学习，主要通过制作 PPT、学习最新指南、重整重症救护流程以及讨论疑难病例等方式。科室人员轮流讲解，进修人员一起学习。同时，每月科务会总结并开展医护业务学习。

科室贯彻落实医院开展的优质化服务，举办"母婴知识 100 问"等活动，为产妇解答产后疑惑。积极开展院内随访，对转出的患者及时做好随访工作，征求患者的意见和建议，以便随时做好整改措施。建立阳光妈咪微信群，进行产科患者的健康宣教、产后指导和随访等工作，获得了一致的好评，充分体现了科室的专业化、现代化、人性化。

阳光 ICU 的运作模式及理念广受同行认可及称赞。建科 7 年来共招收省内外长短期进修医护 100 余人，远至云南、山东等地，均对其进行了重症医学相关专业理论和实践的培训，并将进修医生、护士的临床带教、培训及操作考核落实到个人，实现学以致用。

（三）专科化发展

随着医学发展,人们对疾病预防的关注、诊断和治疗手段更加准确,医院性质会以专科医院为主。因此,建立高度专科化的 ICU 是现代重症医学发展的必然趋势,能够让专业的人员和资源更集中地为国家和人民提供更多更精准的服务。目前,我国已有内科、外科、急诊、心脏、呼吸、器官移植、神经及传染病等亚专科 ICU。而危重症孕产妇 ICU 将会成为妇幼领域的一颗新星,为孕产妇带来福音。阳光 ICU 自 2017 年开始运用产科重症管理模式(红区封闭式管理及黄区开放式管理)后,对于产科常见的危重病症,如子痫前期重度、凶险性前置胎盘及产后出血等,根据最新国际国内指南制定了诊疗管理流程,做到了系统化、集约化管理,减少了子宫切除及子痫的发生,显著提高了危重患者的救治能力。

在医院提供的完备先进硬件设备基础上,产科与重症医学逐步加强渗透与交叉,互相学习,不断拓宽提升业务水平和救治能力。未来 ICU 临床监护技术会以患者需求为基础,尽量减少患者创伤,促进患者舒适,同时精准监护、动态监护。因此,越来越多的监测可能会采用无创、动态监护,会大大减少患者的恐惧。专科医院 MICU 开展的基本危重症救治技术包括以下方面。

1. 心血管监护方面　无创床旁超声、床旁微循环监测等技术会在 ICU 作为患者血流动力学监测手段,提前评估患者的容量及脏器的灌注,减少重要脏器的损伤。

（1）深静脉置管:凶险性前置胎盘患者术前常规留置深静脉置管不仅可为术中出现大出血、失血性休克时提供畅通的静脉通路,还可行围术期中心静脉压监测,评估患者容量状态及心功能,指导液体管理,可降低围术期心衰等并发症的发生率,是危重患者救治成功的有力保障。

（2）有创动脉血压监测:可避免无创血压监测的盲区,通过波形反应动脉弹性、瓣膜情况、心输出量、血容量等(特别适用于凶险性前置胎盘、产后出血患者),及时发现隐性出血及生命体征的改变,从而早期识别病情加重的危险信号,以此提高救治成功率。

（3）床旁超声监测:可开展产科、心脏、腹部、肺部、血管等床旁即时超声,快速评估危重孕产妇的心肺功能,指导临床精准救治。

2. 呼吸监护方面　采用无创手段监测,如血气分析,可判断重症患者的酸碱平衡、电解质及容量情况,为危重患者的液体复苏、呼吸支持提供依据及指导。

对于气管插管呼吸机辅助通气的患者,根据血气分析结果及血流动力学参数设置适合患者的通气模式以改善人机同步性,同时注重患者镇静、镇痛的管理,提高患者舒适度。

3. 肾脏功能监护方面　血液净化技术主要应用于严重产后出血、重症感染、妊娠期急性脂肪肝及羊水栓塞等产科重症导致的急性肾衰竭。持续性肾脏替代治疗仍然是急性肾损伤的主要干预手段,但应做到精准监护、动态监护。持续性肾脏替代治疗方案包括治疗剂量、开始及停止时机、抗凝方式选择、抗凝药物剂量等,应按患者个体化需要进行调整。

4. 营养支持方面　针对妊娠剧吐、术后肠梗阻及长期机械通气患者,开展肠内、肠外营养支持技术。同时针对贫血、血栓、感染、高血压、高血糖、高血脂等康复期患者进行营养饮食指导,进一步促进健康的恢复。

5. 心理健康方面　孕产妇的心理健康对其自身和孩子的身心健康都具有重要意义,加强孕产妇心理保健服务能够有效预防心理问题,提升孕产妇的心理健康水平。

（四）阳光 ICU 与绿色产科融合后救治设备的配置

我院是省级孕产妇救治中心。ICU 经过 7 年与产科、新生儿科多个科室的协作融合,总结了常用的抢救设备清单,以供大家参考。

省级孕产妇救治中心抢救设备配置清单

序号	设 备	数 量
1	专业抢救设备及器械	
1.1	胎心监护仪	若干
1.2	多普勒胎心监护仪	若干
1.3	产包	若干
1.4	清宫包	若干
1.5	缝合包	若干
1.6	纱布(或球囊)	若干
1.7	产钳	若干
1.8	胎头吸引器	若干
1.9	阴道拉钩	若干
1.10	宫颈钳	若干
1.11	新生儿抢救台	≥2台
1.12	新生儿监护仪	≥2台
1.13	新生儿转运暖箱	≥2台
1.14	新生儿喉镜(气管插管)	≥1台
1.15	新生儿呼吸机	≥2台
1.16	T组合复苏器(新生儿复苏囊)	≥2台
1.17	新生儿低压吸引器	≥2台
1.18	胎粪吸引器	若干
2	ICU基本设备	
2.1	床头设备带或吊塔(含吸氧、负压吸引、压缩空气、漏电保护装置等)	≥床位数100%
2.2	ICU专用病床(含床头桌、防褥疮床垫)	≥床位数100%
2.3	中心监护系统	≥1套
2.4	床旁监护系统(心电、血压、脉搏、血氧饱和度、有创压力监测模块)	≥床位数120%
2.5	呼气末二氧化碳监测仪	≥1台
2.6	连续性血流动力学与氧代谢监测设备(心排血量测定仪)	≥1台
2.7	呼吸机(含高流量氧疗装置)	≥床位数50%
2.8	便携式呼吸机	≥1台
2.9	便携式监护仪	≥1台
2.10	除颤仪	≥1台
2.11	体外起搏器	≥1台

续表

序号	设　　备	数　　量
2.12	纤维支气管镜	≥1 台
2.13	心电图机	≥1 台
2.14	血气分析仪（床旁）	≥1 台
2.15	输液泵	≥床位数 200%
2.16	注射泵	≥床位数 200%
2.17	输血泵	≥2 台
2.18	肠内营养输注泵	≥床位数 50%
2.19	防下肢静脉血栓发生器械	若干
2.20	心肺复苏抢救装备车（含急救器械）	≥2 台
2.21	电子升温设备	≥2 台
2.22	输液加温设备	≥2 台
2.23	空气消毒净化设备	≥2 台
2.24	血糖仪	≥1 台
2.25	床旁彩超	≥1 台
2.26	血液净化仪	≥2 台

（张文凯）

三、绿色产科阳光 ICU 的远景规划

ICU 的特点是患者病情危重，医疗设备高端、贵重，医护人员专业性强，处理急危重症的能力强，它整合了妇科、产科、内科、外科、麻醉、护理等多个专业的高端技术。母婴安全，不是一句口号。阳光 ICU 不仅需要打造"特别能战斗"的团队，还需要发挥湖北省妇幼联盟的领头作用，带动所有助产机构掌握及时识别、快速处置与及时转诊危重孕产妇的能力。

（一）重症产科知识体系的建设

建立重症产科相关的医学知识体系，将零碎的知识点通过临床查房、小讲课、线上教育、线下培训等项目相串连，从而形成知识体系，使教学相长，学以致用，保证母婴安全。

每天的查房从针对具体产科患者的临床分析开始，到由此引出的基本理论的剖析，最后是国际国内关于此领域最新进展的讨论。每周定期的小讲课针对工作中的实际情况，从提出问题、收集资料到阐述、讨论。学术的升华往往来自激烈的辩论。

建立重症产科在线医学教育考试平台，让广大助产机构医护随时利用碎片化时间完成在线学习，并通过学分考核，如月考核、季度考核、年终考核，从中选拔优秀的医护，邀请他们到湖北省妇幼保健院进行长短期进修、参观考察等线下学习，使其业务能力和管理能力得到提高。针对线上错误率较高和不容易理解的知识，平台及时举行相关的线上研讨会和三院区间疑难或危重症病例多学科讨论交流，使广大助产机构医护对临床中的问题保持探索和开拓精神，激活其思维，促进科室和联盟医院的学科发展。

线下学习期间,学习者首先会参与入科前的摸底考试。随后,结合个人计划学习清单,学习者将依据重症产科教学大纲,深入学习和掌握相关知识。学习内容包括常见病例的解析、疑难危重病例讨论、多学科会诊病例讨论等。为确保学习效果,学习者需明确授课老师和操作培训计划时间表。完成学习后,学习者将接受出科考核,包括操作考试、理论考试和桌面推演考试以检验学习者的进修学习成果和应变思考能力。同时,授课老师也将根据学习者的考核表现和反馈意见,对授课方法和培训计划进行持续改进和优化,以提高教学质量和效果。

希望重症产科可以成为我国重症医学学科一个重要的板块,得到更多医护的关注。

（二）重症产科继续教育培训

每年举办湖北省急危重症产科继续教育培训项目,每期一个主题（如第一期呼吸功能、第二期循环功能、第三期肝肾功能和内分泌免疫功能、第四期神经功能和凝血功能……）。每期由来自不同医院的医护人员讲授一个主题,个别专题的培训采用互动讨论或正反两方辩论形式。倡导启发创新思维的教育模式,使培训人员对重症产科产生兴趣和好奇心,对疾病的发展转归不但"知其然"而且"知其所以然"。避免形式主义和灌输式教学（比如一次培训的内容多而不精,第二天没有什么内容可回忆的）。

每年通过不同形式开展重症产科超声培训班（科内、院内、院外）,让助产机构的妇产科医生、麻醉医生也熟悉基本的重症超声理念和实践,和全国急危重症超声的同仁一起学习进步。遇到紧急情况时可随时应用床旁超声协助临床诊疗,利于抢救。

（三）启动高危孕妇 MDT 门诊

在目前 ICU 高危孕产妇咨询门诊的基础上,组织产科、妇科、新生儿科、成人内科、成人外科、麻醉手术科、医学影像科、超声诊断科等孕妇病情需要的各临床和医技科室专家,成立高危孕妇 MDT 门诊,为高危或高龄孕妇提供一站式生育服务咨询和备孕指导、评估妊娠高危因素、识别高危孕妇、实行高危孕产妇专案管理,监测与治疗妊娠合并症和并发症,并提供围产期多学科综合医疗等服务。

（四）普及助产机构危重孕产妇早期识别与转运能力

通过湖北省妇幼保健院信息系统目前收治急危重症孕产妇临床资料和结局数据,结合国家发布的预警诊断,筛选出不良结局的早期识别因素,制定评分量表,共享数据,供基层妇幼保健院入院筛查使用,早期识别产科危重症。

指导各地区基层助产机构组建一批产科应急团队,使其熟练掌握危重孕产妇急诊处理;建成分级负责、上下联动、应对有序、运转高效的危重孕产妇转诊体系和危重孕产妇转诊中心。

（五）承担 120 院前急救,创建孕产妇急救与陆空转运中心

按照分级诊疗原则,医院派出救护车执行危重孕产妇的救治与转运任务。转诊范围覆盖武汉市辖区和"8＋1"武汉城市圈,并扩大到湖北省全境及周边,特殊情况时可申请航空救援任务。

通过湖北省妇幼保健院救护体系、当地 120 急救体系对转诊孕产妇进行转运的必要性、及时性、初步处理进行评估讨论,进一步完善日常基础妇幼保健院急救体系。优化院前转诊流程,对患者来源和急诊绿色通道、住院关键时间节点进行复盘分析,完善院内绿色通道、院内急会诊、急诊抢救期间多学科讨论流程。

依托目前湖北省妇幼健康联盟牵头单位,成人 ICU 与产科联合成立急危重症孕产妇救治

与转诊联盟,通过学科共建形式定期讨论转诊病例,使转运风险降低,急危重症孕产妇救治成功率提高。

　　希望更多人关注重症产科,加入我们阳光 ICU 团队,不断探索适合当地孕产妇救治的急诊与 ICU 模式,一起为了母婴安全的明天贡献自己的力量。

　　祝愿阳光 ICU 的光芒洒向华夏大地,希望有一天我们科承担更多的责任:湖北省妇幼保健院成人急诊与重症医学科、湖北省危重孕产妇规范化诊疗中心、高危孕产妇救治临床研究中心、高危孕产妇急救与转诊中心、创伤中心、卒中中心、胸痛中心等。

（甘　泉）